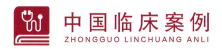

中国临床案例
ZHONGGUO LINCHUANG ANLI

乳腺肿瘤病理诊断案例精选

牛 昀 著

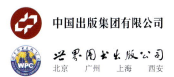

中国出版集团有限公司

世界图书出版公司
北京 广州 上海 西安

图书在版编目（CIP）数据

乳腺肿瘤病理诊断案例精选 / 牛昀著 .-- 北京：
世界图书出版有限公司北京分公司，2025.3.-- ISBN
978-7-5232-2095-5

Ⅰ.R737.904
中国国家版本馆 CIP 数据核字第 20255ZW004 号

书　　名　乳腺肿瘤病理诊断案例精选
　　　　　RUXIAN ZHONGLIU BINGLI ZHENDUAN ANLI JINGXUAN

著　　者　牛　昀
总 策 划　吴　迪
责任编辑　张绪瑞
特约编辑　王林萍

出版发行　世界图书出版有限公司北京分公司
地　　址　北京市东城区朝内大街 137 号
邮　　编　100010
电　　话　010-64033507（总编室）　　0431-80787855　　13894825720（售后）
网　　址　http://www.wpcbj.com.cn
邮　　箱　wpcbjst@vip.163.com
销　　售　新华书店及各大平台
印　　刷　长春市印尚印务有限公司
开　　本　787 mm×1092 mm　　1/16
印　　张　17.5
字　　数　308 千字
版　　次　2025 年 3 月第 1 版
印　　次　2025 年 3 月第 1 次印刷
国际书号　ISBN 978-7-5232-2095-5
定　　价　238.00 元

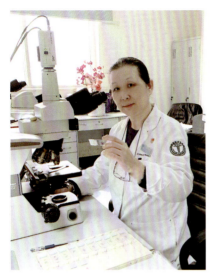

牛昀，博士，主任医师，教授，博士研究生导师。任职于天津医科大学肿瘤医院乳腺病理研究室。首届天津名医，德国国家癌症研究中心客座科学家。

兼任中国病理学工作者委员会常务委员，中国抗癌协会肿瘤病理专业委员会委员、乳腺肿瘤学组委员，中国医疗器械行业协会病理专业委员会委员，中国女医师协会病理专业委员会秘书长，天津市病理会诊中心特约专家，多个医学专业刊物的编委等。《乳腺肿瘤 WHO 分类》（第四版，2012）编委，成为受 WHO 邀请进入乳腺肿瘤国际分类编委会的第一位中国内地病理专家。

从事乳腺肿瘤诊治研究工作 40 余年，自 1988 年全国唯一的乳腺病理研究室成立以来，一直专门负责乳腺病理亚专科临床病理诊断，年诊断乳腺肿瘤及乳腺疾病数千例，具有丰富的乳腺病理诊断和处理乳腺疑难病例的经验。

多年来一直承担乳腺肿瘤临床与基础研究工作，是国家肿瘤学临床重点专科、乳腺癌防治教育部重点实验室研究方向"乳腺癌发生、进展机制和早期诊断研究"的主要承担者。

主持完成国家级、省部级和德国癌症研究中心项目 10 余项，其中国家自然科学基金面上项目 4 项，获省部级科技进步奖 13 项。发表独立通讯作者或第一作者高水平论文 148 篇，其中含英文论文 55 篇（自 2002—2020 年总影响因子：180.714）。自 2002 年起多次参加国际病理学会（IAP）年会、美国和加拿大病理学会（USCAP）年会和亚太国际病理学年会，交流学术论文或作特邀报告。主编专著《乳腺肿瘤病理诊断学》（2006 年），副主编专著《现代肿瘤临床诊治丛书·乳腺癌》（2010 年）。培养博士和硕士研究生、留学生、博士后 50 余名。

当前，乳腺癌作为全球范围内女性健康领域的重要问题，进入新世纪以来，乳腺癌已经成为中国女性第一高发恶性肿瘤，严重威胁着女性的生命健康，因此乳腺癌防治工作任重而道远。

天津医科大学肿瘤医院乳腺肿瘤学科的发展历史悠久，天津医科大学肿瘤医院乳腺癌防治研究中心在全国成立最早，拥有教育部乳腺癌防治重点实验室、教育部乳腺癌研究创新团队、全国规模领先的病例资料库和组织标本库，坚持外科、内科、整形、影像、病理、康复等多学科合作协同，是集乳腺癌预防、筛查、早诊、早治、多学科诊疗、随访为一体的疾病全流程全周期管理的防治研究中心。

在乳腺癌防治研究中心内的乳腺病理研究室是在全国范围内第一个也是至今唯一一个乳腺肿瘤病理诊断与研究的专业科室，经过几十年发展历程，已经成为拥有近 50 人的专业团队，汇聚了丰富的临床病理诊断经验，创建了多项基础性与应用性的研究成果。乳腺病理研究室在国内率先与国际诊断标准接轨，并结合多年来我国乳腺肿瘤病理特点和病理诊断经验特色，在精准诊断、智慧病理和科学探索诸多方面发挥着优势的作用。

20 年前，我曾为乳腺癌防治研究中心牛昀教授主编的《乳腺肿瘤病理诊断学》一书作序，现在这部《乳腺肿瘤病理诊断案例精选》著作是乳腺癌防治研究中心的又一项代表着新时代发展的重要成果。此书的著者牛昀教授，是长年以来致力于乳腺病理诊断亚专科工作的医生，凭着对专业的无限热爱，全身心地投入到了临床及科研工作中，在临床病理诊断和研究探索实际工作中积累了丰富的经验。此书的著者通过 30 个具有不同特点且有代表性的病例，再结合大量国内和国际学者们的文献资料，向广大从事乳腺癌诊治领域的同道们谈宝贵经验、讲感悟体会，相信读者们一定会受益匪浅，也相信这部书能为我国今后的乳腺癌防治事业做出更多的贡献。

我为此书的出版感到由衷的高兴，并表示热烈的祝贺！

郝希山

2024 年 11 月

序言专家简介

郝希山，中国工程院院士，现任天津市肿瘤研究所所长、国家恶性肿瘤临床医学研究中心主任、中国医学科学院学部委员、国际乳腺疾病学会常务理事会主席、中国抗癌协会名誉理事长、《中国肿瘤临床》及 Cancer Biology & Medicine 主编等。曾任天津医科大学校长、天津医科大学肿瘤医院院长、国际抗癌联盟（UICC）常务理事、中国抗癌协会理事长、中华医学会副会长等。郝希山院士致力肿瘤临床和科研 50 余年，在肿瘤外科、肿瘤免疫治疗以及肿瘤流行病学等方面取得多项创新性科研成果，并率先在中国开展了大规模的中国女性乳腺癌筛查，提高了乳腺癌早期的发现率。

在我们乳腺病理学科领域中又一部新书——《乳腺肿瘤病理诊断案例精选》即将出版了，我为此书的问世感到由衷的高兴，在此表示热烈的祝贺。

此书著者牛昀教授是在 20 世纪 80 年代即投身于乳腺病理亚专科诊断和研究工作的，几十年来一直坚守在临床病理的最前线，默默耕耘，甘愿奉献，是业内公认的乳腺病理诊断的实力派。同时，她又是这一代乳腺病理人中较早走出去的，多次在国际讲坛上交流并报告中国乳腺病理医生群体的诊断经验和研究发现。牛昀教授的诊断和学术水平得到国际同行认可，被邀请参加了《乳腺肿瘤 WHO 分类》（第四版，2012）的编写，这也是为我们中国内地病理医生在国际上赢得学术话语权迈出的坚实一步。

《乳腺肿瘤病理诊断案例精选》这部书是著者从自己诊断的大量病例中选出的几十个有特点的病例，是著者多年实际工作积累的一部分，其病理诊断具有自己的独到之处。此书对于乳腺病理初学者，可以学习诊断思路、掌握形态特征；对于有较多诊断经验的病理同道，可以从中对乳腺肿瘤加深理解、规避风险和讨论拓展。此书对于基层病理工作者具有较好的实用性和参考价值；对于大型医院和研究型学者，可以针对这些特殊病例引出的病理机制等基础研究问题进行深入探究；可能具有一些现实条件和时代的局限性，可能存在一些学术观点的不同，读者们可以求同存异，汲取有益之处，并经后来者去不断完善和更新。

乳腺病理诊断是临床病理学中最具挑战且最有风险的亚专科之一，我们病理同道们正在面临着乳腺肿瘤发病率增高且年轻化，病理诊断精准化且容错率极低，肿瘤形态繁多、病变谱系变化、疑难争议增多等等难题，这就需要病理工作者持续不断地学习和沟通交流，熟知病理知识的新进展、掌握新技术，在临床实践中共同努力应对这些难题困境。相信今后我们的乳腺病理工作者能够更快地破冰前行，为中国病理事业的发展不断做出新的贡献。

2024 年 11 月

序言专家简介

丁华野，中国人民解放军第七医学中心病理科教授、主任医师，博士生导师，国务院政府特殊津贴专家。中华医学会病理分会副主任委员，中国医疗保健国际交流促进会病理分会主任委员，中国医师协会病理专家委员会副主任委员，国家卫生和计划生育委员会病理质控评价中心专家委员会副主任委员，解放军病理学会副主任委员等职务。《诊断病理学杂志》主编。发表论文350多篇，获科技进步、临床成果奖40多项。主编、编著、参译病理专著40多部／册。近年代表著作《乳腺病理学》《乳腺病理诊断和鉴别诊断》《乳腺肿瘤临床病理学》《乳腺病理诊断病例精选》《乳腺组织病理学图谱》等。荣获"国之大医特别致敬奖"等多项嘉奖。

天津医科大学肿瘤医院乳腺肿瘤学科由我国肿瘤学奠基人金显宅教授创建。1984 年金显宅倡导成立了中国抗癌协会，同年抗癌协会乳腺癌专业委员会成立，带领了全国乳腺癌防治研究的开展。天津医科大学肿瘤医院在 1972 年正式建立全国第一个乳腺肿瘤科，1985 年在病理科内建立乳腺病理亚专业组，1988 年正式独立建科为乳腺病理研究室，于 2003 年成立全国最早的乳腺癌防治研究中心。该研究中心集基础研究、筛查、诊断、手术、内科、乳房再造、康复于一体，已形成了以"单病种、多学科、一体化"为特色的乳腺癌诊疗"天津模式"。目前，该"王牌"优质学科 —— 乳腺癌防治研究中心，已整体迁至天津医科大学肿瘤医院滨海院区，已打造成为专科特色突出、诊疗技术先进、管理模式现代化，在乳腺癌精准诊疗策略、临床试验、病理研究、转化医学、影像学诊断和多学科协作各方面具有世界一流水平的乳腺癌诊疗示范医院。

病理诊断是"医学之本"，乳腺病理研究室是目前全国唯一的乳腺病理诊断与研究专业科室，多年来在乳腺癌防治研究中心诊疗工作中发挥了重要的作用。该科室具有强劲的诊断实力和良好的口碑信誉，为众多各地患者解决了疑难病理诊断问题，进而使患者得到精准和恰当的治疗。牛昀教授作为著者的《乳腺肿瘤病理诊断案例精选》一书汇集了多个疑难病例，其中包含了多种类或混合型乳腺肿瘤，体现了我国乳腺肿瘤病例的不同特点，传承了我们乳腺病理诊断研究的特色经验，结合了国际上病理学的最新理念视点，是一部专业水平高、实用性强的学术著作。这部书的读者不仅包括从事病理诊断的医生，还包括从事乳腺临床治疗、影像学诊断的医生和专职基础研究的科技工作者，他们可以通过这部书病例的病理诊断过程和讨论，对乳腺肿瘤有更深入的理解，并可以拓宽他们的诊治和科研思路，很有助于临床诊疗的发展和基础研究的拓展创新。

在此，我对此书的出版表示衷心的祝贺，并对著者的辛勤工作和出版社的大力支持表示诚挚的谢意。

郝继辉

2024 年 11 月

序言专家简介

郝继辉，主任医师，教授，博士生导师。天津医科大学校长，天津医科大学肿瘤医院院长。国家杰出青年科学基金获得者，"长江学者"特聘教授，国家"万人计划"科技创新领军人才，科技部重点领域创新团队带头人，百千万人才工程国家级人选，国家卫生健康突出贡献中青年专家，国家恶性肿瘤临床医学研究中心执行副主任，中国抗癌协会肿瘤精准治疗专业委员会候任主任委员，*Cancer Biology & Medicine*、《中国肿瘤临床》执行主编。以第一完成人获得教育部高等学校科学研究优秀成果奖（科学技术）一等奖、天津市自然科学特等奖等多项。主持国家重点研发计划、国自然重点项目等课题10余项。以第一作者或通讯作者在权威期刊发表论文百余篇。

在本书付梓之际，感慨万分，从规划构思到印刷出版历时近三年，整个过程中经历万千，几度停笔又几度坚持做了下去，在经过多少个不眠之夜，并倾注大量心血之后，终于使这部书即将问世。全书共呈现给读者 30 个乳腺肿瘤病理诊断病例，约 30 余万字，393 张显微照片（病理切片均由数字病理平台系统处理为数字化图像文件）。这部书属于"中国临床案例"系列专著之一，但这些"选"出来的却是"非常典型"的"不典型"病例，很多是特殊病例，展示的是我们的中国经验。一些病例的类型被多篇外文论文和多部外文专著称为"罕见"的病例种类，由于我们的病例基数大而显得不那么"罕见"，而仅仅是"少见"或是"很少见"，所以我国的病理医生在此应该是更有话语权的。

根据国家癌症中心最新的发病率报告，2022 年乳腺癌位居全国女性恶性肿瘤发病率的第二位，在天津市乳腺癌的发病率仍占女性恶性肿瘤发病率的首位，严重威胁着广大女性的健康和生命。因此，乳腺肿瘤的防治研究是健康中国行动和肿瘤防治行动的一个重要方面。天津医科大学肿瘤医院具有 160 多年的历史，拥有全国第一个乳腺肿瘤科（1972 年正式建科），2023 年乳腺床位数增至 600 张，已经成为最大体量的乳腺肿瘤专科院区。乳腺病理研究室是国内第一个，也是至今全国唯一一个专门从事乳腺肿瘤病理诊断与研究的专业科室（1985 年建立亚专业组，1988 年正式独立建科）。几十年来，已积累了大量乳腺肿瘤的临床和病理资料，也获得临床和基础多方面的研究成果。本书著者作为乳腺病理研究室初建、成长、发展的亲历者和见证人之一，有责任和义务再为这个学科领域的提升与发展，更为广大乳腺肿瘤患者做一份贡献。

本书这些病例是我们天津医科大学肿瘤医院收检和（或）收治的病例，其中大部分是来自各地的会诊病例。我们经常面临这样的实况和挑战，即患者的肿瘤病变常常不按教科书上、国际分类中写的那样经典地"长"，往往具有各种特殊的形态和复杂的情况，而患者和临床医生还急切地等候需要确定治疗方案，此时的病理医生必须要尽快给出恰如其分的诊断意见。之后，诊断还要经受得住数年乃至数十年的"追溯"检验。本部书中大多是这样的病例被"精选"纳入，请病理同道们在百忙之余去品味体验。同时，这些病例的病理诊断的难处及窘境还在于分别或同时具有穿刺活检术局限、微创术标本破碎、冰冻和自溶组织破坏、切片质量不佳、白片数量不足、检测费用有限、病变或微小或非常早期或处于交界、病史不详甚至缺失、临床资料不能提供，以及病理亚专科的局限性等特点。本书如实地将这些病例呈现，力图反映和还原出临床实际场景（如：书中因显微照片均为原图，故部分着色过浅／不清晰等），并添加了经验感悟和建议主张，还援引了国内外学者专家的特殊临床所见和研究结果发现。希望通过这些病例，能为"坚守"在临床病理诊断"前线"的同道们提供值得参考的经验，以及可以起到引以为戒的作用。

本书在写作整理过程中，不断有新的相关文献涌出，真有应接不暇、令人惶恐的感觉，因时间和篇幅的关系无法一一纳入引用，只好抱憾。本书只能在讨论部分从某些角度做一些探讨和发表见解，有兴趣的同道们可进一步追踪更多相关文献，以及参考将来更进一步的肿瘤国际分类，并结合各自的病例和经验再做深入的探究。

在本书撰写整理过程中，得到了各位领导和病理界同仁、专家、朋友的鼓励、关怀和认可。非常荣幸地承蒙中国工程院院士、著名肿瘤学专家郝希山教授，著名并资深病理学专家丁华野教授，著名肿瘤学专家、我们天津医科大学校长郝继辉教授为本书慷慨作序。本书得到了天津医科大学肿瘤医院乳腺病理研究室科主任郭晓静教授的大力支持，得到了年近九旬老主任傅西林教授的热情推荐。在本书出版之际，对以上各位领导、各位专家和同仁朋友一并表示最衷心最诚挚的感谢！在本书这些病例的相关工作中，还受到了杨柳、贾玉棉、沈蓓蓓、张湘怡等老师和技术室免疫组化室老师的具体相助，在此给各位老师们送上一份深深地感谢！

愿将本书献给广大病理界业内同道们、朋友们，献给我们全心热爱的中国肿瘤病理学事业，希望能为众多乳腺肿瘤患者的精准诊治付出努力并做出贡献，也希望能为人类医学的发展再增添微薄的力量。

于天津医科大学肿瘤医院乳腺癌防治研究中心乳腺病理研究室

目　录

病例 1　叶状肿瘤和肺转移

一、病历摘要

患者女性，41 岁，主因右乳腺切除术后 9 个月、左上肺肺叶楔形切除术后近 1 个月，为进一步诊疗，送右乳腺和左上肺病理切片来我院会诊。

患者自诉 2 年前曾因右乳腺"良性肿物"在外院行肿物切除术，具体病理不详。1 年余之前又因发现右乳腺肿物 4 个月，外院 CT 示右乳腺内侧 3 点肿块大小为 1.2 cm×0.7 cm×0.7 cm，考虑良性病变（腺纤维瘤或增生结节），与乳腺癌待鉴别。腺纤维瘤可能性略大些，4a；右乳腺乳晕偏外侧局灶性非对称强化，范围为 2.8 cm×1.1 cm×1.5 cm，倾向良性可能性大，3 级，建议随访观察。行右乳腺微创术，术后病理：梭形细胞软组织肉瘤，结合病史考虑恶性叶状肿瘤。此时进一步 CT 检查显示右乳腺外侧术区斑片结节样强化，不除外残存或新发病灶，内下 3～6 点强化灶增大增高明显，考虑恶性肿瘤可能性大，4C。继而在外院行右乳腺全乳切除＋前哨淋巴结活检，术后病理：符合恶性叶状肿瘤，肿瘤内和全乳切除标本残腔内可见腺纤维瘤成分，前哨淋巴结 0/3。来我院会诊前近 1 个月，外院影像示左上肺 2 个结节，较大者直径 11 mm。行左上肺楔形切除，术后病理：恶性间叶源性肿瘤，需与叶状肿瘤转移和肺原发性肉瘤相鉴别，倾向恶性叶状肿瘤转移。

二、病理学所见

1. 右乳腺

大体：全乳切除标本内肿物大小 5 cm×4 cm×2.5 cm，结节状，切面灰白灰红，实性，未见囊性变和出血坏死，质地稍硬，大部分边界不清、局部边界清。

镜下：送检会诊切片仅为 1 张苏木精 - 伊红（hematoxylin-eosin,HE）染色片，镜下见梭形细胞为主的肿瘤，形态学呈明显的异质性，不平衡不均一，分叶状结构不明显，与瘤旁乳腺腺体组织交界处分界欠清；肿瘤部分区（切片中间和右下部区域）异型明显，局部呈上皮样改变（提示需与化生性癌鉴别），伴有少许小导管或受挤压的导管，肿瘤细胞密度大，梭形 / 短梭形，也可见多边形，细胞明显异型，核大深染，核分裂象易见、部分为病理性核分裂象，多个视野核分裂象计数可达（18～48）/10 个高倍视野（high power field, HPF），最多达 72/10 HPF，局灶见较多瘤巨细胞；肿瘤部分区（切片左半区域）低倍镜下呈纤维上皮性肿瘤改变，间质过度生长、背景呈黏液样基质，少数正常导管被挤压略拉长、管腔闭合状，未形成明显的裂隙，高倍镜见间质细胞呈梭形，密度较大，具有一定异型性，核分裂象较易见；肿瘤其他少部分区低倍镜下似腺纤维瘤结构，间质细胞密度小／较小，但背景仍呈黏液样基质改变，间质细胞虽比较稀疏，但有相对轻的异型性，高倍镜观察仍可见核分裂象，多在导管周围，接近肌上皮位置，灶性核分裂象大于 5/10 HPF 但小于 10/10 HPF（提示该区域并不是普通的腺纤维瘤，也是整个肿瘤的一个组成部分，符合呈交界性分化的成分）。

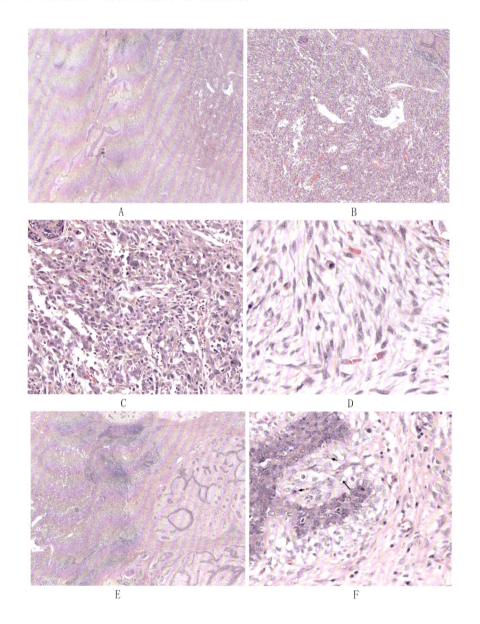

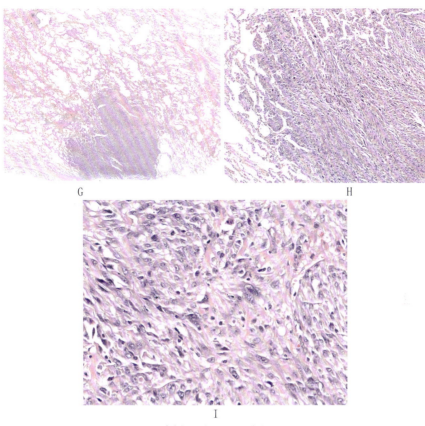

病例 1 图 1 HE 染色

注：A. 显示乳腺肿瘤局部全景异质性形态，HE 染色 ×2；B. 显示乳腺肿瘤局部异型上皮样区（图 A 的右侧），HE 染色 ×4；C. 显示乳腺肿瘤上皮样区（图 A 的右侧）细胞异型明显，HE 染色 ×20；D. 显示乳腺肿瘤梭形细胞区（图 A 的左侧）异型细胞和核分裂象，HE 染色 ×40；E. 显示肿瘤另一区域局部全景异质性形态，HE 染色 ×2；F. 显示低倍镜时貌似腺纤维瘤区（图 E 的右侧），高倍镜仍见有相对轻度异型的细胞（如图中箭头所示）和排列结构，HE 染色 ×40。G. 显示局部肺组织中肿瘤组织的全景，HE 染色 ×2；H. 显示肺组织中肿瘤细胞异型形态和排列，HE 染色 ×8；I. 显示肺组织中肿瘤细胞异型性明显，HE 染色 ×40。

免疫组化（immunohistochemistry，IHC）染色显示：CK（－）；CK5/6（－）；p63（－）；Desmin（－）；CD68（－）；S-100（－）；ER（－）；PR（－）；ki67 局部区约 30%（＋）；p53 50% ～ 75%（＋），中、强着色；Vimentin（＋）；SMA 小灶着色；CD34 部分区（＋）。

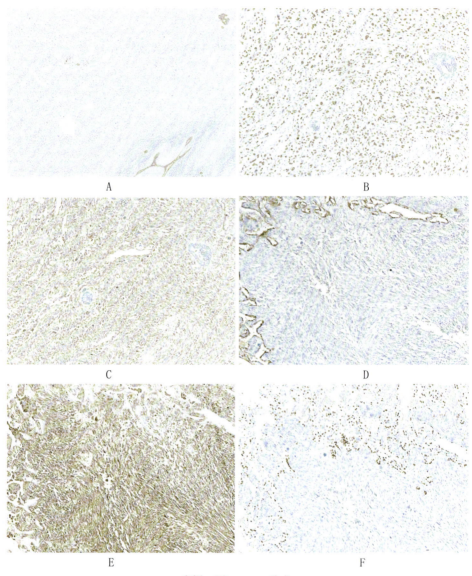

病例 1 图 2　IHC 染色

注:A. 显示乳腺肿瘤组织 CK(-);旁有导管作对照,IHC 染色 ×4;B. 乳腺肿瘤组织 p53 高表达, IHC 染色 ×8;C. 乳腺肿瘤组织 Vimentin 阳性,IHC 染色 ×8;D. 显示肺组织中肿瘤组织 CK8/18(-); IHC 染色 ×8;E. 肺组织中肿瘤组织 Vimentin(+),IHC 染色 ×8;F. 肺组织中肿瘤组织 TTF-1(-); 旁有肺组织作对照, IHC 染色 ×8。

2. 左上肺

大体:送检肺组织中多个结节,大者 1.5 cm×1.5 cm×1.0 cm,灰白、质中; 小者直径 0.2 cm,灰白、质硬。

镜下：HE 染色肺组织中见异型梭形细胞为主的局灶性占位区，其边缘向肺组织浸润生长，切片上所见病变累及范围约 3.1 mm×2.6 mm（注：因切片上肿瘤组织有一侧为断面，故该范围不一定是肿物的实际大小），细胞短梭形，呈束状、编织状、片状，灶性呈上皮样改变，也有小巢团样结构，核分裂象易见、可见病理性核分裂象（病例 1 图 1G、H、I）。

免疫组化染色显示：CK（-）；CK8/18（-）；CK5/6（-）；p63（-）；ki67 约 60%（+）；p53 约 90%（+）；TTF-1（-）；Napsin A（-）；Vimentin（+）；CD34 个别细胞着色；SMA（-）；S-100（-）；CD68（-）（病例 1 图 2D、E、F）。

三、诊断及鉴别诊断

1. 右乳腺

（1）诊断：恶性叶状肿瘤，部分区符合高级别恶性，部分区符合中级别或中至高级别恶性，另外少部分区符合呈交界性叶状肿瘤分化。因送检会诊切片具有局限性（仅 1 张切片及其免疫组化染色所见）且异质性明显，需结合肿瘤整体情况和临床情况进行诊断。

（2）鉴别诊断：需要与本病相鉴别的疾病包括化生性癌/肉瘤样癌、原发性肉瘤、转移性肉瘤、其他梭形细胞（恶性）肿瘤等。

2. 左上肺

（1）诊断：梭形细胞恶性肿瘤，结合免疫组化染色结果和病史，符合来自恶性叶状肿瘤恶性间叶成分转移，请结合临床情况。

（2）鉴别诊断：需要与本病相鉴别的疾病包括肺原发性肉瘤、肺原发性梭形细胞癌、肺的其他转移性肿瘤等。

四、病例讨论

乳腺纤维上皮性肿瘤是一种双相性的肿瘤，其表现为上皮和间质成分的增生，这个实体的范围主要包括腺纤维瘤（单纯性、细胞性、复杂性）和叶状肿瘤（良性、交界性、恶性）。叶状肿瘤通常是一种局限性的纤维上皮性肿瘤，表现为明显的管腔内生长的叶状结构，其被覆腺腔上皮和肌上皮细胞层，并伴有间质细胞的大量增生。对于叶状肿瘤，文献和教科书中常用"rare"这个词反映这种肿瘤很少见。但实际上，近年来文献报告亚裔女性的发病率要高于欧美女性。在我国，肿瘤发病率呈现上升趋势和年轻化趋势，并随着检诊技术的发展，有更多的病例尤其是中青年、甚至一些处于青春期的病例被发现和诊断，已经很不适合使用"rare"

这个词了。因此,对叶状肿瘤要引起重视和加深认识,以免漏诊和误诊。以下是关于本书笔者结合多年病例所见和本病例的特点需要讨论的内容。

1. 关于叶状肿瘤的取材问题　要求肿瘤书页状切开、观察、描述、拍照,小的和较小的肿瘤尽可能全部取材,最大径超过 5 cm 的较大和大的肿瘤在不同层面、不同质地、不同颜色、不同性状、囊实性区等都要分别取材记录。这样可以在一定程度上把有异质性的肿瘤的各种形态表现出来,避免漏掉病变重的区域。特别是对于质地比较软、呈鱼肉样切面细腻的区域,一定要取材,此处镜下可能找到细胞成分多的、异型性大的病变;对于有裂隙的区域,一定要取材,就此应该能找到上皮(导管)成分,这对于鉴别是纤维上皮性肿瘤还是单纯性间叶肿瘤很有帮助。

2. 关于叶状肿瘤常常存在的异质性　同一个病例在不同的切片不同的区域,形态会有较大差异,除了应该像上述所说的多取材以外,还要对切片进行全面观察。对于异质性较大的肿瘤,临床病理诊断报告一般有两种报告方式:其一,以最重的区域/成分作为该病例的诊断;其二,对于肿瘤中含有的不同成分不同程度的区域诊断均给出客观性的描述,例如报告"叶状肿瘤,其中部分区为恶性叶状肿瘤(其中多呈低至中级别恶性改变,局部呈高级别恶性改变),另一部分区为交界性叶状肿瘤"。以往传统上多采用第一种报告方式,近年来后一种报告方式也多见使用,可以为临床提供更多的信息。

3. 关于病史　病史对于诊断良恶性质、恶性程度的把握上是很有用很重要的。对于纤维上皮性肿瘤,应该参考病史,是否有同侧同部位或对侧同时或异时的纤维上皮性肿瘤病史,即使以往肿瘤的病理结果是"腺纤维瘤",也会对本次诊断有所提示。如果看到有术区组织反应或异物丝线肉芽肿,应该考虑是同部位复发的肿物,复发后有可能升级,应该追溯病史;如果肿物比较大,更应该追问病史,知晓肿物发现的时间,病史长短,有否近期快速生长突然增大的情况,这些都会提示肿瘤可能是恶性,至少可能是交界性肿瘤。

4. 关于微创术标本　目前临床上对纤维上皮性肿瘤微创术治疗已成常态,病理同道们收到的送检标本不是完整的肿瘤组织而是破碎组织,无法观察整体结构、边界和无法连续计数核分裂象,这就增大了诊断的困难。因此,一方面要对送检样本全部取材制片(多条碎组织不要挤在 1 个蜡块中包埋),避免遗漏;另一方面,只要镜下看到纤维上皮性的碎组织,就要想到叶状肿瘤和进行鉴别诊断。不要简单地只给出腺纤维瘤的诊断，即使仅有腺纤维瘤的成分，往往也需要在报告中加一些"描写"和"后缀"，便于与临床和患者沟通。看不到分叶状结构的肿瘤也可以是叶状肿瘤，未显示间质过度生长的肿瘤，也可能是恶性叶状肿瘤；另外，选用微创术治疗的多是比较小的（如直径≤2 cm）肿瘤病例，但病理医生不要受限于因肿物体积较小就报告腺纤维瘤，而不做叶状肿瘤的诊断。

5. 关于核分裂象的计数问题　传统采用的是连续计数 10 个高倍视野下核分裂象数，目前 WHO 乳腺肿瘤分类推荐转换为高倍视野下面积 [平方毫米（mm²）表示的面积来计算]，给出了恶性叶状肿瘤核分裂象数值标准：≥5 个核分裂 /mm² [对应于每 10 个高倍视野下（即 10 个高倍镜下，每个高倍镜的直径是 0.5mm、面积 0.2 mm²），核分裂计数≥10 个核分裂象]。但在实际工作中，因不同型号的显微镜目镜视野大小有所不同，标准往往需要调整，尤其是目前一些医院使用的是宽视野的目镜，如目镜视场数 25，大致应超过 12 个核分裂象 /10 HPF 时，才相当于传统标准的 10 个核分裂象 /10 HPF，才能考虑作为诊断恶性的条件之一。如果使用推荐的按面积计数核分裂象的标准，病理医生要根据自己所使用的显微镜型号测算出计数核分裂象的视野数；如果使用宽视野目镜而仍按 10 个高倍视野计数核分裂象，本书笔者建议，需要在得到的核分裂象总数中减去后 2～3 个高倍视野中所观察到的核分裂象数（注：即多次连续计数 10 个高倍视野、并一致地减去每 10 个高倍视野的后 2～3 个高倍视野中所观察到的核分裂象数），以避免过度诊断。本书笔者也同意有些病理医生采用的办法，即当使用宽视野目镜时，≥13 个核分裂象 /10 HPF，才作为考虑恶性的条件之一。在肿瘤体积比较大、切片数量比较多、切片上组织片比较大时，人工计数核分裂象是十分辛苦的工作，需要足够的时间和耐心，也需要有一定的经验和技巧来选择核分裂象多的区域进行计数。用免疫组化染色 ki67 的表达进行筛选常有较好的帮助，但要注意 ki67 的高表达区并不总是与核分裂象的易见区相一致，还要结合 HE 染色和其他所见。希望将来用人工智能来解决这个困扰病理同道们的难题。

6. 关于免疫组化检测　需要根据镜下 HE 形态初见，选择用于排除化生性癌、肉瘤样癌的指标，用于排除原发性肉瘤、转移性肉瘤的指标，对于体积较小异型轻 / 无明显异型的肿瘤还要加以考虑到其他梭形细胞病变如结节性筋膜炎、纤维瘤病等。涉及的免疫组化指标很多，这里只略谈 ki67、p53、CD34 的辅助意义：叶状肿瘤的 ki67 指数判读往往被低估，应计数间质细胞中阳性细胞百分数，而不是根据间质的面积来估算；经多个病例检测所见，p53 对于良性、交界性和低级别恶性叶状肿瘤的辅助鉴别诊断缺乏实际意义，但在中、高级别恶性叶状肿瘤中可能会出现较高的强／中、强表达（突变型染色模式）；曾有研究结果提及 CD34 可作为鉴别叶状肿瘤和化生性癌的指标之一，但实践中 CD34 并不是特异性／关键性指标，CD34 多在良性和交界性叶状肿瘤中可能有表达，对于恶性叶状肿瘤尤其中、高级别的恶性叶状肿瘤，CD34 反而会出现失表达，此时也恰好不能与化生性癌鉴别。

7. 关于恶性叶状肿瘤的进一步分级问题　本书笔者多年来一直建议尽可能将恶性叶状肿瘤的分级加以划分，主要形态学参数：①间质细胞异型性；②间质细胞密度；③间质过度生长；④核分裂数；⑤肿瘤分化程度；⑥是否伴坏死。综合这些参数后病理报告为"符合低级别"或"符合中级别"或"符合高级别"恶性，把更多的信息传递给临床医生。但因为目前缺乏这种进一步分级的国际标准，故建议在诊断时写"符合……"，并加以备注"分级仅供临床参考"。以本书笔者所在的天津医科大学肿瘤医院乳腺癌防治研究中心数十年的经验，低级别和低至中级别恶性叶状肿瘤，仍主要以局部复发为主，中级别和高级别恶性的叶状肿瘤，除局部复发外，远处转移的概率比较大。这些对于临床治疗方案的制订、预后的预测和进一步研究总结，很有必要性。如果仅笼统报告恶性叶状肿瘤，临床医生就仅仅得到这几个字，而看不到在实际情况中此恶性叶状肿瘤和彼恶性叶状肿瘤在镜下形态和恶性程度差别很大——个体化临床处理应有不同。另外，划分级别也是对病理医生的一种保护（有利于医疗安全），既免除担忧因笼统的恶性叶状肿瘤诊断引起过度治疗（对于低级别恶性的肿瘤），也避免了治疗不足（对中、高级别恶性的肿瘤）。

8. 关于对治疗的建议　病理诊断确定恶性叶状肿瘤后：①腋淋巴结切除，甚至前哨淋巴结切除的必要性都有待商榷，恶性叶状肿瘤淋巴结转移的报告罕见，文献报告的发生率为 1.1% ～ 3.8%，但按目前对肿瘤的分类和认识，这些病例的淋巴结转移瘤是否都来自叶状肿瘤还有疑问，或尚需再确认原发灶，进一步排除化生性癌／伴化生性癌分化成分（分化很差、CK 失表达的癌）；②全乳切除的必要性有待进一步观察，如果影像学显示肿物不是多发，肿物体积相对较小，有保乳条件，即使是符合中级别、中至高级别恶性的病例，还是建议做局部扩切和做切缘的详细病理检查，保证切缘的阴性是重要的（注：某些病例加做术后放疗可能有一定获益）；③对于中、高级别恶性的病例，建议治疗的重点不要仅仅放在局部，要对远处转移尽可能加以控制干预。

9. 关于远处转移　据文献报告，10%～16%的恶性叶状肿瘤出现远处转移，几乎所有器官都可累及，特别是肺和骨（如追溯这些转移病例的原发灶肿瘤，主要是中、高级别恶性的形态），转移主要发生在初始治疗后3～10年，其中多数在治疗后3年内死亡，转移到肺的预后相对最差。对于转移性叶状肿瘤，目前学者们建议按照NCCN所推荐的转移性软组织肉瘤的指南进行治疗。

附注：关于叶状肿瘤与化生性癌的鉴别、关于叶状肿瘤的部分研究进展等，将在本书病例2中讨论和探讨。

（牛　昀）

参考文献

[1]WHO Classification of Tumours Editorial Board.WHO classification of tumours. Breast tumours.5th edn[M].Lyon：IARC Press，2019.

[2]Zhang Y，Kleer CG.Phyllodes tumor of the breast：Histopathologic features, differential diagnosis，and molecular/genetic updates[J].Arch Pathol Lab Med, 2016，140（7）：665-671.

[3]Fede ÂBS，Pereira Souza R，Doi M，et al.Malignant phyllodes tumor of the breast： A practice review[J].Clin Pract，2021，11（2）：205-215.

[4]Lissidini G，Mulè A，Santoro A，et al.Malignant phyllodes tumor of the breast：A systematic review[J].Pathologica，2022，114（2）：111-120.

[5]Lerwill MF，Lee AHS，Tan PH.Fibroepithelial tumours of the breast-a review[J]. Virchows Arch，2022，480（1）：45-63.

[6]Bedi D，Clark BZ，Carter GJ，et al.Prognostic significance of three tiered World Health Organization classification of phyllodes tumor and correlation to singapore general hospital nomogram[J].Am J Clin Pathol，2022，158（3）：362-371.

[7]Turashvili G，Ding Q，Liu Y，et al.Comprehensive clinical-pathologic assessment of malignant phyllodes tumors：Proposing refined diagnostic criteria[J].Am J Surg Pathol，2023，47（11）：1195-1206.

[8]Liu J，Li F，Liu X，et al.Malignant phyllodes tumors of the breast：The

malignancy grading and associations with prognosis[J].Breast Cancer Res Treat, 2023, 199 (3)：435-444.

[9] 赵萌，尹丽娟，雷婷，等．乳腺叶状肿瘤生物标志物的研究进展 [J]．中华病理学杂志，2020，49 (5)：507-510.

[10]Mohd Ali NA, Nasaruddin AF, Mohamed SS, et al.Ki67 and P53 expression in relation to clinicopathological features in phyllodes tumour of the breast[J]. Asian Pac J Cancer Prev, 2020, 21 (9)：2653-2659.

[11]Yu CY, Huang TW, Tam KW.Management of phyllodes tumor：A systematic review and meta-analysis of real-world evidence[J].Int J Surg, 2022, 107：106969.

[12] 李洋，宋艺璇，刘红．年龄≤40 岁的乳腺恶性叶状肿瘤患者临床特征及预后影响因素 [J]．中国肿瘤临床，2021，48 (13)：675-680.

[13]El Ochi MR, Toreis M, Benchekroun M, et al.Bone metastasis from malignant phyllodes breast tumor：Report of two cases[J].BMC Clin Pathol, 2016, 16：4.

[14]Shafi AA, AlHarthi B, Riaz MM, et al.Gaint phyllodes tumour with axillary & interpectoral lymph node metastasis：A rare presentation[J].Int J Surg Case Rep, 2020, 66：350-355.

[15]Le QH, Mai VT.Malignant phyllodes tumor with synchronous metastases to axillary lymph nodes, lung at the presentation：A case report and literature review[J].J Surg Case Rep, 2021, 2021 (7)：302.

[16]Sha H, Liu Q, Xie L, et al.Case Report：Pathological complete response in a lung metastasis of phyllodes tumor patient following treatment containing peptide neoantigen nano-vaccine[J].Front Oncol, 2022, 12：800484.

病例 2　叶状肿瘤内的浸润性癌

一、病历摘要

患者女性，59 岁，自述发现右乳腺肿物 2 个月，外院肿物切除术后 1 个月。

在外院行肿物切除术时，曾做术中冰冻病理检查，报告示梭形细胞肿瘤。术后石蜡切片诊断：符合软组织肿瘤，纤维肉瘤可能性较大。曾经另一家医院会诊，病理诊断：梭形细胞肉瘤，形态特点可能为叶状肿瘤恶变——恶性叶状肿瘤。患者为进一步诊疗，来我院会诊病理切片。

二、病理学所见

大体：切检标本中肿物大小约 2.5 cm×1.8 cm×2 cm，结节状，部分边界尚清、部分与周围组织分界不清。

镜下：低倍镜下观察见肿瘤呈紧密相连的多结节状，大部分区域细胞密集，多为梭形细胞，少部分可见多边形细胞，多排列成片状结节状，也有束状编织状，有的片状结节状区似上皮样。高倍镜观察细胞有明显的异型性，细胞大，部分细胞界限较清，胞质丰富，胞核增大，可见明显的核仁，核分裂象很易见（部分区域 / 局灶区＞ 60 个 /10 HPF），病理性核分裂象易见，可见多个单细胞坏死。少部分区域在异型的（细胞密度比上述区小一些）梭形 / 短梭形细胞背景中见多个单层细胞构成的腺管状结构，这些腺管状结构的大小不一，以较小管状为主，形状多为圆形和椭圆形、有张力，也有呈不规则形态的，管腔内含少量淡染物伴少许空泡状，少数管腔内可见少许明确的粉染浆液。这些腺管状结构被覆单一的上皮细胞，立方状 / 矮立方状，细胞小但核质比增大，有轻度异型，肌上皮不明显似缺失。瘤内局部可见导管扩张、拉长或呈裂隙样，与间质和梭形细胞形成分叶状结构，其他区域可见散在少许挤压的 / 未受挤压的导管，主要是小导管、个别为中等导管。部分肿瘤边界较清，部分向其旁脂肪腺体中侵袭性生长。针对上述这些形态结构需做免疫组化染色辅助鉴别诊断。

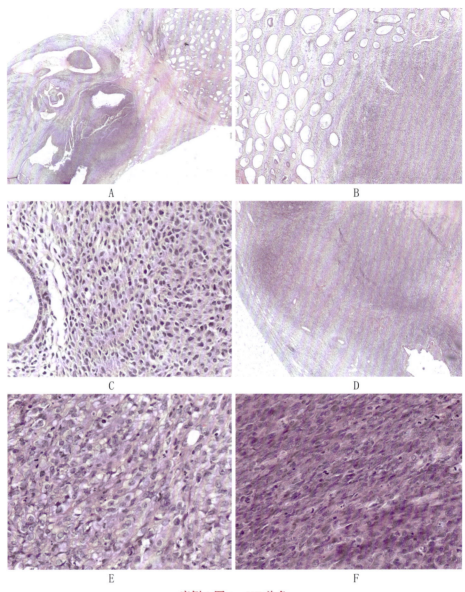

病例 2 图 1　HE 染色

注：A. 显示肿瘤局部全景分叶状结构和单层腺管状结构，HE 染色 ×2；B. 显示肿瘤单层腺管状区（图的左半及上部）和梭形 / 短梭形细胞区（图的右半），HE 染色 ×4；C. 显示肿瘤梭形 / 短梭形细胞区异型，其旁半个单层腺管状结构细胞单一，HE 染色 ×40；D. 显示梭形细胞背景中与病例 2 图 2 E 中 CK5/6（+）对应的区域，HE 染色 ×2；E. 显示高倍镜下与病例 2 图 2 E 中 CK5/6（+）对应区域的细胞异型明显，HE 染色 ×40；F. 显示高倍镜下梭形细胞区细胞异型明显（注：该区域 CK5/6 呈阴性），HE 染色 ×40。

免疫组化染色显示：如病例 2 表 1 所示。

病例 2 表 1　免疫组化染色结果

检测指标	肿瘤成分		
	对应 CK5/6 阴性区域	对应 CK5/6 阳性区域	单层腺管状结构
CK5/6	（－）	（＋），强着色，呈局灶／局灶区／多处灶性分布①	肿瘤细胞（－）；肌上皮（－）
CK	（－）	（＋）	（＋）
CK8/18	（－）	（＋），部分中等着色、部分弱／微弱着色	（＋），强着色
p63	（－）	（＋）	肌上皮（－）
Vimentin	（＋），较强／强着色	（＋），较弱／中等着色	（－）
EGFR	80%～90%（＋），中、强着色	约90%（＋），中、强着色	（－）
CD34	（－）	（－）	（－）
SMA	（－）	（－）	肌上皮（－）
S-100	基本（－）	小灶（＋）	（－）
ER	约＜1%	约＜1%	约90%（＋），强着色
PR	约＜1%	约＜1%	约40%（＋），弱、中着色
HER2	（0）	（0）	（0）
ki67	约80%（＋）	约50%（＋）	约≤2%（＋）
p53	10%～30%弱、中、强着色	20%～30%弱、中、强着色	约1%着色

注：①：CK5/6 阳性细胞超过整体肿瘤"间质"细胞的 5%（若除外单层腺管状结构所占区域，CK5/6 阳性细胞占比则更多一些）。

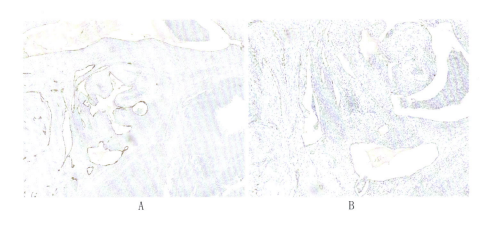

A　　　　　　　　　　　　　　　　　B

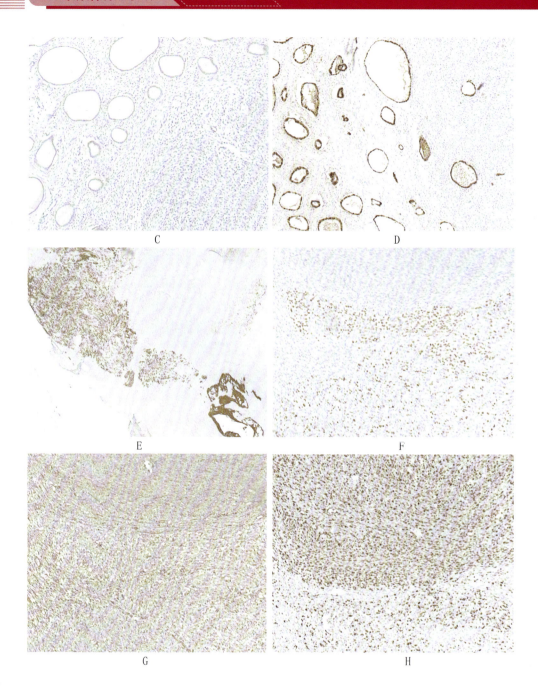

C

D

E

F

G

H

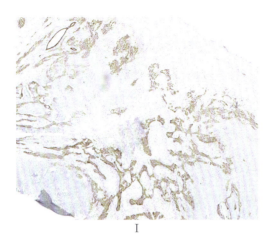

Ⅰ

病例2图2　IHC 染色

注：A. CK8/18 分叶状区导管上皮（＋），IHC 染色 ×4；B. p63 分叶状区导管肌上皮（＋），IHC 染色 ×10；C. p63 单层腺管状结构肌上皮（－）：背景梭形/短梭形细胞（－）；IHC 染色 ×10；D. ER 单层腺管状结构（＋），梭形/短梭形细胞（－）；IHC 染色 ×10；E. 梭形细胞背景中 CK5/6（＋）区域（图的右下角另见不典型鳞化的导管作对照），IHC 染色 ×2；F. 梭形细胞区与 CK5/6（＋）（另一 CK5/6 图未显示）对应的区域 p63（＋），IHC 染色 ×10；G. 梭形细胞区与 CK5/6 和 p63（＋）对应的区域 Vimentin 也（＋），IHC 染色 ×10；H. ki67 高表达但有异质性，CK5/6 和 p63（＋）对应的区域（图的下部）表达相对低一些，图的上部梭形细胞区明显高表达，IHC 染色 ×10；I. 另一区域见不规则条索状小片状结构，细胞仍呈梭形，但 CK（＋），IHC 染色 ×4。

三、诊断及鉴别诊断

1. 诊断　形态学结合免疫组化染色结果，诊断为右乳腺恶性叶状肿瘤、背景中见局部和少量癌成分（呈癌肉瘤改变），其中癌成分为化生性癌（梭形细胞为主，鳞状伴间叶分化）——呈局灶/局灶区/多处灶性分布，组织学Ⅲ级，伴低级别浸润性癌——镜下累及范围约 1.05 cm×0.70 cm，恶性间叶（肉瘤）成分以高级别纤维肉瘤为主。

病理诊断的同时，建议并强调主管医生要结合患者的临床情况（因送检会诊术前临床资料不全）。

2. 鉴别诊断　本病需与原发性软组织肉瘤（如纤维肉瘤）、单纯恶性叶状肿瘤、转移性梭形细胞肿瘤等相鉴别。

3. 补充后续情况　我院行右乳腺全乳切除术加前哨淋巴结活检。术后病理诊断：右乳腺外上原肿物切检瘢痕局部未见明确肿瘤组织，前哨淋巴结未见明确肿瘤组织 0/3。

四、病例讨论

1. 对于叶状肿瘤内明确的癌和叶状肿瘤中出现细胞角蛋白（cytokeratin, CK）系列指标阳性表达成分，这是两种不同的情况，在本病例中同时出现，以下分别讨论。当叶状肿瘤内有明确的原位癌时，可以是导管原位癌和或小叶原位癌，原位癌可起源于叶状肿瘤内上皮细胞，上皮可能受到间质增生的刺激出现不典型增生癌变（多是导管原位癌），也可能是邻近肿瘤的原位癌沿导管系统累及叶状肿瘤的上皮；而叶状肿瘤内有明确的浸润性癌时，可以是前述的原位癌进展的间质浸润，或是有其旁的浸润性癌局部侵犯进入叶状肿瘤（或者是两种肿瘤组织的"碰撞"），也可能是叶状肿瘤中原有的腺上皮成分（如伴有的腺病）出现肌上皮缺失／失表达，形成了浸润性癌。但以上这些似乎不能完全解释本病例叶状肿瘤内出现癌的机制。这些癌被"宿主"在叶状肿瘤内，本书笔者推测很可能是与间质上皮转化形成有关，是否还有其他异常分化的组织来源，其内在机制还有待进一步探讨。

2. 当叶状肿瘤中出现 CK 系列指标阳性表达的成分时，一种情况是弥漫的 CK 系列指标阳性成分，为明确的浸润性癌；另一种情况是灶性／少许 CK 系列指标阳性，其意义和诊断目前还有很多争议。WHO 2019 版乳腺肿瘤分类提到"在有限的样本中，非常局灶的 CK 表达和 p63 阳性必须谨慎，因为已有报告叶状肿瘤中（特别是恶性的）有 CK 和 p63 的阳性表达"。此处给出的参考文献是 2012 年 J Clin Pathol 和 2014 年 Am J Surg Pathol 上发表的文章，查看这两个文献的原文实际上主要是提示，在粗针穿刺活检时见到非常局灶的 CK 表达和 p63 阳性，不要就此诊断为（化生性）癌。但 WHO 分类并未给出在肿物切除／切检组织切片中具体可以参考的界值／标准，比如 CK 和 p63 的阳性细胞占比"＜"多少就可以忽略，就不需要诊断为伴有癌的成分？在实际临床病理诊断时，病理同道可能或多或少的遇到过此类困惑：或者是否只要有明确的分叶状结构，就不考虑灶性癌的存在？或是有上皮样形态时，需加做一组 CK 系列指标和 p63 免疫组化检测，甚至要加做多张切片，但如果染色结果不是弥漫阳性，就仍不考虑癌的存在？对此，学者们有过一些研究，但都还没有明确／公认的答案。

3. 具体查看上述所说的 WHO 2019 版乳腺肿瘤分类引用文献之一，即早在 2012 年学者 Chia 等人对 109 例叶状肿瘤的研究显示，间质细胞的局灶性 CK 系列表达可以在所有级别的叶状肿瘤中发现（但 p63 则皆为阴性），并在恶性程度高的叶状肿瘤中表达增加。CK 系列表达呈局灶性和斑片状，在这些病例中阳性细胞只占间质细胞的 1% ~ 5%。因为之前还有研究报告说非上皮细胞可以在特殊情况下合成细胞角蛋白，可能是由于纤维母细胞向肌纤维母细胞的转化过程中免疫表型发生了变化；或者是由于肿瘤的修复以适应内环境的变化，使得纤维母细胞和肌纤维母细胞获得了 CK 的表达（但本书笔者认为这种现象也不能完全排除化生的可能性）。总之，CK 系列阳性的存在，特别是局灶性的，在梭形细胞病变的小活检中得出化生性癌的诊断，是不可靠的、风险较大的。特别注意的是，这里强调的是"局灶性"和"小活检"。只有在充分的外检材料中，梭形肿瘤细胞的弥漫性细胞角蛋白阳性以及 p63 阳性和 CD34 阴性，可以支持为 / 伴上皮分化肿瘤（癌或化生性癌）的诊断，强调的是"充分"和"弥漫"。

4. 上述所说的 WHO 2019 版所引用另一文献，即学者 Cimino-Mathews 等人（2014年）对 34 例叶状肿瘤、10 例腺纤维瘤的研究发现，灶性 p63、p40 和细胞角蛋白标记仅限于在恶性叶状肿瘤中可见，在低级别纤维上皮性病变中未见，在穿刺活检中这些指标的表达不能诊断肉瘤样癌，强调"要谨慎！"。不过，这个研究显示了恶性叶状肿瘤中还可以有灶性 p63、p40 等的表达（并不是只有 CK 系列表达），并且从另一个角度提示灶性"间质"细胞 p63、p40 和细胞角蛋白的表达可作为考虑中、高级别纤维上皮性肿瘤 / 恶性肿瘤的一个佐证。另外，该项研究显示，在恶性叶状肿瘤和肉瘤样癌的鉴别诊断中，p40 是一种比 p63 更具特异性但敏感性较低的标志物。其后，在陆续的多篇文献报告中也都观察到了 p63 等在叶状肿瘤中的表达，有一种可能性是与这些病变一部分异常肌上皮分化有关。进一步的研究需要确定恶性叶状肿瘤中 p63、p40 和细胞角蛋白阳性的生物学基础。

5. 被我们病理界熟知的著名学者丁华野等在《乳腺病理组织学图谱》（2023 年）一书中强调，如果是先前诊断过叶状肿瘤的病例，复发要首先考虑叶状肿瘤复发，但仍需排除化生性癌。学者 Muller 等人（2015 年）报道，在 1 例良性叶状肿瘤局部复发后，复发的肿瘤中同时存在恶性叶状肿瘤和梭形细胞化生性癌成分。恶性梭形细胞对一组 CK 系列指标和 p63 免疫组化染色具有免疫反应性，支持对复发性叶状肿瘤中出现梭形细胞化生性癌的诊断。Muller 等人进一步行二代测序体细胞突变分析，发现原始良性叶状肿瘤和复发性恶性叶状肿瘤，在 F-box 和 WD 重复结构域中，均包含着编码泛素连接酶相关蛋白的肿瘤抑制基因 FBXW7 的突变，同时经染色体微阵列分析显示，恶性叶状肿瘤和化生性癌之间有共同的遗传学增益和缺失，初步证明了这例恶性叶状肿瘤和化生性癌两实体之间具有生物学关系。因此，在恶性叶状肿瘤中 CK 系列和 p63 的表达意义，仍有待于今后较大样本的和对每个病例多张切片（多个区域）免疫组化的检测，以及分子遗传学的研究探讨。本书笔者建议，对恶性叶状肿瘤经充分（多个块多切面）取材和充分（多张片多指标）免疫组化检测后，如有灶性／局灶甚或散在的超过整体肿瘤间质细胞的 5%（暂定5%）出现 CK 系列和 p63 阳性时，虽然不是弥漫阳性，但也应在恶性叶状肿瘤的诊断中附上"灶性／局灶伴 CK 系列和 p63 阳性成分，不除外／考虑为伴化生性癌分化成分"。一方面客观提示给临床；另一方面以备复发转移和进一步研究。本书笔者所在的乳腺中心，已有这类病例在复发转移时主要呈现梭形恶性上皮成分，此时复发转移的肿瘤组织 p63/CK 系列指标弥漫阳性（化生性癌成分）。

6. 学者 Zhang 等人（2016 年）通过研究也认为，对于组织学表现为高级别恶性梭形细胞病变来说，可能是化生性梭形细胞癌、转移性肿瘤、恶性叶状肿瘤，罕见情况下可能是原发的肉瘤，广泛取材加必要的免疫组化检测，是确诊的关键。前三者即化生性梭形细胞癌、转移性肿瘤、恶性叶状肿瘤，治疗方案有明显不同，应明确鉴别开；而恶性叶状肿瘤和原发性肉瘤的鉴别相比之下可能不是那么重要，因为它们的组织学和遗传学特征具有显著重叠，无病生存期相同，临床处理是相似的。纯的原发性乳腺肉瘤极为罕见，大多数实际是恶性叶状肿瘤的一个组成部分，如果取材充分，大都能找到良性上皮成分，或者是分化很差的肉瘤样癌成分。因此，本书笔者建议在粗针穿刺活检时对这类恶性梭形细胞病变不要做出肯定的具体诊断，而是先报告为恶性梭形细胞肿瘤／病变，建议临床行肿物切检。

7. 很有特殊性的是，本病例恶性叶状肿瘤中并存低级别浸润性癌，因为异型轻、呈单层腺管状的排列，很容易被忽略，把这些温和腺管状结构当作是叶状肿瘤中的良性上皮增生成分／正常乳腺组织，所以在此提示业内同道们。在观察叶状肿瘤（往往是大面积的多张切片）时，还应仔细观察切片中的细节。叶状肿瘤中这种有张力的细胞单一的导管，本书笔者已多次遇到，有的是灶性的，有的是少数散在的，有的是很小而圆的管，多指标免疫组化染色均肌上皮缺失，ER、CK8/18、CK5/6、ki67 等指标充分吻合低级别浸润性癌的表达。前面谈到的《乳腺病理组织学图谱》一书中，也给出了类似的病例图片。另外，还可查到其他情况的文献报告，例如学者 İlhan 等人（2021 年）报道了 2 个同时发生叶状肿瘤和小管癌的病例，但 2 个病例都是分别在两个不同象限的 2 个肿物，不是像本病例在恶性叶状肿瘤瘤内混合有这种单层腺管状低级别的浸润性癌。叶状肿瘤的恶性转化通常发生在间叶成分中，在叶状肿瘤出现的伴随癌／相关的癌，只是相对较少数或是个案的报告。虽然潜在的病因机制尚不清楚，但作为临床病理诊断不要漏诊，临床可根据病理所见针对性调整处理方案，如加做前哨淋巴结活检、辅助内分泌治疗和（或）化疗等。

（牛　昀）

参考文献

[1]WHO Classification of Tumours Editorial Board.WHO classification of tumours. Breast tumours.5th edn[M].Lyon：IARC Press，2019.

[2] 丁华野，梅放，柳剑英 . 乳腺叶状肿瘤 [M]// 丁华野 . 乳腺组织病理学图谱 . 北京：北京科学技术出版社，2023：589-603.

[3]Chia Y，Thike AA，Cheok PY，et al.Stromal keratin expression in phyllodes tumours of the breast：A comparison with other spindle cell breast lesions[J].J Clin Pathol，2012，65（4）：339-347.

[4]Cimino-Mathews A，Sharma R，Illei PB，et al.A subset of malignant phyllodes tumors express p63 and p40：A diagnostic pitfall in breast core needle biopsies[J].Am J Surg Pathol，2014，38（12）：1689-1696.

[5]Bansal M，Chen J，Wang X.Focal Anomalous expression of cytokeratin and p63 in malignant phyllodes tumor：A Comparison with spindle cell metaplastic carcinoma[J].Appl Immunohistochem Mol Morphol，2018，26（3）：198-201.

[6]Fede ÂBS，Pereira Souza R.Malignant phyllodes tumor of the breast：A practice review[J].Clin Pract，2021，11（2）：205-215.

[7]Lerwill MF，Lee AHS，Tan PH.Fibroepithelial tumours of the breast-a review[J]. Virchows Arch，2022，480（1）：45-63.

[8]Lissidini G，Mulè A，Santoro A，et al.Malignant phyllodes tumor of the breast：A systematic review[J].Pathologica，2022，114（2）：111-120.

[9]Muller KE，Tafe LJ，de Abreu FB，et al.Benign phyllodes tumor of the breast recurring as a malignant phyllodes tumor and spindle cell metaplastic carcinoma[J].Hum Pathol，2015，46（2）：327-333.

[10]Zhang Y, Kleer CG.Phyllodes tumor of the breast：Histopathologic features, differential diagnosis, and molecular/genetic updates[J].Arch Pathol Lab Med, 2016, 140（7）：665-671.

[11]Laforga JB.Metaplastic（adenosquamous）carcinoma in a phyllodes tumor with osseous metaplasia and ductal carcinoma in situ：A diagnostic challenge on core biopsy[J].Breast J, 2020, 26（7）：1385-1386.

[12]Erdogan O, Parlakgumus A, Turan U, et al.Non-invasive ductal carcinoma within malignant phyllodes tumor of the breast[J].Niger J Clin Pract, 2021, 24（1）：135-137.

[13]İlhan B, Emiroğlu S, Türkay R.Report of two cases with simultaneously detected tubular carcinoma and phyllodes tumor of the breast[J].Eur J Breast Health, 2021, 17（1）：80-83.

病例 3　导管原位癌和小、微浸润

一、病历摘要

患者女性，38 岁，主因左乳腺"肿物"在外院就诊，行左乳腺病变切检，术中冰冻病理检查，诊断为导管原位癌，继续行左乳腺全乳切除术和前哨淋巴结活检术。术后病理诊断为中级别导管原位癌，前哨淋巴结 0/9。然后患者来我院就诊，追问病史和临床情况，是因为患者有意愿做乳房二期再造术，术前为进一步确认病理诊断、评估再造术的安全性等，前来送检病理切片会诊，但未提供术前影像学检查等资料。

二、病理学所见

大体：左乳腺 4 点距乳头 1 cm 处：标本组织 1.5 cm×1 cm×0.5 cm；左乳腺 4 点距乳头 3.5 cm 处：标本组织 2 cm×1.5 cm×1 cm，均切面灰黄色粗糙；左全乳切除标本 16 cm×13 cm×4 cm，外下 4 点可见切口，其深面可及粗糙区约 1.5 cm×1.5 cm，未见明显边界。

镜下：多张切片可见散在或呈簇状分布的多个导管导管原位癌，散在数处管壁不完整（疑有"出芽"现象），间质中见不规则形状小片和小团巢异型细胞，疑为小灶浸润性癌／微浸润性癌，个别脉管内见癌细胞小团／数个癌细胞，可疑脉管癌栓，也需除外上皮移位。导管原位癌成分排列成筛状、实性、粉刺样，并见实性乳头状结构，多数呈中等核分级、少部分核异型较大、核仁明显、核分裂象可见，并见小叶受累（小叶癌化）。原切片单位免疫组化片显示了导管内成分 ER、PR、HER2 等常规指标表达情况，仅有 p63 作为肌上皮指标，显示散在数处管壁肌上皮不连续、小灶疑为表达缺失。故需加做多个肌上皮等免疫组化指标，并需多个次级编号的多张切片加做免疫组化染色辅助确认或除外伴浸润／微浸润成分。

（备注：因第一次送检会诊的用作免疫组化检测的仅是一个次级编号的白片，过于局限，故告知建议追加提供多个次级编号对应的白片，以加做免疫组化染色和会诊用。）

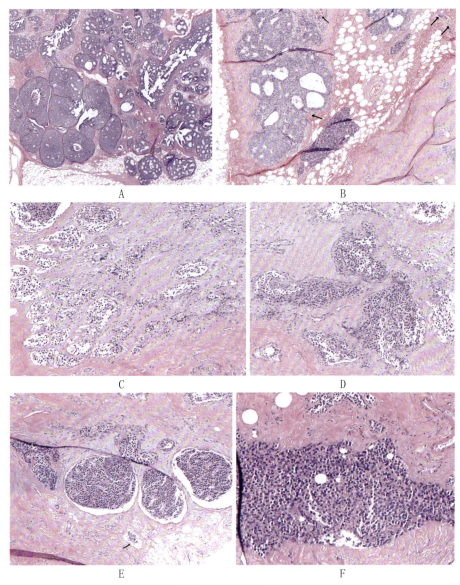

病例3图1　HE 染色

注：A. 显示（切片 a）局部全景－部分原位癌各种亚型成分，HE 染色 ×4；B. 显示（切片 b）原位癌＋微浸润性癌巢＋可疑癌栓（之后加做的免疫组化证实为癌栓，请结合病例 3 图 2A）（如图中箭头所示），HE 染色 ×4；C. 显示（切片 c）部分管壁／细胞团不规则（也有组织前处理不佳的因素），对应的肌上皮少部分缺失（请结合病例 3 图 2D），HE 染色 ×8；D. 显示（切片 c）另一视野部分管壁不规则，对应的肌上皮指标部分缺失（请结合病例 3 图 2E），HE 染色 ×8；E. 显示（切片 c）原位癌旁微浸润细胞团，并见 1 个可疑癌栓（之后加做的免疫组化证实为癌栓，请结合病例 3 图 2F、病例 3 图 2G）（如图中箭头所示），HE 染色 ×8；F. 显示（切片 d）不规则小片状浸润性癌巢，对应的巢周肌上皮缺失（请结合病例 3 图 2H、病例 3 图 2I），HE 染

色 ×10。

免疫组化染色显示：

1 个次级编号片：数处微小浸润灶：CK（+）；SMHC、Calponin、p63、CK5/6 巢周肌上皮缺失；导管壁：Calponin 基本（+）；CK5/6 大多数（+）；SMHC、p63 部分（+）；脉管（包括有癌栓的脉管）内皮：D2-40、CD31(+)。另 2 个次级编号片：小灶和数处微小浸润灶：CK（+）；SMHC、Calponin、p63 巢周肌上皮缺失；导管壁：SMHC（+）；Calponin、p63 部分导管壁肌上皮缺失、部分不完整。再另 2 个次级编号片：数个 / 少数导管壁：SMHC、Calponin、p63 肌上皮不完整 / 不连续；脉管（包括有癌栓的脉管）内皮：D2-40、CD31(+)。

导管原位癌成分：ER 85% ~ 90%（+），中、强着色以强为主；PR 约 70%（+），弱、中、强着色以中为主；HER2 为（1+）；ki67 热点 20% ~ 30%（+），其余 5% ~ 15%（+）；CK5/6 < 1%；E-cadherin（+）；p120 膜（+）。

（备注：小、微浸润性癌成分的 ER、PR、HER2 的表达情况同导管原位癌成分，但因小、微浸润性癌成分细胞数很少，供临床参考，请结合临床情况。）

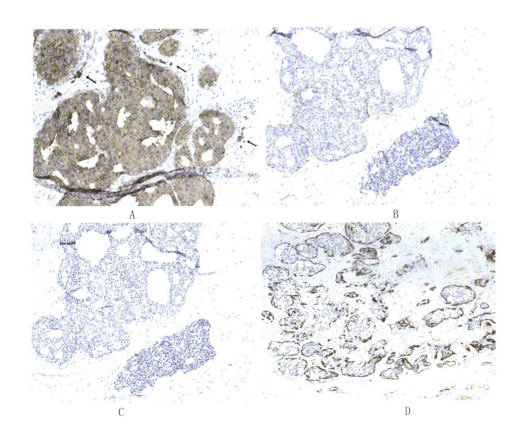

A　　　　　　　　　　　　　　　B

C　　　　　　　　　　　　　　　D

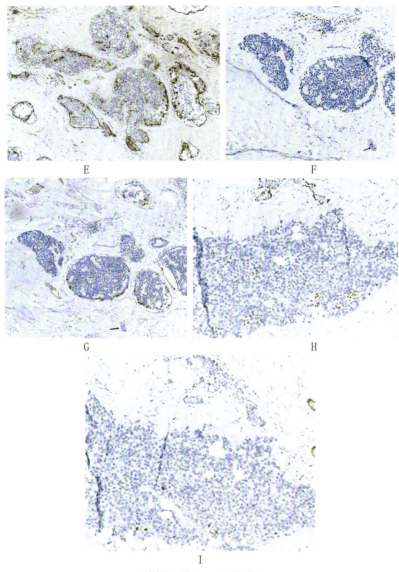

病例 3 图 2 IHC 染色

注：A. 显示（切片 b）脉管癌栓 CK（+）（如图中箭头所示），IHC 染色 ×20；B. 显示（切片 b）微浸润性癌巢肌上皮指标 Calponin（-）；IHC 染色 ×10；C. 显示（切片 b）微浸润性癌巢肌上皮指标 SMHC（-）；IHC 染色 ×10；D. 显示（切片 c）部分管壁／细胞团不规则、少部分 SMHC 缺失，IHC 染色 ×8；E. 显示（切片 c）另一视野部分管壁不规则、部分 SMHC 缺失，IHC 染色 ×8；F. 显示（切片 c）原位癌旁微浸润细胞团 p63（-）；并见 1 个癌栓（如图中箭头所示），IHC 染色 ×8；G. 显示（切片 c）原位癌旁微浸细胞团 Calponin（-）；并见 1 个癌栓（如图中箭头所示），IHC 染色 ×8；H. 显示（切片 d）不规则小片状浸润性癌巢周 p63（-）；IHC 染色 ×10；I. 显示（切片 d）不规则小片状浸润性癌巢周 SMHC（-）；IHC 染色 ×10。

三、诊断及鉴别诊断

1. 诊断　左乳腺：第一次送检会诊的白片加做免疫组化后会诊意见：该号片形态学结合免疫组化染色结果为多个导管导管原位癌伴微浸润性癌，微浸润灶镜下累及范围最大径约 0.65 mm（符合 pT_{1mic}），并见早期浸润，可见脉管癌栓。上述仅为其中 1 个次级编号片的诊断意见，不能代表该病例肿瘤的整体情况，需结合多张片形态和免疫组化染色结果。仍建议另数个次级编号片应加做免疫组化。

在收到追加送检会诊的白片加做免疫组化后，进一步会诊意见：该 4 个次级编号片形态学结合免疫组化结果为多个导管导管原位癌伴小灶浸润性癌和多灶微浸润性癌，小灶浸润性癌累及范围镜下最大径约 2.1 mm（pT_{1a}，符合组织学 II 级，注：略呈浸润性实性乳头状结构），微浸润灶镜下累及范围最大径 0.2～0.7 mm，并见早期浸润（即"出芽"现象），及可见多个脉管癌栓。

导管原位癌成分排列成筛状型、实性型、粉刺样型、实性乳头状型，核分级大部分 II 级、少部分 II～III 级，并见导管原位癌累及小叶（小叶癌化）。

2. 鉴别诊断　需要与本病相鉴别的疾病包括单纯导管原位癌、多形性小叶原位癌、导管内乳头状肿瘤和模仿导管原位癌生长方式的膨胀性浸润等。

四、病例讨论

1. 在过去几十年里，由于乳腺癌筛查技术的发展和防癌意识的普及，越来越多的导管原位癌（ductal carcinoma in situ，DCIS）被发现和诊断出来。但是病理医生切记，导管原位癌的病理诊断不要轻易地给出，特别是病变范围较大、涉及多张切片的，高核级、粉刺样型的，管周间质中浸润淋巴细胞增多簇状分布的导管原位癌，出现小、微浸润性癌的概率是比较大的，对于中核级导管原位癌，如果病变不是很局限，也仍需要慎重做出原位癌的诊断。不少病理医生在临床病理诊断过程中都遇到过这样的经历，先前诊断导管原位癌的病例，一年或数年之后出现了远处转移。这时，一方面需给临床和患者解释常规病理检查有它的局限性；另一方面也心存着担忧（怎么办？）或很有疑惑（为什么？）。作为临床病理诊断，还是应从最先的第一步规范做起，走恰当且有效的路径，尽可能做足了工作，再发出诊断报告。

2. 本书笔者建议

（1）手术标本充分检查取材，如果标本比较小，要依次全部取材，如果标本比较大，要将标本书页状切开，观察后在不同切面不同性状的区域依次取材，不要都在粉刺样粗糙区域取材，要寻找是否有比较实且硬的部分。

（2）镜下观察每张切片要耐心细致，不要仅仅低倍镜下的"掠过"，尽量要逐一视野用眼睛窄带状扫描，甚至"旧式打印机"式的线性扫描低倍、中高倍交替观察。

（3）常常借助免疫组化 CK 染色的帮助对多张甚或所有切片先进行筛选，也可同时对 HE 片可疑处染 CK 和肌上皮标志物，或对 CK 显示出的可疑处加染肌上皮标志物（最好预切出备用的同切面、同方向的白片）。

（4）此时应嘱病理技师勿修块连续切片同方向捞片，同时染免疫组化和 HE 对照片（在不具备三抗体鸡尾酒双染的情况下），以便对照观察，肌上皮至少分别应做胞核、胞质定位着色的 3 个指标，最常用和比较好用的指标是 p63、SMHC、Calponin。

（5）观察免疫组化片和对照 HE 片，特别是寻找 CK 显示出的导管外的不规则异型上皮细胞团 / 小团或散在单个异型细胞，结合 HE 对照片确认是癌细胞，结合肌上皮指标确认肌上皮缺失，即可判定为浸润成分。再根据镜下累及范围，测量出是微浸润性癌或是小灶浸润性癌，并且可报告出小、微浸润灶镜下累及范围大小和数目。

（6）在小灶浸润 / 微浸润成分细胞数足够的情况下，可以评判组织学分级分型等，也可以进一步检测和判读常规指标 ER、PR、HER2、ki67 的免疫组化表达情况。

（7）还有一个比较重要的步骤是，仔细观察原位癌管壁肌上皮表达是否完整，如果在同一导管、管壁的同一部位出现几个肌上皮指标缺失，结合 HE 对照片，同时出现管壁不完整甚或出现"生芽"现象，可描述为"早期浸润"/ 微小"早期浸润"。

（8）经过了上述一番"操作"和"取证"，把病理诊断的局限性尽量缩小，排除了伴有小、微浸润和（或）早期浸润的病例后，余下的病例才报告导管原位癌。

3. 本病例病理会诊时，经过加做免疫组化确认了微浸润性癌和脉管癌栓后，根据该例多张切片的形态学表现，本着力求精准诊断的原则，与患者和临床沟通，要求提供了多个次级编号对应的白片追加免疫组化检测，其后证实了小灶浸润性癌和多微灶浸润性癌的存在。标记和测量到浸润成分累及范围镜下最大径稍大于 2 mm，由此补充修订了初步会诊报告中涉及的肿瘤病理 T 分期。不过，由于该（次级编号）具有小灶浸润的切片是冰冻后组织，细胞变性变形，对组织学分级分型有一定影响，常规指标免疫组化结果也建议结合临床情况。目前可查到的多篇文献讨论 pT$_{1a}$ 小浸润性癌病例或微浸润病例，多是 HER2 过表达的或三阴性的免疫表型，但因本病例是在 ER（+）PR（+）HER2 低表达的广泛导管原位癌基础上寻找到的小灶浸润和微灶浸润，与文献中的那些病例组情况不完全相似，是小、微浸润更容易被忽略的另一类病例，病理诊断中仍要多加重视。

4. 在病理诊断时也会遇到这种情况，原始 HE 片可疑微浸润，但连续切片后加做免疫组化后，切片中"目标病变"不存在了，似乎无法做出进一步的诊断。WHO 分类 2019 版主张当对微浸润的诊断有疑问时，或者如果所关注的可疑病变已在任何进一步的切片中"已切没了"时，因没有确定的微浸润证据，建议将这样的病例诊断为原位病变，以防止临床的过度治疗。但根据我们国情和临床实际的常见情况，建议在病理报告中把这种具体情况和过程加以客观描述出来，不要简单地仅用导管原位癌这几个字替代了整个诊断过程中的所见。

5. 微浸润性癌被认为是导管原位癌进展为浸润性乳腺癌的"中间"阶段，微浸润通常与导管原位癌共存和相关联、被称为"导管原位癌伴微浸润性癌（DCIS with microinvasion, DCIS-Mi）"。本病例也略似这样一个模型，含有"导管原位癌—早期浸润—微浸润—小灶浸润（pT_{1a}）—脉管癌栓"各个阶段。对 DCIS-Mi 研究文献数据具有差异性和局限性，有文献报告微浸润性癌可在 5% ～ 10% 的导管原位癌中发现。学者 Magnoni 等人（2023 年）汇总了多篇研究文章分析，指出目前的争论集中在 DCIS-Mi 的生物学行为上，即对其是否应该类似于导管原位癌进行管理，或者其是否代表了一种真性的（尽管范围很小）的浸润性肿瘤。例如学者 Sopik（2018 年）等人的研究数据表明，与导管原位癌相比，DCIS-Mi 的死亡率增加了近两倍，与小的（0.2 ～ 1.0 cm、pT_{1a} 的）局部早期非特殊型浸润性癌相比，死亡率相似。有研究显示 DCIS-Mi 与更激进的病理学参数相关如高核级、坏死等相关，也有研究强调与更差的生物学指标如 ER、PR 阴性及 HER2 阳性相关，也和更具侵袭性的临床生物学行为如淋巴结转移相关。然而，也有例如 Shiino 等人（2023 年）对导管原位癌和 DCIS-Mi 腋窝分期的荟萃分析（23 项研究共 2959 例），又显示 DCIS-Mi 病例的生存率与单纯导管原位癌非常相似。还另有大样本量的研究认为 DCIS-Mi 通常总体预后良好，但当年轻、激素受体阴性、HER2 过表达、多灶微浸润或腋淋巴结阳性时，又与较差的预后相关。由以上来看，DCIS-Mi 的预后存在不一致的结果，有待于学者们进一步研究（如分层研究等）。

6. 目前对于 $pT_1N_0M_0$ 乳腺癌各项临床指南的推荐方案尚不一致，对于 DCIS-Mi 的辅助化疗和抗 HER2 治疗获益更不确定，而且通常小、微浸润是导管原位癌术后最终病理检查中的发现。故建议临床待最终病理检查报告后,做高危因素风险评估,再行适当的治疗。在决定辅助治疗时需要优先考虑患者的年龄、病变大小、粉刺样亚型、中至高级别核、有否坏死、有否癌栓、激素受体状态、HER2 表达、ki67指数和腋窝淋巴结情况。这些影响预后和治疗反应的大多数参数,是由病理医生通过充分细致和非常辛苦的一系列工作来提供的。目前影像学科在探索基于人工智能进行术前预测乳腺导管原位癌的微浸润,如我国学者吴林永等人(2021 年)报道了基于超声图像构建的影像组学预测模型具有良好的预测效能,可在一定程度上达到术前辅助诊断 DCIS-Mi 的作用,为临床决策提供依据。而作为临床病理学科,掌握着大量的图形资料,更应基于数字病理图像分析人工智能大数据的探索研究,在准确简便快速识别检出小、微浸润性癌方面有所作为。

(牛　昀)

参考文献

[1]WHO Classification of Tumours Editorial Board.WHO classification of tumours. Breast tumours.5th edn[M].Lyon：IARC Press，2019.

[2]Ginsburg O，Yip CH，Brooks A，et al.Breast cancer early detection：A phased approach to implementation[J].Cancer，2020，126（Suppl 10）：2379-2393.

[3]Mori M，Tsugawa K，Yamauchi H，et al.Pathological assessment of microinvasive carcinoma of the breast[J].Breast Cancer，2013，20（4）：331-335.

[4]苗洋洋,程书亚,曹渝珊,等.免疫组织化学三抗体鸡尾酒双染法对乳腺微浸润性癌的诊断价值[J].中华病理学杂志,2020,49（10）:1061-1063.

[5]Magnoni F，Bianchi B，Corso G，et al.Ductal carcinoma in situ（DCIS）and microinvasive DCIS：Role of surgery in early diagnosis of breast cancer[J]. Healthcare（Basel），2023，11（9）：1324.

[6]Sopik V，Sun P，Narod SA.Impact of microinvasion on breast cancer mortality in women with ductal carcinoma in situ[J].Breast Cancer Res Treat，2018，167（3）：787-795.

[7]Shiino S，Quinn C，Ball G，et al.Prognostic significance of microinvasion with ductal carcinoma in situ of the breast：A meta-analysis[J].Breast Cancer Res Treat，2022，197（2）：245-254.

[8]Song G，Zhang Y.Clinicopathological characteristics，treatments，and prognosis

of breast ductal carcinoma in situ with microinvasion：A narrative review[J]. Chronic Dis Transl Med，2022，9（1）：5-13.

[9]Liu BT，Ding JN，Wang JL，et al.Differences in pathologic characteristics between ductal carcinoma in situ（DCIS），DCIS with microinvasion and DCIS with invasive ductal carcinoma[J].Int J Clin Exp Pathol，2020，13（5）：1066-1072.

[10]Feng C，Zheng Q，Yang Y.Breast microinvasive carcinoma with different morphologies：Analysis of clinicopathologic features of 121 cases[J].Breast Cancer（Auckl），2020，14：1178223420948482.

[11]Ambrosini-Spaltro A，Di Donato F，Saragoni L，et al.Prognostic markers of microinvasive breast carcinoma：A systematic review and meta-analysis[J]. Cancers（Basel），2023，15（11）：3007.

[12]Sasada S，Kondo N，Hashimoto H，et al.Prognostic impact of adjuvant endocrine therapy for estrogen receptor-positive and HER2-negative $T1a/bN_0M_0$ breast cancer[J].Breast Cancer Res Treat，2023，202（3）：473-483.

[13]董晓培，史业辉.$T_1N_0M_0$ 乳腺癌的预后及系统辅助治疗 [J].肿瘤，2021，41（11）：781-791.

[14]吴林永，赵羽佳，林鹏，等.基于人工智能术前预测乳腺导管内癌微浸润的价值 [J].中国医学影像学杂志，2021，29（1）：29-34.

病例 4 囊性高分泌病变

一、病历摘要

患者女性，56 岁，主因右乳腺肿物到我院就诊，查体右乳腺外上乳头旁肿块 1 cm×1 cm，质地硬、界限不清、活动差，右乳头破溃范围 0.5 cm×0.5 cm，双腋下双锁上未及肿大淋巴结。超声检查示：右乳腺导管轻度扩张，考虑伴分泌物潴留或导管内乳头状瘤（4A），右乳腺体增生、结构紊乱，考虑伴多发良性小结节，并含囊性增生成分。行右乳腺肿物切检，术中冰冻报告导管原位癌。

6 年余之前主因左乳腺癌行左乳腺改良根治术，术后具体病理不详，曾接受化疗、放疗和内分泌治疗。5 年前曾接受子宫切除术，具体病理不详。

二、病理学所见

大体：右乳腺病变切检标本 9 cm×6 cm×4 cm，其内可及质硬韧区约 5.5 cm×4 cm×2.5 cm，边界不清，切面灰黄灰白色，或呈粗糙粗颗粒状，或充满微囊和不规则小腔隙（直径从 ≤1 mm 至 2 mm 的小腔隙），有少许清亮液体/微少黏稠胶样物，并见少许稍大一点的囊（直径约 5 mm），内含质软似小乳头状物。

镜下：多张切片可见弥漫广泛大小不等的扩张导管，有的呈囊性扩张，被覆上皮单层或多层，细胞呈柱状、立方状、矮立方状或多边形，排列成低（微）乳头状、复层实性、贴壁状，病变并累及多个小叶内末梢导管；导管内细胞多数中等大小、少部分较大，胞质嗜酸、也有胞质较空呈透明状/粉染，胞核多深染，核仁小或不很明显，少许可见核内空泡，少部分细胞形态和排列结构异型较明显；管腔内可见多量无定形的、明显嗜酸红染浓稠均质的胶质样物，有的近管壁被覆上皮处可见吸收空泡，管腔内可见少许脱落的细胞小团、单个细胞和泡沫细胞，可见单细胞坏死，缺乏明确粉刺样坏死，有的可见钙化；部分管壁破裂，胶质样物进入其旁间质，导管旁间质中散在多处可疑单个细胞和不规则小团细胞。整体病变无明显边界，向其旁脂肪组织穿插，与其旁乳腺组织有移行。

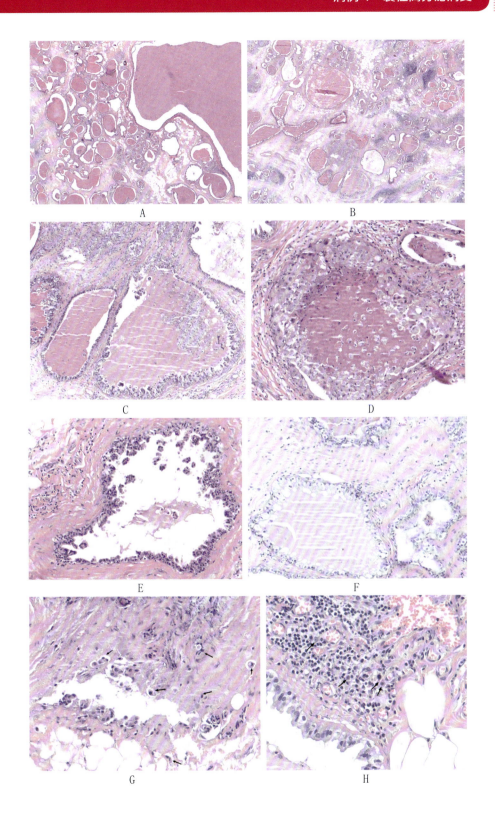

A

B

C

D

E

F

G

H

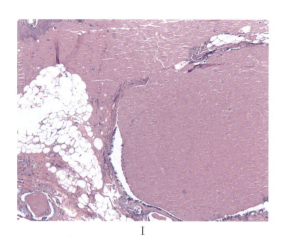

I

病例 4 图 1　HE 染色

注：A. 显示病变局部全景弥漫大小不等的扩张导管，有的呈囊性扩张，HE 染色 ×2；B. 显示另一视野病变局部全景弥漫大小不等的扩张导管，HE 染色 ×2；C. 显示扩张导管被覆上皮单层或多层、柱状、低（微）乳头状、贴壁状，部分细胞异型，HE 染色 ×8；D. 显示扩张导管被覆上皮呈复层实性，细胞异型，HE 染色 ×20；E. 显示扩张导管被覆上皮呈低（微）乳头状形态，细胞异型，HE 染色 ×20；F. 显示扩张导管被覆上皮胞质较空，细胞异型，近管壁可见吸收空泡，HE 染色 ×20；G. 显示病变导管旁间质中细胞微小团和单个细胞（如图中箭头所示），有的并进入脂肪，HE 染色 ×20；H. 原始 HE 片疑为微浸润，但连续切片后本免疫组化对照 HE 片中相应位置仅剩个别单个异型细胞（如图中箭头所示），在增生的多个小微血管背景中，HE 染色 ×40；I. 显示扩张的管（囊）壁破裂，内容物 - 嗜酸红染胶样物进间质脂肪，HE 染色 ×4。

免疫组化染色显示：CK 导管内细胞（+），导管旁间质中散在 / 多处单个细胞 / 细胞小团（+）；SMHC、CD10、p63 示管壁部分不完整，间质中散在单个细胞 / 细胞小团（-）；ER 导管内阳性细胞 < 1%；PR 导管内阳性细胞 < 1%；HER2 导管内细胞膜着色为（0）；ki67 导管内阳性细胞约 20%（20% 是平均数，小热点约 30%）；p53 导管内阳性细胞 < 1%；CK5/6 导管内阳性细胞约 80%，以中着色为主；EGFR 导管内阳性细胞约 20%，弱着色；AR 导管内阳性细胞 < 1%。

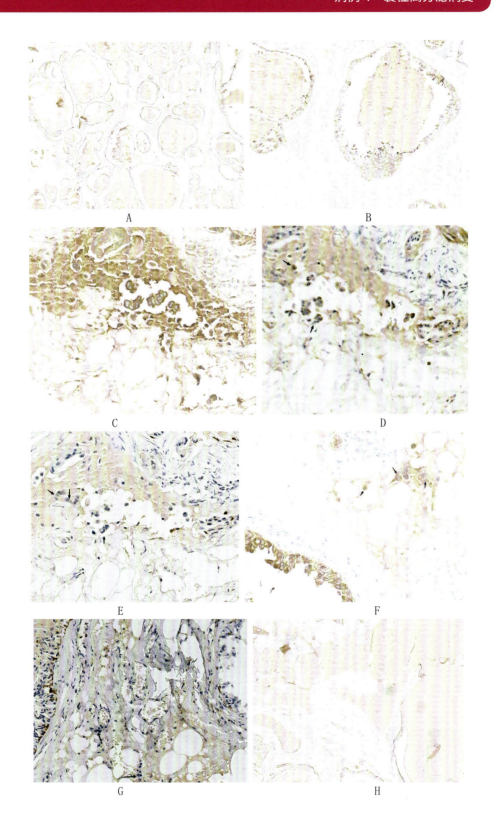

A

B

C

D

E

F

G

H

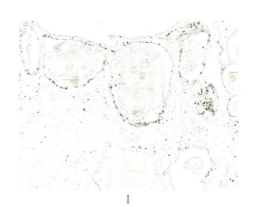

I

病例 4 图 2　IHC 染色

注：A. 显示病变管壁肌上皮 SMHC（+），IHC 染色 ×4；B. 显示导管内细胞 CK5/6 阳性，IHC 染色 ×8；C. 显示散在不规则细胞小团 / 单个细胞 CK（+），IHC 染色 ×20；D. 显示不规则细胞小团 / 单个细胞 SMHC（－）（如图中箭头所示），IHC 染色 ×20；E. 显示不规则细胞小团 / 单个细胞 p63（－）（如图中箭头所示），IHC 染色 ×20；F. 显示间质脂肪中微少细胞小团 / 单个细胞 CK（+）（如图中箭头所示），IHC 染色 ×20（图的左下角见导管内异型细胞，可作内对照）；G. 原始 HE 片疑为微浸润，但连续切片后免疫组化片中目标细胞中仅剩个别单个细胞（如图中箭头所示），结合病例 4 图 1H（即免疫组化对照 HE 片）中的同一位置，显示 CD10（－）；IHC 染色 ×20（图的两边见导管内异型细胞和见着色的肌上皮，可作内对照）；H. 显示扩张的管（囊）壁破裂、SMHC 部分（－）；其内容物进入间质脂肪（参见病例 4 图 1I 的形态），HE 染色 ×4；I. 显示小的热点 ki67 指数相对较高，IHC 染色 ×10。

三、诊断及鉴别诊断

1. 诊断　右乳腺囊性高分泌性病变 - 囊性高分泌性导管原位癌伴多灶微浸润 [单个细胞和（或）细胞小团]，并伴囊性高分泌性不典型增生、囊性高分泌性增生；囊性高分泌性导管原位癌呈低（微）乳头状、复层实性、贴壁状，核分级多数以Ⅱ级为主、少数细胞Ⅱ～Ⅲ级；部分管壁不完整，胶质样红染物进入间质和脂肪。

2. 鉴别诊断　需要与本病相鉴别的疾病包括粉刺样型导管原位癌、伴有多个囊肿的复杂硬化性病变、柱状细胞病变、伴大汗腺分化的癌、极性翻转的高细胞癌、甲状腺癌转移、导管内乳头状癌、导管内乳头状瘤伴不典型增生等。

3. 补充后续情况　我院行右乳腺保留胸大小肌的改良根治术。术后病理：右乳腺外上切口旁见少量导管原位癌，乳头见导管原位癌；其余象限（－）；区域淋巴结未见癌组织 0/17。

四、病例讨论

1. 乳腺囊性高分泌性病变（cystic hypersecretory lesions，CHL）是一

组少见的乳腺疾病，Rosen 和 Scott 在 1984 年首次提出囊性高分泌性癌（cystic hypersecretory carcinoma，CHC）的概念，是指的一种特殊类型的导管原位癌。Guerry 等学者在 1988 年描述了一组乳腺囊性高分泌性病变，做了具体的划分，包括囊性高分泌性增生（cystic hypersecretory hyperplasia，CHH）、不典型囊性高分泌性增生（atypical cystic hypersecretory hyperplasia，ACHH）和囊性高分泌性导管癌（cystic hypersecretory ductal carcinoma，CHDC），之后又有学者报道了浸润性囊性高分泌性癌（invasive cystic hypersecretory carcinoma，ICHC）。虽然这一个病变谱系在形态学上有特殊性，但目前 WHO 尚未将乳腺囊性高分泌性病变单独提出来作为一个独立的乳腺病理类型列于分类中。由于病例报告很少，对囊性高分泌性病变的生物学行为、预后及分子研究所知甚少。因此，需要积累更多的病例和随访资料来揭示这类病变的生物学行为。

2. 乳腺囊性高分泌性病变在初步阅片时往往会看到满目都是病变，不是单一的形态或常不是单一时期的病变，程度不同、常有多个阶段的形态改变混合存在。如囊性高分泌性增生、囊性高分泌性不典型增生、囊性高分泌性导管原位癌，有时伴浸润性癌、很少时伴有囊性高分泌性浸润性癌；还常伴随多种其他良性增生和不典型增生性改变，如腺病、平坦型上皮不典型性、黏液囊肿、导管上皮增生、导管上皮乳头状增生和不典型增生、高泌乳素血症性乳腺病、妊娠样增生、分泌型腺病；也可能伴有分泌性癌、特别是极性翻转的高细胞癌等类似和（或）有重叠易混淆的病变；还可能伴其他亚型的导管原位癌和其他类型的浸润性癌。可以是以囊性高分泌性病变为主，或以囊性高分泌性导管原位癌为主，也可能是其他病变伴部分囊性高分泌性病变。所以，往往要先阅多张切片后，理清头绪，做出主要病变和次要病变的诊断，判定病变性质和范围，并要特别注意免于漏掉伴随的浸润或微浸润性癌成分。

3. 病变大体标本切面主要可见多个大小不等的囊，内含似胶质样物或呈暗红色血性物，质地较硬，病变与周围组织界限不清。共有的镜下改变比较明显的是：均有多数大小不等、明显扩张的导管 / 囊肿改变，其内充满无定形的无细胞胶体样嗜酸性颗粒状物质 / 甲状腺滤泡胶质样浓稠红染均质的分泌物，在接近被覆上皮处常可见吸收空泡，也可有泡沫状组织细胞和裂隙。可根据扩张的导管或囊肿壁的被覆上皮细胞形态考虑是否囊性高分泌性增生、囊性高分泌性不典型增生、囊性高分泌性导管癌，尤其要确定是否已达到囊性高分泌性癌的程度（良恶定性）以及病变范围（是整体为癌或仅有灶性的癌变）。进一步再查找浸润性癌 / 微浸润性癌的存在，以及观察浸润成分具有或不具有囊性高分泌性的特征。

4. 免疫组化对于鉴别囊性高分泌性增生、囊性高分泌性不典型增生、囊性高分泌性导管原位癌帮助不是很大，如上皮 ER、PR、CK5/6、CK14 出现特殊表达情况可以作为提示和参考，但更多依据上皮形态学的改变和异型程度最重病变处的范围来诊断。文献中描述的形态学上囊性高分泌性导管原位癌，通常是低分化的，也有报告低至中度分化，囊腔衬覆立方或柱状上皮，单层或复层排列，细胞密集，可多呈低（微）乳头状（局灶呈乳头状）和实性结构，具有重叠深染的胞核，核呈中至高级别，可有扁平、立方、柱状细胞，但也有明显的异型性。囊腔内充满甲状腺胶体样嗜酸性分泌物，可伴出血和黏液样物质，有时可有钙化。背景病变常是囊性高分泌性增生和（或）囊性高分泌性不典型增生。囊性高分泌性导管癌的免疫组化染色显示 ER、PR、HER2 是可变的，即文献中报告阳性和阴性的都有（本病例 ER、PR、HER2 均为阴性），HER2 文献中多为阴性、但也有（3+）的病例，少数病例 AR 阳性。如果仅仅是管壁／囊壁肌上皮标志物不连续或呈阴性，学者们根据以往的随访结果建议仍按非浸润性癌对待。

5. 由于该类囊性高分泌性病变形态的多样性和复杂性，鉴别诊断需要想到的比较多，仅举几个例子：①伴有多个囊肿的复杂硬化性病变（过去也有称纤维囊性乳腺病、囊性增生病等）：最明显的不同是囊腔内容物通常是稀薄的、呈淡嗜酸性，被覆上皮扁平、立方，无异型，常伴大汗腺分化；②柱状细胞病变：最明显的不同是没有典型的囊腔分泌物，其中柱状细胞变（CCC）管腔常不扩张、柱状细胞增生（CCH）管腔常没有张力、平坦型上皮不典型性（FEA）被覆上皮有经典的平坦型结构；③粉刺样型导管原位癌：最明显的不同是管腔／囊腔内容物是粉刺样坏死物，呈颗粒碎块状伴多少不等的细胞碎屑，管壁常可见几层异型细胞，也可几乎没有细胞（坏死脱落了）；④妊娠样增生及高泌乳素血症性乳腺病：最明显的不同是腺管／囊壁内衬上皮有鞋钉样细胞，扩张的腺腔／囊腔内含的分泌物粉染、较稀薄；⑤黏液囊肿样病变：最明显的不同是囊腔内容物是黏液而不是甲状腺胶质样物。以上几类病变均缺乏比较醒目的甲状腺样红染嗜酸性胶质样物，以下 2 类病变则或多或少存在这一鲜明的镜下特征；⑥极性翻转的高细胞癌：虽然也可有含甲状腺滤泡胶质样分泌物的囊肿样结构，但最明显的不同是肿瘤细胞呈高柱状，胞核远离基底面、有极性翻转的特殊排列方式，常有核沟及核内包涵体，是浸润性癌、细胞巢周围和基底侧不存在肌上皮细胞，有特定的免疫组化指标表达［Calretinin（钙结合蛋白）弥漫性强染色或局灶性阳性、抗线粒体抗原在基底侧着色]，可有特征性的 *IDH2* 基因突变；⑦甲状腺癌转移到乳腺：最明显的不同是转移癌不是导管内病变，不具有腺上皮和肌上皮双层结构，有特定的免疫组化指标表达（TTF-1、TG 阳性，TRPS1 阴性），可有 *RET* 基因重排和 *BRAF* 基因突变。

6. 本病例伴多处的微浸润成分因多是散在单个细胞，细胞过少，缺少囊性高分泌性癌的形态，或因为是微浸润病变太小，还未形成独特的排列方式。值得注意的是，本病例导管旁间质中的微浸润有的虽然仅为单个细胞，但其是在多个小微血管背景中的，提示增加了血行转移的概率。文献报告的浸润性囊性高分泌性癌很罕见，迄今为止，文献报告了 20 余例病例，而这 20 余例还有不同的情况。例如，2022 年 2 组学者 Chitti 和 Yami 等人报道 3 例浸润性囊性高分泌性癌，其中第 1 例浸润病灶表现为小簇状和单细胞；第 2 例浸润灶排列成小管、筛状和条索状，邻近组织显示广泛坏死，偶见淋巴血管癌栓；第 3 例在中核级的囊性高分泌性导管原位癌旁，可见由不规则癌细胞巢组成的浸润性病灶。又例如，2017 年和 2019 年我国学者刘立伟和 Sun 等人分别报道了 1 例，前者的浸润成分为高级别浸润性导管癌，与其原位成分有移行；后者在囊性高分泌性导管原位癌旁见不规则腺样或巢团组成的浸润性癌成分，腋窝淋巴结内可见转移癌——有囊性区域（仍伴有红染嗜酸的胶质样物）和实性区域。以上也正像文献中所说的，浸润性囊性高分泌性癌的浸润成分通常是低分化癌（浸润性导管癌样），在镜下可能会表现为小簇、小条索、小巢或单细胞等多样形态。但浸润成分也可能会出现透明和空泡状的类似于甲状腺乳头状癌的细胞核。本书笔者建议需进一步区分此时的浸润性癌成分是具有囊性高分泌形态特征的癌，或者其就是非特殊型或其他特殊型的浸润性癌。2023 年我国学者李振华和丁华野在文章中介绍了所诊断过的 3 例浸润性癌，均具有囊性高分泌性病变的典型特征，并具有各自特殊的形态／伴有特殊的成分，即是微腺性腺病相关的浸润性癌、恶性叶状肿瘤中的浸润性癌，伴囊性高分泌性导管乳头状癌等。故以上这两位学者提出，囊性高分泌性导管原位癌伴浸润性癌和浸润性囊性高分泌性癌是形态学改变完全不同的两个概念，前者肿瘤主体是具有囊性高分泌特征的导管原位癌，局部所伴随的是并不具有囊性高分泌特征的浸润性癌，而后者肿瘤主体是具有囊性高分泌特征的浸润性癌，是非常罕见的。

由于乳腺囊性高分泌性病变的特殊性和很少见性，对其发生机制、分型意义、免疫组化谱、分子结构、生物学行为、预后转归还知之甚少，标准化治疗还尚未建立，针对性药物还尚未发现，有待于业内同道们进一步探究。

（牛　昀）

参考文献

[1] 李振华，丁华野.乳腺囊性高分泌性病变的诊断与鉴别诊断 [J].中华病理学杂志，2023，52（5）：527-530.

[2]WHO Classification of Tumours Editorial Board.WHO classification of tumours.Breast tumours.5th edn[M].Lyon：IARC Press，2019.

[3]D'Alfonso TM，Ginter PS，Liu YF，et al.Cystic hypersecretory（in situ）carcinoma of the breast：A clinicopathologic and immunohistochemical characterization of 10 cases with clinical follow-up[J].Am J Surg Pathol，2014，38（1）：45-53.

[4] 毕蕊，成宇帆，于宝华，等.乳腺囊性高分泌性病变的临床病理学观察 [J].中华病理学杂志，2014，43（1）：25-29.

[5] 张慧芝，杨海涛.乳腺囊性高分泌性病变3例临床病理分析 [J].临床与实验病理学杂志，2015，31（11）：1286-1288.

[6]Dhandapani K，Shah A，Kapoor S，et al.Cystic hypersecretory carcinoma of the breast：A rare case report with review of literature and emphasis on differential diagnosis[J].South Asian J Cancer，2023，12（3）：297-302.

[7]Hung T，Munday WR，Hayes M.Hypersecretory thyroid-like adenosis of the breast：A distinct benign entity devoid of myoepithelial cells[J].J Clin Exp Pathol，2015，5（2）：209.

[8]DiPasquale A，Peiris L，Silverman S.Cystic hypersecretory ductal carcinoma（CHDC）：A rare distinctive variant of ductal carcinoma[J].BMJ Case Rep，2021，14（7）：e235488.

[9] 高巍松，杜艳，赵华，等.乳腺伴极性翻转的高细胞癌临床病理学特征分析 [J].临床与实验病理学杂志，2023，39（8）：935-939.

[10]Gupta P，Dhingra S，Musa O，et al.Invasive cystic hypersecretory carcinoma of the breast associated with papillary pattern：A rare and poorly recognised variant of ductal carcinoma of the breast[J].Ecancermedicalscience，2014，8：477.

[11]Sahoo N，Mishra P，Patra S，et al.Invasive cystic hypersecretory carcinoma of breast：A rare and under diagnosed variant of ductal carcinoma[J].J Clin Diagn Res，2017，11（6）：ED16-ED17.

[12]Chitti S，Misra S，Ahuja A，et al.Invasive cystic hypersecretory carcinoma of the breast[J].Autops Case Rep，2022，12：e2021375.

[13]Yami H，Thambi R，Priya PV，et al.Cystic hypersecretory carcinoma with invasion：Case series on a rare variant of carcinoma breast[J].Indian J Pathol Microbiol，2022，65（1）：149-151.

[14]刘立伟，周梅香.乳腺浸润性囊性高分泌性癌1例并文献复习[J].医药前沿，2017，7（3）：369-370.

[15]Sun J，Wang X，Wang C.Invasive cystic hypersecretory carcinoma of the breast：A rare variant of breast cancer：A case report and review of the literature[J].BMC Cancer，2019，19（1）：31.

病例 5　伴破骨细胞样巨细胞的浸润性癌

一、病历摘要

患者女性，50 岁，主因发现右乳腺肿物 1 个月，在外院切检，术后病理报告为浸润性癌，未做病理分型和免疫组化检测。为进一步诊疗，患者来我院会诊病理。

二、病理学所见

大体：切检标本约为 2.5 cm×1.5 cm×1.2 cm，其内可见肿物为 1.5 cm×1.2 cm×1.0 cm，边界较清，切面灰红暗红色，质地较硬。

镜下：癌组织呈浸润性生长，主要排列成不规则小片块巢团状，部分小片块巢团内可见大小略相近的筛孔状结构，构成筛孔状结构的癌细胞单一，细胞较小、异型较轻、核染色质淡、形态一致，筛孔内可见少许 / 少数红细胞，另一部分小片块巢团以实性为主，筛孔不明显或少，癌细胞异型呈中等程度；癌巢之间间质内可见多量多核巨细胞，细胞温和，胞核小，有的可见小核仁，间质中并可见明显的红细胞"外渗"现象。癌组织边缘和内部可见个别低级别筛状导管原位癌成分。

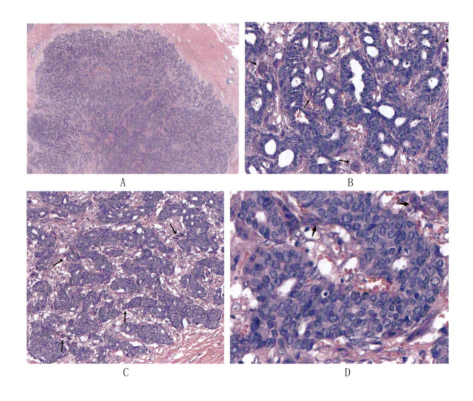

A　　　　　　　　　　　　B

C　　　　　　　　　　　　D

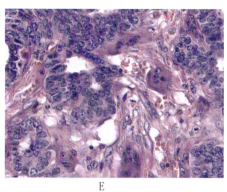
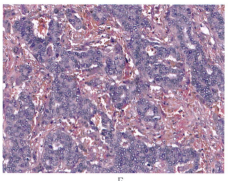

病例 5 图 1　HE 染色

注：A. 显示肿瘤组织大部分全景和边界，HE 染色 ×2；B. 显示筛状结构为主区形态和间质中多核巨细胞（如图中箭头所示），癌细胞相对异型轻，HE 染色 ×20；C. 显示相对实性结构为主区，也有少数 / 少许筛孔结构，间质中多核巨细胞（如图中箭头所示），HE 染色 ×10；D. 图 C 的局灶高倍镜，显示实性结构为主区癌细胞中等异型，也可见间质中多核巨细胞（如图中箭头所示），HE 染色 ×40；E. 图 B 的局灶高倍镜，显示浸润性癌伴间质内多个多核的巨细胞，HE 染色 ×40；F. 显示浸润性癌间质红细胞背景——红细胞"外渗"现象，HE 染色 ×20。

免疫组化染色显示：

浸润性癌：ER 约 90%（+），部分强着色，部分中、强着色，以强为主；PR 约 90%（+），中、强着色，以强为主；AR 约 90%（+），弱、中、强着色，以中、强为主；HER2 为（0）；ki67 部分约 25%（+），部分约 15%（+）；p53 热点着色细胞约 15%（+），其余 2% ～10%；CK5/6（−）；CK14（−）；SMHC（−）；p63（−）；Calponin（−）；S-100（−）；CK8/18 均质强（+）；GATA3 强（+）；CD31（−）；Syn（−）；CgA（−）。

多核巨细胞：CD68（+）；溶菌酶（+）；CK（−）。

血管内皮：CD31（+）；CD34（+）。

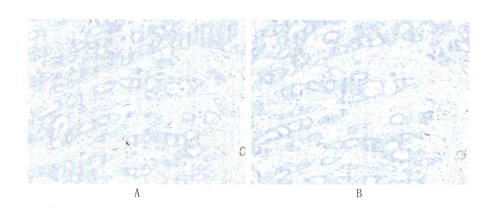

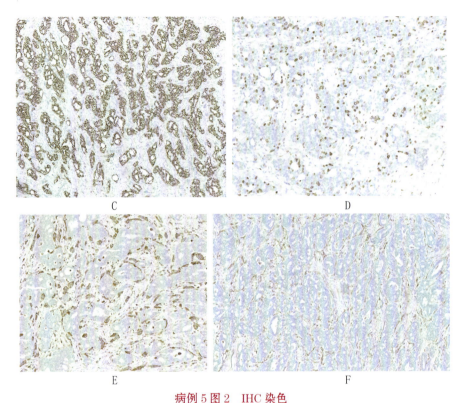

病例 5 图 2　IHC 染色

注:A. 显示浸润性癌 CK5/6 腺上皮、肌上皮(-);IHC 染色 ×8;B. 显示浸润性癌 p63 肌上皮(-);
IHC 染色 ×8;C. 显示浸润性癌 ER 弥漫阳性, IHC 染色 ×4;D. 显示浸润性癌相对实性结构为
主区 ki67 增殖指数相对较高, IHC 染色 ×10;E. 显示间质中多量多核巨细胞 CD68 (+), IHC 染
色 ×8;F. 显示间质中围绕着癌细胞小片块巢团可见增多的微血管, 内皮细胞 CD31 (+), 癌细
胞 CD31 (-);IHC 染色 ×4。

三、诊断及鉴别诊断

1. 诊断　右乳腺浸润性筛状癌伴部分浸润性导管癌[①],伴多量破骨细胞样(间
质)巨细胞,浸润性筛状癌成分组织学Ⅰ级、浸润性导管癌成分组织学Ⅱ级,单
张切片上浸润性癌成分累及范围镜下最大径约 1.5 cm(因一侧为组织断面,浸润
性癌范围实际大小请结合临床),间质内浸润淋巴细胞百分比<5%,癌组织累及神
经,未见明确脉管癌栓。

---

①本书仍沿用"浸润性导管癌"这一传统命名,如在被本书所引用的他人的研究诊断报告中
使用了"浸润性癌-非特殊型""浸润性癌,非特殊型""非特殊型浸润性癌"的表述方法,本
书则保留他人的诊断用语。浸润性导管癌与这几种用语是同义词,全文同。

2. 鉴别诊断　需要与本病相鉴别的疾病包括单纯的浸润性导管癌、单纯的浸润性筛状癌、腺样囊性癌、多形性癌、筛状型导管原位癌等。

3. 补充后续情况　我院临床行右乳腺保乳术＋前哨淋巴结活检术，切缘术中冰冻病理见浸润性癌，补加扩切切缘，术中冰冻病理为中至重度导管上皮不典型增生；术后石蜡切片病理：切口瘢痕局部见灶性筛状导管原位癌、导管上皮不典型增生，前哨淋巴结 0/3。

四、病例讨论

1. 2019 版 WHO 乳腺肿瘤分类定义浸润性筛状癌（invasive cribriform carcinoma，ICC）为"一种低级别浸润性癌，由具有明确的筛状结构的肿瘤细胞岛组成"。而 2012 版分类定义仅提到 ICC 是"一种生长方式类似于导管内筛状癌的浸润性癌，预后极佳，可混有 50% 的小管癌成分"，在"组织病理学"部分描述为"肿瘤细胞小至中等大，具有轻至中度多形性，核分裂罕见"，未加以明确限定组织学是低级别。ICC 肿物临床表现上缺乏特征性，在大体上常无法与浸润性导管癌明确区分。作为在 2019 版 WHO 分类严格定义下的病理学类型，ICC 的预后是良好的，甚至有报告称 10 年生存率可达 99% ～ 100%。然而按以前的分类标准，将只要有筛孔状结构的浸润性癌均划分为 ICC，就出现了一些腋淋巴结转移率较高、预后不良的病例报告。因此，要严格依据 2019 版分类的低级别浸润性癌诊断标准，对以往诊断为 ICC 的病例进行重新确认，才能准确评价分析 ICC 的预后情况。

2. ICC 的镜下形态学主要呈筛状的细胞岛、小片块，在纤维结缔组织间质内呈浸润生长，外形从光滑到成角状不等，多层上皮细胞组成具有不规则筛孔状结构——次级腺腔结构，类似于导管原位癌的筛状型形态，顶浆突起多见，癌巢周围常见收缩裂隙，癌巢周缺乏肌上皮细胞。肿瘤细胞小／小至中等，无明显异型性，核小／较小、一致，核仁不明显，核分裂很少见／不易见，组织学Ⅰ级（对筛状结构小管形成评分为 1 分），没有明显的坏死。纯型的浸润性筛状癌要求典型的成分占 90% 以上，但在实际工作中，浸润性筛状癌常和其他类型的浸润性癌例如小管癌、浸润性导管癌等混合存在，例如本病例伴浸润性导管癌的成分占将近 50%。

3. ICC 的免疫表型基本上均是 ER 和 PR 强阳性，HER2 为（0）或者（1+），ki67 指数较低，替代分子分型为腔面 A 型（lumina-A 型）。与 ICC 伴发的其他类型癌如小管癌、浸润性导管癌，也常常是 lumina-A 型的。故在术前分期Ⅰ期和Ⅱ期的病例，特别是 T_1N_0 的病例，很适合于采用保乳＋前哨＋内分泌治疗的方案。

但需要注意的是，国际文献显示大约 20% 的 ICC 病例可能是多灶的。所以，一方面必须在临床检查和影像学检查确认排除多灶的情况下，选择保乳治疗；另一方面应在严格组织学分型的前提下，总结出我国患者多灶 ICC 存在的百分比，以利于更好地选择适宜的治疗方案。

4. 分化好／较好的浸润性导管癌和 ICC、小管癌等，镜下常可以见到伴有较明显的间质炎性反应，癌巢周纤维母细胞性间质和血管化的间质中见多少不等的破骨细胞样多核巨细胞，并见红细胞外渗和含铁血黄素沉积。故本病例也可从另一个角度称为具有破骨细胞样（间质）巨细胞（osteoclast-like stromal giant cells，OLGC）的浸润性乳腺癌。破骨细胞样巨细胞表达 CD68、溶菌酶，可吞噬含铁血黄素。这类肿瘤肉眼检查还是有一个特点的，即常呈暗红棕色／暗红色外观／切面，要细心观察、描述和取材。低倍镜下见肿瘤组织的间质，至少是局部间质色泽较红，隐含着较多散在的红细胞－红细胞外渗现象，中、高倍镜可见癌组织背景中明显的红细胞外渗现象，鉴别诊断时要观察到这一现象，当然此时也要注意想到排除脉管类起源的肿瘤。

5. 具有破骨细胞样巨细胞的浸润性乳腺癌是一种少见的浸润性癌，在文献报告中提到其发病率在原发性乳腺癌中占 0.5% ～ 1.2%。这种独特的乳腺癌亚型最早是由学者 Leroux（1932 年）在法文文献中描述的，按 2019 版 WHO 乳腺肿瘤分类，不作为乳腺癌的一个形态学亚型，而是一种伴随的特殊结构形态。早期的文献中所见主要是绝经后老年女性，＜ 45 岁的病例很少，但 Angellotti 等学者（2022年）报道了 2 例（38 岁和 41 岁）相对年轻些的女性病例。另外可查到 Wang 等学者报道了（2023 年）1 例 48 岁女性病例，朱晓蔚等学者（2020 年）报道的 2 例中有 1 例为 48 岁，本病例为 50 岁围绝经期年龄。这种具有破骨细胞样巨细胞的乳腺浸润性癌，大多数已报道的病例其病理类型虽然多见于浸润性导管癌、ICC、小管癌，也可以见于黏液癌、微乳头状癌、乳头状癌等。偶有更为少见的病例，如学者 Zagelbaum 等人（2016 年）报道的，其肿瘤类型为具有透明细胞特征的浸润性导管癌（72 岁）；又如学者 Cozzolino 等人（2014 年）报道的，其肿瘤类型为伴神经内分泌分化的浸润性癌（72 岁）；也偶有更加特殊的病例，如武艳等学者（2015年）报道的，其肿瘤类型为三阴性的化生性癌（61 岁）；Peña-Jaimes 等学者（2018年）报道的，其肿瘤类型是多形性小叶癌（64 岁）。

6. 具有破骨细胞样巨细胞的乳腺癌其特征是浸润性癌间质存在形态上与骨的破骨细胞相似的多核巨细胞，可能与炎症、纤维母细胞、血管增生基质或基于肿瘤性腺体有关，这些细胞形态上符合良性细胞、不具有核的异型性和核分裂象。骨外肿瘤中破骨细胞样多核巨细胞的起源和特性尚未确定，有研究认为破骨细胞样巨细胞是一种特定类型的巨噬细胞，可能与真正的破骨细胞不同。但是当把这些细胞从乳腺癌细胞中分离出来，并放置在骨切片的细胞培养物中时，出现了骨吸收，这又是破骨细胞的经典功能。形成破骨细胞样巨细胞的演化机制目前尚不清楚，有研究假设认为肿瘤中巨噬细胞的迁移有利于血管生成，而血管生成是由于癌细胞产生的血管内皮生长因子而促发的，这些细胞因子的分泌诱导炎细胞浸润和高密度微血管（即反应性血管增生）的间质，并促进巨噬细胞迁移，破骨细胞样巨细胞的巨噬细胞分化是对微环境的响应。这些细胞直接来自单核细胞－巨噬细胞的前体，因此它们还可能是造血起源。

7. 关于破骨细胞样巨细胞存在的意义也一直认为是不明确的，以往的文献显示肿瘤的预后与破骨细胞样巨细胞无关，而与分型、分期有关，或者说破骨细胞样巨细胞的存在似乎不影响腋窝淋巴结是否转移等生物学行为。但近年来 Sajjadi 等学者（2022年）认为，由于这些肿瘤的免疫微环境由破骨细胞样巨细胞填充，这些细胞似于破骨细胞并显示出组织细胞样免疫表型，有必要进一步探讨其意义。通过全 miRNA 表达谱分析，显示破骨细胞样巨细胞更类似于癌细胞而不是非肿瘤细胞，这意味着表观遗传事件对肿瘤和破骨细胞样巨细胞成分的潜在作用。并在破骨细胞样巨细胞和癌细胞观察到 miR-143-3p、miR-195-5p、miR-181a-5p 和 miR-181b-5p 的共表达下调，与非肿瘤组织相比，单核细胞相关的 miR-29a-3p 和 miR-21-3p 在破骨细胞样巨细胞中下调。由此得出结论：伴有破骨细胞样巨细胞的乳腺癌具有被活化的肿瘤免疫微环境，免疫表型和 miRNA 谱表明破骨细胞样巨细胞可能属于免疫抑制性肿瘤相关巨噬细胞（M2-TAM）的谱系，而肿瘤相关巨噬细胞作为肿瘤微环境的重要组成部分，影响肿瘤生长、肿瘤血管生成、免疫调节、转移和化疗耐药。

8. 也有学者 Cyrta 等人（2022年）的研究报告显示，27例被诊断为具有破骨细胞样巨细胞的乳腺癌病例，通过临床病理学和免疫组化研究显示，有着更高的血管密度、铁沉积物（Perls 含铁血黄素染色）以及 CD68 和 CD163 阳性细胞浸润；差异基因表达分析显示核因子受体激活因子－κB 配体（RANK-L）及其受体（即

RANK)、巨噬细胞集落刺激因子（即 M-CSF）、酪氨酸激酶跨膜受体（CSF1R）和编码破骨细胞酶的基因在这类乳腺癌中过表达，而骨保护素（即 OPG）则呈低表达；又通过免疫组化确认了伴有破骨细胞样巨细胞乳腺癌的病例组中多有 RANK-L 表达（在 15/16 例），而对照组仅有 2/16 例 RANK-L 表达。这些研究发现可以为进一步研究 RANK-L 作为这类乳腺癌的治疗靶点提供依据。因此，我们病理医生在诊断时要仔细观察（并不一定真的很少见），避免漏掉间质中这些具有潜在意义的破骨细胞样巨细胞的信息，并报告出来。同时，有待于今后学者们对这类乳腺癌做更多的探究。

（牛　昀）

参考文献

[1]WHO Classification of Tumours Editorial Board.WHO classification of tumours. Breast tumours.5th edn[M].Lyon：IARC Press，2019.

[2]WHO Classification of Tumours Editorial Board.WHO classification of tumours. Breast tumours.4th edn[M].Lyon：IARC Press，2012.

[3]Demir S，Sezgin G，Sari AA，et al.Clinicopathological analysis of invasive cribriform carcinoma of the breast，with review of the literature[J].Ann Diagn Pathol，2021，54：151794.

[4]廖林虹.乳腺混合型浸润性筛状癌 1 例报道[J].诊断病理学杂志，2015，22（12）：792-794.

[5]Zhou S，Yu L，Zhou R，et al.Invasive breast carcinomas of no special type with osteoclast-like giant cells frequently have a luminal phenotype[J].Virchows Arch，2014，464（6）：681-688.

[6]Ohashi R，Hayama A，Matsubara M，et al.Breast carcinoma with osteoclast-like giant cells：A cytological-pathological correlation with a literature review[J]. Ann Diagn Pathol，2018，33：1-5.

[7]Bonsang B，Charles F，Conan-Charlet V，et al.Mammary carcinoma with osteoclast-like giant cell：Fine needle aspiration and cytological diagnosis of a rare and misleading subtype of invasive ductal carcinoma[J].Cytopathology，2019，30（3）：337-339.

[8] Angellotti G, Tomasicchio G, Montanaro AE, et al. Osteoclast-like stromal giant cells in invasive ductal breast cancer: A case series[J]. Int J Surg Case Rep, 2022, 97: 107421.

[9] Wang YJ, Huang CP, Hong ZJ, et al. Invasive breast carcinoma with osteoclast-like stromal giant cells: A case report[J]. World J Clin Cases, 2023, 11 (7): 1521-1527.

[10] 朱晓蔚, 刘福兴, 戴桂红, 等. 伴破骨细胞样巨细胞的乳腺癌二例临床病理分析 [J]. 肿瘤研究与临床, 2020, 32 (2): 122-125.

[11] Zagelbaum NK, Ward MF, Okby N, et al. Invasive ductal carcinoma of the breast with osteoclast-like giant cells and clear cell features: A case report of a novel finding and review of the literature[J]. World J Surg Oncol, 2016, 14 (1): 227.

[12] Cozzolino I, Ciancia G, Limite G, et al. Neuroendocrine differentiation in breast carcinoma with osteoclast-like giant cells. Report of a case and review of the literature[J]. Int J Surg, 2014, 12 Suppl 2: S8-S11.

[13] 武艳, 李旭丹, 白信花, 等. 伴破骨细胞样间质巨细胞的乳腺癌3例 [J]. 中国实验诊断学, 2015, 19 (11): 1963-1965.

[14] Peña-Jaimes L, González-García I, Reguero-Callejas ME, et al. Pleomorphic lobular carcinoma of the breast with osteoclast-like giant cells: A case report and review of the literature[J]. Diagn Pathol, 2018, 13 (1): 62.

[15] Sajjadi E, Gaudioso G, Terrasi A, et al. Osteoclast-like stromal giant cells in breast cancer likely belong to the spectrum of immunosuppressive tumor-associated macrophages[J]. Front Mol Biosci, 2022, 9: 894247.

[16] Ohashi R, Yanagihara K, Namimatsu S, et al. Osteoclast-like giant cells in invasive breast cancer predominantly possess M2-macrophage phenotype[J]. Pathol Res Pract, 2018, 214 (2): 253-258.

[17] Cyrta J, Benoist C, Masliah-Planchon J, et al. Breast carcinomas with osteoclast-like giant cells: A comprehensive clinico-pathological and molecular portrait and evidence of RANK-L expression[J]. Mod Pathol, 2022, 35 (11): 1624-1635.

病例 6　大汗腺分化与浸润性癌

一、病历摘要

患者女性，58 岁，主因右乳腺癌外院根治术 3 年后发现右前胸壁结节，为进一步诊疗，来我院会诊 3 年前右乳腺肿物病理切片。

患者 3 年前外院行右乳腺肿物切检，术中送检冰冻诊断为"浸润性癌"，即刻行右乳腺癌根治术。外院术后石蜡病理诊断：右乳腺浸润性导管癌，组织学 II 级，区域淋巴结未见明确癌组织；免疫组化染色显示：ER（－）；PR（－）；HER2（2+），ki67 约 10%（＋），p53（－）；EGFR（＋），E-cadherin（＋）。

二、病理学所见

大体：右乳腺肿物切检标本 4 cm×3 cm×2 cm，切面可见灰白色质硬区 3.5 cm×2 cm×2 cm，与周围分界不清，切面粗糙。右乳癌根治术标本 19 cm×18 cm×2 cm，乳头内陷，外上象限距乳头 1 cm 可见长 5 cm 切口，切口周围可见残留肿物约 5 cm×2 cm×2 cm，切面灰白色，质硬，切面粗糙。

镜下：可见弥漫分布的多个导管导管原位癌，主要在 1 张切片一侧见局灶浸润性癌成分。浸润性癌组织多排列成拥挤的巢团状，少数呈条索状、不规则腺样，癌细胞胞质丰富、核质比明显增大，胞质内可见嗜酸红染／相对淡嗜酸粉染的粗颗粒状物和少量泡沫状物，胞核位于中央或偏位，核大圆形、有的呈泡状，核仁明显，部分核的异型明显、核分裂象易见。导管原位癌成分含多种亚型形态，如粉刺样、低乳头状（微乳头）、乳头状、实性，大部分核大深染、异型明显，少部分核呈中级别。送检会诊的淋巴结未见明确癌组织。

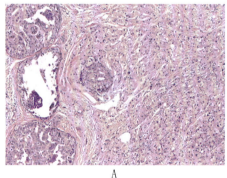
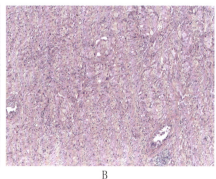

A　　　　　　　　　　　　　　　B

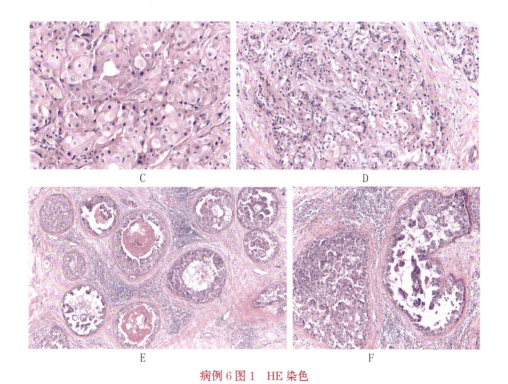

病例 6 图 1　HE 染色

注：A. 显示浸润性癌伴导管原位癌成分，HE 染色 ×8；B. 显示低倍镜下浸润性癌成分，HE 染色 ×4；C. 显示浸润性癌成分（组织学Ⅲ级），细胞异型明显、胞质丰富红染 / 粉染颗粒状，HE 染色 ×20；D. 显示浸润性癌成分（组织学Ⅱ级），细胞异型、胞质丰富红染 / 粉染颗粒状，HE 染色 ×20；E. 显示导管原位癌成分，多种亚型［粉刺样、实性、乳头状、低乳头（微乳头）状］，HE 染色 ×4；F. 显示导管原位癌低乳头（微乳头）状结构，HE 染色 ×10。

免疫组化染色显示：ER 浸润成分阳性细胞百分比＜ 1%，原位成分阳性细胞 1%，弱着色；PR 浸润成分和原位成分百分比均＜ 1%；HER2 浸润成分和原位成分均为（3+）；ki67 浸润成分热点阳性细胞约占 30%、其余约 20%，原位成分阳性细胞约 40%；p53 浸润成分着色细胞约占 1%、弱着色，原位成分着色细胞约占 2%、弱着色；CK5/6 浸润成分阳性细胞百分比＜ 1%，肌上皮缺失；EGFR 浸润成分阳性细胞约占 80%，弱、中着色，以中为主；AR 浸润成分阳性细胞约占 90%，强着色，原位成分阳性细胞约占 80%，中、强着色，以强为主；CK8/18（+）；34βE12（+）；GCDFP-15 浸润成分（+），原位成分少许（+）；SMHC 和 p63 浸润成分肌上皮缺失；EMA 和 MUC1 浸润成分癌巢内(+)，原位成分部分在癌细胞巢团周(+)、部分巢团内(+)。

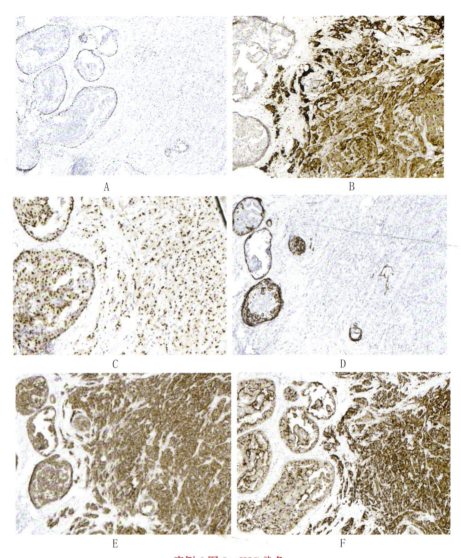

病例 6 图 2　IHC 染色

注：A. p63 示浸润成分肌上皮缺失、导管原位癌成分（+），IHC 染色 ×4；B. GCDFP-15 浸润成分（+）、原位癌成分图中主要呈（−）；IHC 染色 ×8；C. AR 浸润和导管原位癌成分均（+），IHC 染色 ×10；D. CK5/6 浸润成分（−）、肌上皮缺失，IHC 染色 ×4；E. HER2 浸润和导管原位癌成分均为（3+），IHC 染色 ×4；F. EMA 浸润成分细胞巢团内（+）、导管原位癌成分图中多呈癌细胞巢团周（+），IHC 染色 ×10。

三、诊断及鉴别诊断

1. 诊断　右乳腺伴大汗腺分化的浸润性癌，组织学部分区 Ⅱ级、部分区 Ⅲ级，间质浸润淋巴细胞约占 5%；并伴多量导管原位癌，呈粉刺样、低乳头（微乳头）状、乳头状、实性型，核分级少部分细胞Ⅱ级、大部分细胞Ⅲ级。区域淋巴结未见明确癌组织 0/22。

2. 鉴别诊断　需要与本病相鉴别的疾病包括浸润性导管癌、嗜酸性细胞癌、鳞状细胞癌、大细胞神经内分泌癌、组织细胞／组织细胞样肿瘤等。

3. 补充后续情况　我院超声检查示：右前胸壁 5.2 cm×4.1 cm×2 cm 低回声肿物。行粗针穿刺活检，病理报告为右前胸壁低分化腺癌（形态学与同侧乳腺原发灶浸润性癌相似），累及胸肌。免疫组化染色结果：ER ＜ 1%；PR ＜ 1%；HER2（2+）；ki67 约 50%（+）；p53 ＜ 1%；CK5/6 ＜ 1%；EGFR 约 10%（+）；AR 约 80% 强（+）。

四、病例讨论

1. 关于定义命名的变化　2003 版 WHO 乳腺肿瘤分类沿用多年来使用的命名——大汗腺癌（apocrine carcinoma），列于浸润性乳腺癌项下，界定为在大于 90% 的肿瘤细胞中显示大汗腺细胞学及免疫组化特征（2003 年版首次将免疫组化检测写入 WHO 乳腺肿瘤分类）。2012 版分类命名更改为伴大汗腺分化的癌（carcinoma with apocrine differentiation），更广义的定义为显示大汗腺细胞学特征的任何浸润性癌，列于特殊类型癌项下。2019 版分类的定义更为具体化，即伴大汗腺分化的癌是一种浸润性癌，其特征是大细胞，嗜酸性颗粒状细胞质丰富，细胞核增大，核仁突出，类似于大汗腺。理想的诊断标准——乳腺癌中 90% 以上的细胞具有大汗腺细胞学及激素受体 ER、PR 阴性、AR（雄激素受体）阳性的免疫组化染色特征。随着近年来肿瘤分子分型的研究进展，从另一角度划分了分子大汗腺型的乳腺癌，其免疫表型也正是 ER、PR 阴性同时 AR 阳性。在很多文献中提到伴大汗腺分化的癌／大汗腺癌，都描述为是一种"罕见的"恶性肿瘤，而实际上，随着乳腺癌发病率检出率的增高，再加之我国人口基数大，该类型病例现在并不很少见，应该认识他并鉴别诊断出来，具有临床意义和进一步研究意义。

2. 关于伴大汗腺分化的癌形态特点，其有较为明显的细胞学特征，即细胞界限清楚、体积大，一类是具有丰富的颗粒状嗜酸性胞质，可有顶浆分泌胞突；另一类具有丰富但是淡粉染的胞质，常可见胞质内泡沫／空泡形成。细胞核位于中央或偏位，核大圆形、泡状、核仁突出，可有明显的多形性核和活跃的核分裂象。当看到这样的细胞学特征，要先想到与伴大汗腺分化的癌进行鉴别。但有时细胞异型性并不总是很大，特别是在间质中仅仅是低至中级别的、胞质淡粉染的细胞，并且是量比较少的条索腺管小巢团时，这种伴大汗腺分化浸润性癌的存在有可能被忽略。有时伴不同程度的炎细胞浸润及泡沫状组织细胞反应可能干扰对主要病变的观察。伴大汗腺分化的癌组织学特征是多样的，可表现为浸润性癌的各种形态，如巢状、片状、管状（包括小腺管状、腺样和囊状扩张等）、微乳头状，并且有时可见多少不等的坏死，故还是要注意细胞学的特征。伴大汗腺分化的浸润性癌伴随的原位成分常可以是多样化的，粉刺样、微乳头状、乳头状、实性、筛状多种亚型，可伴或不伴大汗腺分化，或可伴有大汗腺型小叶性肿瘤。

3. 关于伴大汗腺分化癌的免疫表型特征，通常是但并不都是 ER 和 PR 阴性，但即使 ER 和（或）PR 有阳性表达，也是所占百分数较低或者着色强度弱 / 较弱；几乎全部病例 AR 是阳性；HER2 状态是可变化的，（3+）、（2+）、（1+）或（0）都可能出现，据文献报告 30% ～ 50% 的伴大汗腺分化癌中有 HER2 蛋白过表达；EGFR 常与 HER2 共表达，EGFR 并与 AR 表达和与 ki67 高表达呈正相关；CK5/6 一般是阴性的（注：尽管有文献提到 CK5/6 为阳性，但本书笔者建议需具体看 CK5/6 着色的细胞是哪种细胞，残存的肌上皮？ / 或许是基底细胞？可能有另外的意义）；ki67 增殖指数常相对偏低，但增殖指数与伴大汗腺分化癌的组织学分级仅有部分相关性，也常有不匹配；p53 表达是可变的，伴大汗腺分化的高级别癌，可以有较高的阳性表达，其余的病例，可以是阴性或弱、中着色；GCDFP-15 和 GATA3 通常是阳性的。需要强调的是，如果低倍镜初步看到伴大汗腺分化的癌中 HER2 有过表达，要用 200 倍镜下核实是否确实是强而完整的线性膜着色（3+），而不是呈颗粒状覆盖着胞膜的假阳性；另外，如果 HER2（3+）的细胞占比虽然＞10%，但比较少或呈异质性分布 / 着色，要在免疫组化报告中提示给临床，即写明达到（3+）的细胞百分比和异质性表达情况，或可仍建议加做 FISH 检测，以进一步确认这种伴大汗腺分化的癌是否确有 HER2 基因的扩增。

4. 由于 TRPS1 是新近报告的用于乳腺癌鉴别诊断的相对特异性指标，但之前关于在伴大汗腺分化的癌中 TRPS1 的表达情况，还鲜有报道。2023 年，Wang 等学者研究了 52 例伴大汗腺分化浸润性乳腺癌（包括三阴性 41 例和 HER2 过表达病例 11 例）TRPS1 和 GATA3 表达情况，结果显示：三阴性组仅 12% 的病例中 TRPS1 表达阳性（5/41），HER2 过表达组仅 18% 的病例中 TRPS1 表达阳性（2/11），而 GATA3 在所有病例中均呈阳性。提示无论 HER2 状态如何，多数伴大汗腺分化的癌会出现 TRPS1 阴性，但 GATA3 是阳性的。故 TRPS1 阴性不能排除伴大汗腺分化癌的乳腺来源，当需要鉴别其组织来源时，不要单独使用 TRPS1。近来有研究比较了单克隆抗体 B72.3（即肿瘤相关抗原 72）和 GCDFP-15 在大汗腺分化的乳腺癌中表达的灵敏度及特异度，发现 B72.3 似乎是大汗腺更好的标志物，特别是在肿瘤期别晚、GCDFP-15 阴性时，单克隆抗体 B72.3 仍然表达，故它是一种独立的标志物。因此建议 B72.3 和 GCDFP-15 共同使用和互补用于鉴别诊断和分型。

5. 伴大汗腺分化的癌根据目前常用分子分型主要可以划分为两大类，即 HER2 过表达和三阴性，故这一特殊类型有比较重要的临床价值。伴大汗腺分化的癌 HER2 的（3+）过表达，其意义还有待于临床和基础进一步探究，是否与其他 HER2 过表达的癌有相同的生物学特点和行为？是否也适合使用抗 HER2 靶向治疗和有相似的疗效？并应研究 HER2 过表达在大汗腺分化癌中的分子机制。而当 HER2 为（1+）/（0）时，是否属于普通的三阴性癌以及也有差的预后？是否也适合一般三阴性乳腺癌的化疗方案？这些仍很有进一步观察研究的必要。已有文献报告乳腺肿瘤分子分型的最新进展，揭示了与 AR mRNA 高表达相关的乳腺肿瘤亚群，包括腔面雄激素受体（luminal-AR，LAR）肿瘤和分子大汗腺型肿瘤（molecular apocrine tumours，MATs）。对这些肿瘤亚群的识别为利用三阴性乳腺癌的 AR 途径治疗开辟了新的方向。基于最新的转化研究结果显示，将伴大汗腺分化的癌从非特殊型中区分出来，更有实际意义，可能会由此探究和试验更多靶向药物和免疫检查点抑制剂，为这类肿瘤拓展潜在治疗机会。很多靶向治疗、联合靶向治疗的分子通路上，都有 AR 作为重要的节点，而新型的雄激素抑制疗法现在已经应用于临床。如对于晚期三阴性 AR 阳性乳腺癌，比卡鲁胺有一定的临床获益；又例如针对 LAR 型和 MATs 型，可用抗 HER2、CDK4/6、AR 抑制剂等联合治疗。另外，也有 PD-L1 抑制剂新药和 AR 抑制剂治疗组合的尝试。

6. 关于伴大汗腺分化癌的预后，文献报告不一，可能与不同时期各组病例的诊断标准有较大的差异有关。早年的一些报告认为与浸润性导管癌相似，也有部分学者认为多是老年病例，癌级别低，预后相对好。近年来根据严格的形态学和 IHC 定义标准分类后有研究显示，伴大汗腺分化的癌无病生存率比浸润性导管癌要低，这可能与这些肿瘤的 ER/PR 阴性状态有一定关联。另一组研究用 mRNA 分子标签定义的分子大汗腺型癌，与基底样亚组相比，前者临床结果较差，5 年无病生存率和总生存率相对更低。还有一组研究显示，腔面雄激素受体－三阴性组与其他三阴性病例组比较，无复发生存时间减少。回顾性评估使用类似化疗方案的 300 余例三阴性乳腺癌病例，发现在腔面雄激素受体－三阴性组具有较低的病理完缓解率（为29%），而基底样－三阴性组完全缓解率达41%。今后还需要学者们进一步在严格定义、统一标准的病理分类基础上进行大样本研究，来准确地评估伴大汗腺分化癌的治疗疗效和远期预后等情况。

（牛　昀）

参考文献

[1]WHO Classification of Tumours Editorial Board.WHO classification of tumours. Breast tumours.5th edn[M].Lyon：IARC Press，2019.

[2]WHO Classification of Tumours Editorial Board.WHO classification of tumours. Breast tumours.3rd edn[M].Lyon：IARC Press，2003.

[3]WHO Classification of Tumours Editorial Board.WHO classification of tumours. Breast tumours.4th edn[M].Lyon：IARC Press，2012.

[4] 丁华野，刘梅．乳腺大汗腺病变 [M]// 丁华野．乳腺组织病理学图谱．北京：北京科学技术出版社，2023：222-232.

[5]Quinn CM，D'Arcy C，Wells C.Apocrine lesions of the breast[J].Virchows Arch，2022，480（1）：177-189.

[6]D'Arcy C，Quinn C.Apocrine lesions of the breast：Part 1 of a two-part review：Benign，atypical and in situ apocrine proliferations of the breast[J].J Clin Pathol，2019，72（1）：1-6.

[7]D'Arcy C，Quinn CM.Apocrine lesions of the breast：Part 2 of a two-part review. Invasive apocrine carcinoma，the molecular apocrine signature and utility of immunohistochemistry in the diagnosis of apocrine lesions of the breast[J].J Clin Pathol，2019，72（1）：7-11.

[8]Thomas A，Reis-Filho JS，Geyer CE Jr，et al.Rare subtypes of triple negative breast cancer：Current understanding and future directions[J].NPJ Breast Cancer，2023，9（1）：55.

[9]Wang J，Peng Y，Sun H，et al.TRPS1 and GATA3 expression in invasive breast carcinoma with apocrine differentiation[J].Arch Pathol Lab Med，2024，148（2）：200-205.

[10]Cremonini A，Saragoni L，Morandi L，et al.Chromosome X aneusomy and androgen receptor gene copy number aberrations in apocrine carcinoma of the breast[J]. Virchows Arch，2021，479（2）：345-354.

[11] Vranic S, Gatalica Z. An update on the molecular and clinical characteristics of apocrine carcinoma of the breast[J]. Clin Breast Cancer, 2022, 22 (4): e576-e585.

[12] Sun X, Zuo K, Yao Q, et al. Invasive apocrine carcinoma of the breast: Clinicopathologic features and comprehensive genomic profiling of 18 pure triple-negative apocrine carcinomas[J]. Mod Pathol, 2020, 33 (12): 2473-2482.

[13] 李聪颖，刘晓珍，牛昀. 分子大汗腺型乳腺癌的研究进展 [J]. 中华病理学杂志，2017，46 (2): 136-138.

[14] 李鹏飞，王跃欣，张松，等. 乳腺大汗腺癌的研究进展 [J]. 肿瘤研究与临床，2021，33 (3): 229-232.

[15] Liu X, Feng C, Liu J, et al. The importance of EGFR as a biomarker in molecular apocrine breast cancer[J]. Hum Pathol, 2018, 77: 1-10.

[16] Xiao X, Jin S, Zhangyang G, et al. Tumor-infiltrating lymphocytes status, programmed death-ligand 1 expression, and clinicopathological features of 41 cases of pure apocrine carcinoma of the breast: A retrospective study based on clinical pathological analysis and different immune statuses[J]. Gland Surg, 2022, 11 (6): 1037-1046.

病例 7 神经内分泌癌——大细胞伴化生分化

一、病历摘要

患者女性，35 岁，主因右乳腺肿物在外院就诊，行肿物切检，术中冰冻病理诊断为浸润性癌，外院术后石蜡病理诊断为浸润性导管癌、部分伴髓样特征，组织学Ⅲ级。之后行右乳腺癌根治术。患者为进一步诊疗，来我院会诊切检病理切片。

二、病理学所见

大体：右乳腺肿物切检标本，灰粉色不整形组织一块，大小为 4.8 cm×3 cm×2.5 cm，切面部分灰粉淡黄色，比较细腻，部分灰白灰粉色，实性，质地中等。

镜下：部分肿瘤组织排列成大片状及粗条索状，也有少数小 / 较小条索状、小巢团状，细胞密集、胞膜不清，细胞大、异型明显，胞质丰富，核大、胞核可见粗 / 细的颗粒，核仁明显，核分裂多见。另一部分肿瘤组织（主要在肿瘤中心区域）细胞较松散状，其中并见大细胞团呈岛状分布，较松散状的细胞与大细胞比相对小，可见与大细胞有移行过渡（高倍镜观察无法截然分开）。相对较小细胞的胞质略淡染或较空，核多呈短梭形，也有圆形，核质比仍大，核染色略浅、胞核可见细颗粒，核仁较小，核分裂仍易见。切片上肿瘤组织边缘部分轮廓较清、部分侵袭性生长明显，累及其旁脂肪，可见脉管瘤栓。肿瘤组织内间质少许淋巴细胞浸润，肿瘤组织旁可见灶性淋巴细胞增多。另一切片中肿瘤组织局灶 / 灶性区可见地图样坏死。上述肿瘤组织形态学为恶性肿瘤，考虑为浸润性癌。另一切片近边缘见少部分肿瘤组织实性圆团状，考虑原位癌成分。以上需要做免疫组化染色辅助鉴别诊断和分型。

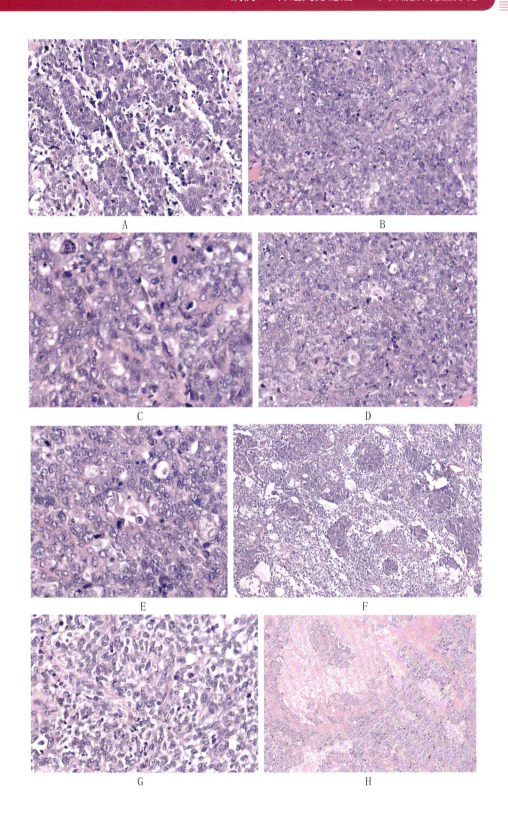

A

B

C

D

E

F

G

H

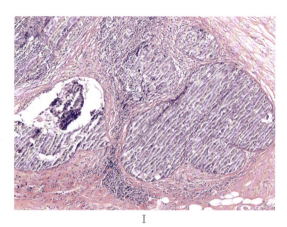

Ⅰ

病例 7 图 1　HE 染色

注：A. 显示实性片状粗条索状区大细胞异型，HE 染色 ×20；B. 显示实性大片状区大细胞异型，HE 染色 ×20；C. 显示实性大片状区大细胞异型明显，HE 染色 ×40；D. 显示另实性大片状区大细胞异型，HE 染色 ×20；E. 显示另实性大片状区大细胞异型明显，HE 染色 ×40；F. 显示细胞略小较松散状区域伴较大细胞的岛状细胞团，HE 染色 ×8；G. 显示略小细胞区细胞异型，HE 染色 ×40；H. 显示另一切片低倍镜下实性区伴地图样坏死，HE 染色 ×4；I. 显示另一切片中考虑为原位癌成分的实性圆团状肿瘤组织（与病例 7 图 2I 相应的位置），HE 染色 ×8。

免疫组化染色显示：

考虑为浸润性癌的成分：CK 部分（+），弱、中、强着色；CK8/18 部分（+），弱、中、强着色；34βE12 少部分（+），弱、中、强着色；CK5/6 部分（+），弱、中、强着色、部分以中、强为主；CK14 散在微少（+）；p63 少许肿瘤细胞（+）；E-cadherin 部分（+），弱、中、强着色；p120 部分膜（+）为主；GATA3 多数（+），弱、中、强着色，以中为主；Syn 少部分较弱 / 弱（+），个别细胞团较强（+）；CgA（-）；CD56 大部分（+），强 / 中着色，以强为主；Vimentin 大部分中、强（+），少部分弱（+）/（-）；SMHC 灶性 / 少许肿瘤细胞（+）；CD10 部分肿瘤细胞（+）；CD34（-）；LCA（-）；HMB45（-）；ER 约 2% 弱着色；PR 约 10% 部分弱着色，部分弱、中着色；HER2 为（0）；ki67 65% ～ 75%（+）；p53 75% ～ 85%（+），中、强着色为主；AR 约 60%（+），部分以弱着色为主、部分以弱、中为主。

考虑为原位癌的成分：SMHC、CD10、p63 管周（壁）肌上皮（+）；E-cadherin（+）；p120 膜（+）。

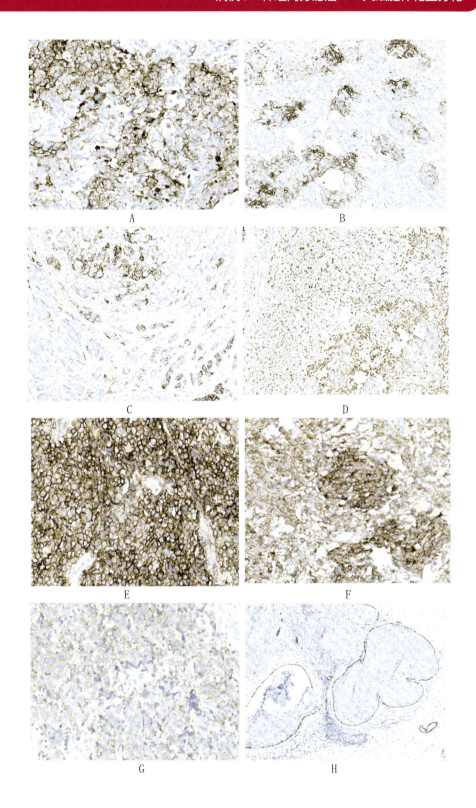

A

B

C

D

E

F

G

H

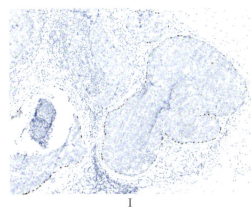

Ⅰ

病例 7 图 2　IHC 染色

注：A. 显示实性大片状区大细胞 CK8/18 多数（+）、略小细胞少许（+），IHC 染色 ×20；B. 显示细胞略小区域中呈岛状的较大细胞 34βE12（+），并与略小的细胞有弱着色的移行，IHC 染色 ×8；C. 显示灶性细胞小巢团小条索 SMHC（+），IHC 染色 ×8；D. 显示大小细胞 GATA3 均阳性，IHC 染色 ×8（注：该区域 Vimentin 也均为阳性，CK 弱、中阳性）；E. 显示实性大片状区大细胞 CD56 强（+），IHC 染色 ×20；F. 显示呈岛状较大细胞 CD56 较强（+）、周围略小细胞 CD56 中等（+），IHC 染色 ×20；G. 显示实性大片状区大细胞 Syn 本图中弱（+），IHC 染色 ×20；H. 管周（壁）肌上皮 SMHC（+），IHC 染色 ×8；I. 管周（壁）肌上皮 p63（+），IHC 染色 ×8。

三、诊断及鉴别诊断

1. 诊断　右乳腺恶性肿瘤，形态学结合免疫组化为浸润性癌——神经内分泌癌（符合大细胞为主）、伴部分呈化生性癌分化 / 改变（间叶方向分化为主），组织学Ⅲ级，间质浸润淋巴细胞约占 5%、局灶约 10%。癌组织累及脂肪，可见脉管癌栓；可见少数导管原位癌（实性型为主）成分。备注：因该病例形态学和免疫组化表达特殊，请结合临床情况。

2. 鉴别诊断　需要与本病相鉴别的疾病包括浸润性导管癌、伴髓样特征的浸润性导管癌、浸润性导管癌伴神经内分泌分化、转移性神经内分泌癌、纯的化生性癌、间叶源性肿瘤 / 间叶分化的肿瘤、恶性黑色素瘤、淋巴造血系统恶性肿瘤等。

3. 补充后续情况　我院进一步对外院右乳腺根治术标本会诊，病理诊断：手术切口组织缺损区见原位癌和脉管癌栓，基底小灶浸润性癌和脉管癌栓，乳头考虑小灶原位癌，并可见脉管癌栓。腋窝淋巴结 2/26，其中 1 枚淋巴结转移灶镜下最大径约 2.05mm；另 1 枚淋巴结微转移灶镜下最大径约 0.25mm；另见腋尖 0/4，肌间 0/0。随诊术后一年影像学显示右肺野贴纵隔肿物影，考虑转移。

四、病例讨论

1. 乳腺原发性神经内分泌癌是一种罕见的肿瘤，1963 年，由学者 Feyrter 和 Hartmann 首次报道，此后在文献中也有零星报道。其病因尚不完全确定，但已有研究认为是由于在癌变过程中乳腺上皮祖细胞的不同分化（包括外分泌和内分泌），而不是先前就存在神经内分泌干细胞。在 2019 版 WHO 乳腺肿瘤分类中，神经内分泌肿瘤被单独列为一类特殊类型乳腺癌，其中神经内分泌癌明确为由高级别神经内分泌形态的小细胞或大细胞形成的一种浸润性癌，具有神经内分泌颗粒和神经内分泌指标免疫反应的支持。乳腺神经内分泌癌基本的诊断标准是"组织学特征类似于肺神经内分泌癌的高级别肿瘤"。其鉴别诊断是"基于浸润性癌的神经内分泌分化组织学特征的存在和程度，如果神经内分泌组织学特征和神经内分泌标志物表达不够明显或统一，不足以将肿瘤归类为罕见的乳腺神经内分泌瘤或神经内分泌癌，则应诊断具有神经内分泌分化的浸润性癌 - 非特殊型"。

2. 乳腺的大细胞神经内分泌癌（large cell neuroendocrine carcinoma, LCNEC）与小细胞神经内分泌癌（small cell neuroendocrine carcinoma, SCNEC），虽然均归类为神经内分泌癌，都具有高级别，但在组织形态学、免疫组化表达和分子遗传学方面有所不同。小细胞和大细胞神经内分泌癌形态上有一些共性的地方，主要区别基于核仁特征和核质比。其中小细胞神经内分泌癌由密集的、很均匀的、核小而深染的细胞组成，小梭形细胞相对较多，核质比高、胞质少，可有近呈裸核，胞质边界模糊，核铸型（nuclear molding）、毛玻璃样染色质、核膜聚集，核仁不明显，核分裂计数高，单细胞坏死和凋亡小体多存在。而大细胞神经内分泌癌的细胞体积相对大，多边形，有丰富的细胞质和高度多形性的细胞核，有明显的核仁，常可见清楚的细胞边界。值得注意的是，2022 年学者 Bean 等人在研究论文中描述到，偶有病例显示细胞质少，但核仁明显，这种混合特征的神经内分泌癌被称为小细胞和大细胞不明确的神经内分泌癌，英文缩写是 ANEC，其中"A"是指 ambiguous 一词，可译为"模棱两可的""不明确的""捉摸不定的"。目前"ANEC"尚未列于 WHO 乳腺肿瘤分类中，有待于病理学同道们继续发现和研究，将来补充进 WHO 分类，用以解释一些形态特殊、不好归类的现象和亚型（可能也包括本病例的部分成分）。

3. 回顾本病例的诊断思路：①根据镜下形态学表现可以确定是恶性肿瘤；②需想到排除为 / 伴恶性黑色素瘤、间叶源性恶性肿瘤、淋巴造血系统恶性肿瘤等；③通过免疫组化确认了癌成分和证实了具有原位癌成分；④考虑癌的分型，需鉴别高级别浸润性导管癌，或高级别浸润性导管癌伴神经内分泌分化，或高级别神经内分泌癌，或为 / 伴化生性癌分化等；⑤从形态学进一步划分神经内分泌癌大细胞或小细胞亚型；⑥近似三阴性的表型、波形蛋白（vimentin）等表达结合形态学显示了癌组织伴部分呈化生性癌分化 / 改变（间叶方向分化为主）；⑦综合性地给出上述病理会诊意见。因为乳腺神经内分泌癌不一定都是单一型的，可具有肿瘤的异质性，可有大细胞或小细胞或大小细胞不明确的，可有神经内分泌癌与浸润性导管癌伴随的，也可有部分 / 局灶向多方向分化和去分化成分，如呈浸润性小叶癌分化、鳞状细胞癌分化，特别是伴异源性（跨胚层）化生如间叶分化。具有多向分化的肿瘤往往性质更恶、预后更差。本病例的组织学和免疫组化显示了数种恶性形态和表型混合存在相互移行，大细胞成分异型很明显，而相对较小的细胞成分异型仍明显，表达神经内分泌指标、部分表达间叶分化的指标等，这符合分化差的癌成分（出现上皮标志物降表达 / 失表达）。如果本文病例仅诊断浸润性导管癌（组织学Ⅲ级），未完全反映出该病例的复杂性和特殊性，临床会按照一般的浸润性导管癌去处理，有可能引得治疗针对性不强和对预后估测不足，这可能也会形成另一种意义上的"低诊"。

4. 有文献报告，小细胞神经内分泌癌的免疫组化表达是可变的，ER 和 PR 在 30% ～ 50% 的病例中表达，BCL2 经常表达，但 HER2 不表达；但也有文献报告在小细胞神经内分泌癌、神经内分泌癌与浸润性导管癌混合性癌，ER、PR 和 HER2 均为三阴性；小细胞神经内分泌癌和混合特征的神经内分泌癌，大多数 Syn 和（或）CgA 呈弥漫性阳性，也有显示两种标志物呈斑片状染色，多数 CD56 阳性或部分阳性，神经元特异性烯醇化酶（NSE）均弥漫性表达。而大细胞神经内分泌癌的免疫组化更是多变的，多数是 ER、PR、HER2 三阴性，也有 ER/PR 阳性，或 ER 阴性、PR 阳性，Syn 弥漫性阳性或部分阳性，CgA 阳性或部分弱阳性，CD56 阳性或部分阳性。GATA3 和 TRPS1 在乳腺神经内分泌癌中有表达，但来自乳腺外转移性神经内分泌癌中为阴性，TTF-1 在乳腺神经内分泌癌中的表达很少，如果有表达，也是细胞占比少 / 弱，因此如果 TTF-1 的弥漫强阳性，仍很有助于区分小细胞神经内分泌癌是肺来源转移性的还是乳腺原发性的。Rb1 和 p53 的共同改变在神经内分泌癌中很常见，有几种模式：①小细胞神经内分泌癌中 p53 染色缺失、而 Rb1 表达阴性；②大细胞神经内分泌癌表现出野生型 p53 和完整的 Rb1 表达；③也可表现为 p53 异常染色、而 Rb1 表达阴性。已有文献指出这种神经内分泌癌中的 Rb1 和 p53 的共同改变模式，又与神经内分泌瘤和与浸润性导管癌不同，反映出它们有着不同的分子遗传学通路改变和不同的发病机制，更强调了乳腺神经内分泌癌确应作为一种独特的肿瘤类型进行分类。而且，乳腺大细胞神经内分泌癌的这种 *TP53/RB1* 基因共突变，似乎在分子遗传学上相似于肺大细胞神经内分泌癌中所描述的遗传异质性。以上有待于学者们做进一步的基础研究。

5. 文献中关于乳腺大细胞神经内分泌癌的报告很少，可参考的内容非常少，在 2019 版 WHO 乳腺肿瘤分类单独列出之前，也可能有些病例归类于非特殊型癌或其他的特殊类型癌中未被报道出来。过去认为这种很少见的特殊类型在老年女性中相对多见，发病率随着年龄的增长而增加，但在近年的文献中，三四十岁年龄段的病例在有限的个案病例报告中相对并不少。例如：2015 年学者 Janosky 等人报道了 1 例 34 岁亚裔女性乳腺原发性大细胞神经内分泌癌，发现右乳腺 4 cm×4 cm 肿物 4 个月，癌细胞体积大，核染色质呈细点状和高的核分裂活性，有相关的高核级导管原位癌；免疫组化 ki67 指数约为 100%，ER、PR 和 HER2 均阴性，> 80% 的细胞 Syn、CgA、CD56 阳性。这个病例经历了"新辅助化疗—保乳—切缘阳性—复发—放化疗—根治术—自体重建—化疗—广泛的肺和骨转移—化疗—进展"这一过程，预后很差。该病例的治疗经历提示大细胞神经内分泌癌分化差，是一种真正的侵袭性表型，对乳腺癌的常规化疗不敏感，应该探索新的治疗方法。另 1 例由学者 Yoshimura 等人 2015 年报道的乳腺原发性大细胞神经内分泌癌，也是 34 岁女性，接受了全乳切除加腋清扫，病理显示为组织学Ⅲ级，有原位癌成分，淋巴结 5/16，激素受体阳性，HER2 阴性，ki67 指数约 25%，NSE、Syn、CgA 阳性。但是术后患者拒绝辅助治疗，随访 4 年无复发，因无进一步资料可查，其远期预后不知晓。虽然该病例是高级别伴区域淋巴结转移的大细胞神经内分泌癌，但免疫表型是预后相对较好的腔面 A 型，出现不够一致的现象。（备注：本书笔者从该篇文献图片中观察到，组织形态学似乎不太典型，或典型区域未展示出来。由此也强调对于特殊罕见类型病例的诊断标准应尽可能严格一些。）

6. 关于 2 个神经内分泌指标问题：①神经细胞黏附分子（CD56）：CD56 是一种黏附糖蛋白，调节神经发生、神经突生长、轴突引导、突触形成和细胞迁移，可用作一种生物标志物检测神经系统恶性肿瘤、恶性 NK/T 细胞淋巴瘤和神经内分泌癌，是肺神经内分泌肿瘤首选的特异性标志物。之前有文献指出乳腺 CD56 的表达意义还不明确，但从现在可查到的几例乳腺大细胞神经内分泌癌病例报告中，只要做 CD56 检测的皆是阳性，本病例也是 CD56 大部分细胞阳性，强着色或中、强着色为主。尚不能否认 CD56 在乳腺大细胞神经内分泌癌诊断中有比较重要的标志物意义，尤其是前面提到了乳腺和肺的大细胞神经内分泌癌可能有相似的遗传异质性（包括分子遗传学通路和发病机制等），当然还有待于国内外同道们积累更多的病例。由于 CD56 在一些肿瘤中过表达，目前已开发出抗 CD56 抗体 - 药物耦联物如神经细胞黏附分子 -1 抑制剂等，如果能有进一步的实验研究，或许能为乳腺大细胞神经内分泌癌的精准治疗找到路径；②胰岛素瘤相关蛋白 1（insulinoma-associated protein 1，INSM1）：INSM1 是一种能够调节肿瘤细胞生物学行为的锌指转录因子，它的表达具有严格的组织特异性，是近年报道的一种新的神经内分泌分化核标志物，主要表达在发育过程中的神经内分泌细胞，对神经内分泌系统的肿瘤起重要调控作用。最近有研究表明，INSM1 在多种组织起源的神经内分泌肿瘤中表达，其敏感性和特异性优于现有的神经内分泌标志物，甚或被认为是高级别神经内分泌癌最有前途的诊断标志物。有研究也显示，INSM1 应作为敏感的标志物与 Syn、CgA 等一起包含在乳腺癌免疫组化指标组中，也有可能作为乳腺新的神经内分泌标志物单独应用于临床病理检测。但需要注意的是，也有综合病理科同道实践中发现高级别神经内分泌癌 INSM1 的阳性表达并不是都理想。建议继续关注和探讨这一指标的鉴别诊断意义，希望将来有助于开发新的针对性分子靶向药物。

（牛　昀）

参考文献

[1] WHO Classification of Tumours Editorial Board.WHO classification of tumours. Breast tumours.5th edn[M].Lyon：IARC Press，2019.

[2] Safini F，Bouchbika Z，Bennani Z，et al.Primary large cell neuroendocrine carcinoma of the breast：A rare tumor in humans[J].Pan Afr Med J，2016，25：205.

[3] Tsang JY，Tse GM.Breast cancer with neuroendocrine differentiation：An update based on the latest WHO classification[J].Mod Pathol，2021，34（6）：1062-1073.

[4] Bean GR，Najjar S，Shin SJ，et al.Genetic and immunohistochemical profiling of small cell and large cell neuroendocrine carcinomas of the breast[J].Mod Pathol，2022，35（10）：1349-1361.

[5]Janosky M, Bian J, Dhage S, et al.Primary large cell neuroendocrine carcinoma of the breast,a case report with an unusual clinical course[J].Breast J,2015,21（3）: 303-307.

[6]Yoshimura N, Sasada T, Yonehara S.Primary large-cell neuroendocrine carcinoma of the breast occurring in a pre-menopausal woman[J].Breast Care（Basel）, 2015, 10（4）: 281-283.

[7]Kawasaki T, Hasebe T, Oiwa M, et al.Invasive carcinoma with neuroendocrine differentiation of the breast showing triple negative, large and basal cell-like features[J].Pathol Int, 2019, 69（8）: 502-504.

[8]Munoz-Zuluaga CA, Kotiah S, Studeman KD.High-grade poorly differentiated neuroendocrine carcinoma of the breast with low oncotype Dx recurrence score: A case report[J].Breast Dis, 2017, 37（2）: 99-103.

[9]Mečiarová I, Sojáková M, Mego M, et al.High-grade neuroendocrine carcinoma of the breast with focal squamous differentiation[J].Int J Surg Pathol, 2016, 24（8）: 738-742.

[10]Wysocki J, Agarwal R, Bratton L, et al.Mixed large cell neuroendocrine carcinoma and adenocarcinoma with spindle cell and clear cell features in the extrahepatic bile duct[J].Case Rep Pathol, 2014, 2014: 347949.

[11]Barroca H, Souto Moura C, Lopes JM, et al.PNET with neuroendocrine differentiation of the lung: Report of an unusual entity[J].Int J Surg Pathol, 2014, 22（5）: 427-433.

[12]Kayser G, Csanadi A, Otto C, et al.Simultaneous multi-antibody staining in non-small cell lung cancer strengthens diagnostic accuracy especially in small tissue samples[J].PLoS One, 2013, 8（2）: e56333.

[13]Zhong E, Pareja F, Hanna MG, et al.Expression of novel neuroendocrine markers in breast carcinomas: A study of INSM1, ASCL1, and POU2F3[J].Hum Pathol, 2022, 127: 102-111.

[14]Razvi H, Tsang JY, Poon IK, et al.INSM1 is a novel prognostic neuroendocrine marker for luminal B breast cancer[J].Pathology, 2021, 53（2）: 170-178.

[15]Kawasaki T, Kaira K.Insulinoma-associated protein 1（INSM1）expression in breast carcinomas with neuroendocrine morphologies: Application and future prospective[J].Virchows Arch, 2021, 479（1）: 191-194.

[16]Zou Q, Zhang L, Cheng Z, et al.INSM1 is less sensitive but more specific than synaptophysin in gynecologic high-grade neuroendocrine carcinomas: An immunohistochemical study of 75 cases with specificity test and literature review[J].Am J Surg Pathol, 2021, 45（2）: 147-159.

病例 8　微乳头状的黏液癌

一、病历摘要

患者女性，58 岁，主因自行发现左乳腺肿物 1 年，外院随诊观察，超声检查肿物无明显增大，但具体影像学诊断不详。在外院行左乳腺肿物切检，病理报告为黏液癌。为进一步后续治疗方案（包括术式和术后是否辅助化疗），患者来我院会诊病理切片。

二、病理学所见

大体：送检标本为灰红色组织一块，大小为 1 cm×1 cm×1 cm，切面主要呈灰白色、半透明状，质地中等。

镜下：大部分区癌细胞排列成小巢团、微 / 小乳头状、小腺管状，漂浮在黏液湖中，少量癌细胞呈不规则小团片状，其背景中黏液少。癌细胞以中度异型为主，胞核中等大小，部分细胞核染色质较粗 / 核深染，可见小核仁，核分裂象可见、但不多见；可见少许散在印戒样细胞。肿瘤组织边缘纤维间质中可见微小灶呈小条索、小片块状癌细胞团（镜下累及范围最大径约 0.5 mm）。单张切片上浸润性癌组织（包含黏液）镜下累及范围最大径约 0.9 cm。以上需做免疫组化染色辅助进一步诊断和具体分型。

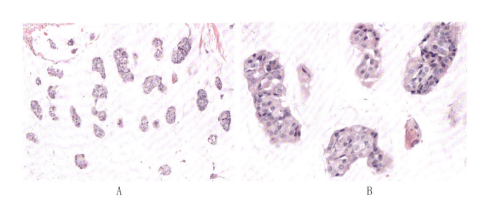

A   B

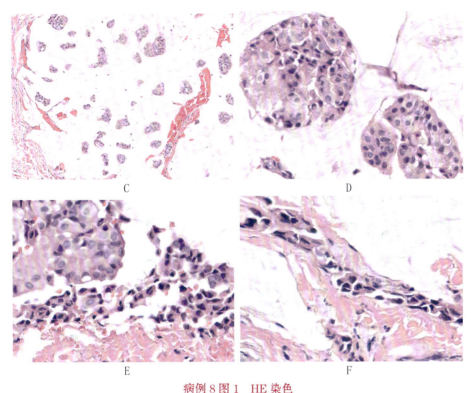

病例 8 图 1　HE 染色

注：A. 显示黏液背景中巢团、小乳头状结构，HE 染色 ×10；B. 显示（为图 A 的局灶高倍镜下病理图）巢团中细胞有一定异型、个别印戒样细胞，HE 染色 ×20；C. 显示另一视野黏液背景中小巢团和微 / 小乳头状结构，HE 染色 ×10；D. 显示巢团中细胞有一定异型，HE 染色 ×40；E. 显示肿瘤组织边缘纤维间质中微小灶癌细胞（注：该片为免疫组化对照 HE 片，目标病变比原始 HE 片和免疫组化片中少了），HE 染色 ×40；F. 显示另一处肿瘤组织边缘纤维间质中微小灶癌细胞（注：该片为免疫组化对照 HE 片，目标病变比原始 HE 片和免疫组化片中明显少了），HE 染色 ×40。

免疫组化染色显示：CK（＋）；SMHC（－）；p63（－）；MUC1 多数癌巢周色（呈极向倒转表达模式），其余癌巢周和癌巢内着色、以巢周为主；EMA 多数癌巢周着色（呈极向倒转表达模式），其余癌巢周和癌巢内着色；Syn（－）；CgA（－）；ER 约 90%（＋），强着色；PR 约 15%（＋），弱、中、强着色，以弱、中为主；HER2 膜着色（2＋），需做 FISH 以进一步明确（备注：后续我院做 FISH 检测，结果为阴性）；ki67 平均约 10%（＋）；p53 约 1% 弱着色；CK5/6 大部分细胞（－）；EGFR 约 10%（＋），弱 / 微弱着色；AR 约 55%（＋），以弱、中着色为主。

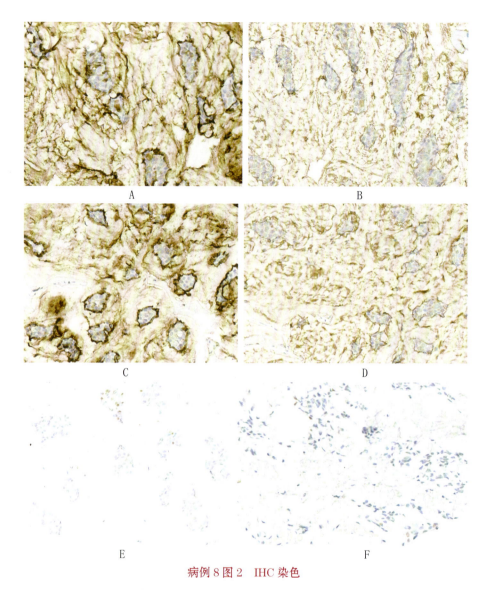

病例 8 图 2　IHC 染色

注：A. 显示 MUC1 癌巢周（+）（呈极向倒转），IHC 染色 ×20；B. 显示 EMA 癌巢周（+）（呈极向倒转），IHC 染色 ×20；C. 显示另一视野 MUC1 小巢周（+）（呈极向倒转），IHC 染色 ×20；D. 显示另一视野 EMA 小巢周（+）（呈极向倒转），IHC 染色 ×20；E. 显示癌细胞 PR 表达低、弱，IHC 染色 ×20；F. 显示肿瘤组织边缘纤维间质中微小灶癌细胞 p63 肌上皮（−）；IHC 染色 ×20。

三、诊断及鉴别诊断

1. 诊断　左乳腺浸润性癌——黏液癌伴微小灶浸润性癌 - 非特殊型，黏液癌成分为黏液为主型（少量成分符合富于细胞型），癌组织多呈黏液微乳头状模式，核分级 Ⅱ 级，可见少许印戒样细胞。单张切片上浸润性癌组织（包含黏液）累及范围镜下最大径约 0.9 cm，微小灶非特殊型浸润性癌成分镜下累及范围最大径约 0.5 mm（注：符合组织学 II 级，因细胞成分很少，仅供临床参考）。

2. 鉴别诊断　需要与本病相鉴别的疾病包括纯型黏液癌–非微乳头状模式、浸润性微乳头状癌、伴微乳头状形态的浸润性导管癌、具有微乳头状形态的转移癌、腺纤维瘤伴间质黏液变性等。

3. 补充后续情况　之后我院加做左乳腺保乳术＋前哨淋巴结活检。术后病理报告：标本内未见残留癌组织，标本周切缘轻度导管上皮不典型增生。前哨淋巴结未见转移癌 0/4。

四、病例讨论

1. 业内在临床病理诊断工作中会有一种困惑，即黏液癌的亚型分类有点混乱。实际上有分类分型变化的历史因素，也有对该类肿瘤认识的加深和免疫组化及特染标记的发展等因素。黏液癌传统上按照黏液量的多少可分为黏液为主型和富于细胞型；按照纯的黏液癌成分和混合其他类型癌成分又分为纯型和混合型；按照神经内分泌指标表达情况也可划分为伴或不伴神经内分泌特征；进而，按照是否呈极向倒转的微乳头状结构可分为具有 / 不具有微乳头状特征 / 模式。而按照 WHO 2019 版分类对黏液癌诊断标准（详见下段的叙述）的明确，更要鉴别的是黏液癌还是伴有黏液分泌的浸润性癌（包括非特殊型，如浸润性导管癌；和其他特殊类型，如浸润性微乳头状癌和浸润性乳头状癌等）。本书笔者主张不管从哪个角度分类，都首先应遵循最新的定义标准诊断和描述，并尽可能把更多的病理学信息报告给临床，而不是简单的只给出一个"黏液癌"的诊断，以便临床采用更为适合的个体化治疗方案和准确地估测预后（因为此时的临床医生正在等候着具体病理结果，以定夺是否施行辅助化疗等）。也正如丁华野等学者在 2023 年出版的《乳腺组织病理学图谱》一书中强调的：日常病理报告应对微乳头型的黏液癌做出明确诊断，并对核级做出相应判断，而且要提示临床医生此种类型的预后较差。

2. WHO 2012 版乳腺肿瘤分类中对黏液癌的描述为"经典黏液癌的核异型性通常不明显，但在少数病例可出现显著的异型性和核分裂象"。而 2019 版分类定义"乳腺黏液癌是一种浸润性乳腺癌，其特征是漂浮在细胞外黏蛋白池（湖）中的上皮性肿瘤细胞簇"，在其组织学诊断标准中强调"核分级为低至中等级别，通常是 ER、PR 阳性，HER2 阴性"。目前对于黏液癌预后的争议和研究结果的不同，多可能是因为分型不一致和不准确形成的。乳腺黏液癌最初被认为是一种预后良好的惰性肿瘤，临床上对于黏液癌治疗是相对保守的，有不加以辅助化疗的主张，但是临床实践中又出现病理诊断为黏液癌却预后不良的一些病例。故还是应该注意严格地按照新版分类分型标准做病理诊断，把高核分级的病例排除出去（即归类于伴有黏液分泌的浸润性癌），并把非纯型的混合成分报告出来（如伴非特殊型浸润性癌），并且还应把具有的微乳头状结构／伴有的印戒样细胞分化／伴有的神经内分泌特征报告出来。而且诊断时应参考 ER、PR、HER2、ki67 的表达，如果出现 ER、PR 阴性 /HER2 过表达 /ki67 指数较高，一定要先核实该例黏液癌的诊断是否有误。

3. 关于具有微乳头状形态的这部分黏液癌，学者们进行了一些临床病理学研究，例如学者 Kim 等人（2017 年）的文章：选取 64 例具有黏液或微乳头状特征的浸润性乳腺癌样本，其中纯黏液癌 19 例、伴微乳头形态的黏液癌 17 例、浸润性微乳头状癌 15 例和伴微乳头状癌的浸润性导管癌 13 例。虽然伴微乳头形态的黏液癌病例组中有 2 例高核级、1 例 HER2 为阳性，但该研究的统计学结论为：纯黏液癌与伴微乳头形态的黏液癌临床病理学参数差异无统计学意义，认为黏液癌中微乳头状特征的存在不与较差的预后相关，对其侵袭转移行为没有影响，并推测微乳头形态的黏液癌比浸润性微乳头状癌预后好。不过本书笔者认为，该组统计学的数据相对少，尚不能解释临床中出现的一些问题，也还需要从分子机制方面探讨出现黏液癌微乳头状模式的内在意义。因此从病理组织学的角度还是应细分和报告出来，以便对更大病例组进行进一步观察分析。

4. 我国学者有一些病例组的研究和个案病例报告，例如 Xu 等学者（2019 年，上海）发表在 Histopathology 的研究，收集了 75 例乳腺纯黏液癌，严格地按标准筛选的样本，即只纳入核分级 I 级和或 II 级病例，100% 的病例 ER 呈阳性，没有 HER2 染色过表达或基因扩增。研究结果显示，所有纯黏液癌均未发生复发或远处转移，核 I 级或 II 级纯型黏液癌不论伴／未伴微乳头状结构的存在，在淋巴结转移和生存率方面两组差异无统计学意义。我国学者 Sun 等人（2022 年，南京）发表在 Histol Histopathol 的文章，报告了研究结果，同时纳入 40 例伴微乳头形态的黏液癌、90 例纯黏液癌和 60 例浸润性微乳头状癌样本。结果显示：浸润性微乳头状癌表现出明显的临床病理特征即血管侵犯和淋巴结转移，伴微乳头形态的黏液癌比纯黏液癌的生存时间短，但与浸润性微乳头状癌相比生存时间增加，而肿瘤 TNM 分期和淋巴结转移是伴微乳头形态的黏液癌无病生存的两个独立预后因素。

故提出进一步了解和分类伴微乳头形态的黏液癌，可能为伴微乳头形态的黏液癌提供更好的个体化治疗策略。上述两组学者的结论似乎不太相同，但分析具体数据：上述 Sun 等学者报道的 40 例微乳头形态的黏液癌中，含有 16 例（占 40%）神经内分泌指标阳性，这 40% 的百分率就本书笔者的经验来说，有些占比高了，因为表达神经内分泌指标更多的是富于细胞型的黏液癌，而呈微乳头状形态的多是漂浮在多量黏液里的非富于细胞型的黏液癌；另外，该组病例含有腔面 B 型（luminal-B型）10 例、HER2 过表达 3 例、三阴性 3 例，腔面 A 型只占 24 例（60%），这与 WHO 2019 版分类对黏液癌的定义差别有一些大，HER2 过表达和三阴性病例往往是较高级核的。可能是由于样本选择和诊断标准的缘故，该研究结论仅作为一个参考。我国有另一组 Sun 等学者（2020 年，广州）发表在 Mod Pathol 文章，其研究结论也是具有微乳头状特征的黏液癌在形态学、临床和遗传学上与纯乳腺黏液癌不同，但同样的，选用的样本也含有少数高核级别的和或 HER2 扩增的病例，也尚不除外导致结果有些偏差，有待于进一步探讨。

5. 由上面数项研究提示，本书笔者还是主张应首先严格定义和诊断黏液癌，并报告伴微乳头状模式（如果有），即核分级 I 级和（或）II 级的纯黏液癌，肿瘤细胞呈微乳头状、假腺状或实体细胞团簇状排列，黏液成分占肿瘤总体积的 30% ～ 90%，EMA/MUC1 呈极性倒转染色模式，结合 ER、PR、HER2 表达等，把高核级的、HER2 过表达的和疑为其他类型的浸润性癌伴黏液分泌的病例排除，再进行类似上述的预后等比较研究和基因层面的基础研究。

6. 有学者从分子遗传学方面进行了探讨，例如 Pareja 等学者（2019 年）的研究认为，乳腺黏液癌的微乳头状变异显示了介于黏液癌和微乳头状癌之间的遗传学改变，发现黏液癌伴微乳头状模式中 DNA 拷贝数的改变如 1q、6p、8q 和 10q 常增益，16q、11q 和 13q 常缺失，以及 FGFR1 常出现 8p12-8p11.2 扩增，与黏液癌在分子水平上类似，5 例中 3 例黏液癌伴微乳头状模式中缺乏 PIK3CA 突变、1q 增益和 16q 缺失，而 PIK3CA 突变、1q 增益和 16q 缺失恰是 ER 阳性乳腺癌的标志性基因改变。而另 2 例锚定 16q 缺失和（或）具有与浸润性微乳头状癌相似的复杂拷贝数改变模式。该研究结果支持：黏液癌伴微乳头状模式具有混合形态，介于黏液癌和微乳头状癌之间，一些病例显示基因改变类似于黏液癌，而其他的病例与浸润性微乳头状癌相似，表明黏液癌伴微乳头状模式可能不构成组织学亚型，而是一种"趋同性"的表型，可以源于黏液癌也可以源于微乳头状癌。对于该伴微乳头状模式的黏液癌病变的认识还远远不够，有待于更多的分子遗传学研究，特别是需要在深入研究的基础上得到制订和改进治疗方案的依据。

7. 前面讨论用较多篇幅谈及黏液癌的微乳头状模式，结合本病例，还有几个需要注意的点：①本病例虽然 ER 约 90% 细胞强表达，但 PR 呈比较低和弱的表达，故分子分型不是黏液癌多见的腔面 A 型而是腔面 B 型；② HER2 部分细胞呈"U"形特点的膜着色（虽然后续 FISH 检测未见基因扩增），相似于浸润性微乳头状癌的着色模式；③除了黏液癌成分，本病例还有非特殊型－微浸润性癌成分，虽然占比很小，但在观察切片时一定不要漏掉。上述①、②、③也可能会是影响预后的部分因素；④另外，因很多部位如卵巢、肺、肠、胃、甲状腺等都可以有微乳头状形态并伴黏液分泌的癌，在乳腺部位的、且没有原位癌证据的病例，特别是核级别较高时，应要先想到注意排除转移，重视追问病史、结合临床，并加做必要的免疫组化指标。虽然该类转移癌占比小，但仍有一定可能性。

（牛　昀）

参考文献

[1] WHO Classification of Tumours Editorial Board.WHO classification of tumours. Breast tumours.5th edn[M].Lyon：IARC Press，2019.

[2] WHO Classification of Tumours Editorial Board.WHO classification of tumours. Breast tumours.4th edn[M].Lyon：IARC Press，2012.

[3] 丁华野，杨文涛，石慧娟. 乳腺特殊类型浸润性癌 [M]// 丁华野. 乳腺组织病理学图谱. 北京：北京科学技术出版社，2023：457-464.

[4] Kim HJ，Park K，Kim JY，et al.Prognostic significance of a micropapillary pattern in pure mucinous carcinoma of the breast：comparative analysis with micropapillary carcinoma[J].J Pathol Transl Med，2017，51（4）：403-409.

[5] Lim GH，Yan Z，Gudi M.Diagnostic dilemma of micropapillary variant of mucinous breast cancer[J].BMJ Case Rep，2018，2018：bcr2018225775.

[6] 温江妹，胡丹，陈刚，等. 具有微乳头结构的乳腺单纯型黏液癌 8 例临床病理分析 [J]. 诊断病理学杂志，2019，26（3）：142-145.

[7] 张小伟，张晶，许拯国，等. 具有微乳头状结构的乳腺单纯型黏液癌临床病理特征 [J]. 中华内分泌外科杂志，2020，14（02）：173-176.

[8] 王园园,魏红权,刘珺,等 . 乳腺黏液微乳头状癌 1 例 [J]. 温州医科大学学报,2021,51（11）：928-930.

[9]Xu X, Bi R, Shui R, et al.Micropapillary pattern in pure mucinous carcinoma of the breast——does it matter or not[J]？Histopathology, 2019, 74（2）：248-255.

[10]Sun Y, Gu W, Wang G, et al.The clinicopathological and prognostic characteristics of mucinous micropapillary carcinoma of the breast[J].Histol-Histopathol, 2022, 37（7）：691-698.

[11]Sun P, Zhong Z, Lu Q, et al.Mucinous carcinoma with micropapillary features is morphologically, clinically and genetically distinct from pure mucinous carcinoma of breast[J].Mod Pathol, 2020, 33（10）：1945-1960.

[12]Pareja F, Selenica P, Brown DN, et al.Micropapillary variant of mucinous carcinoma of the breast shows genetic alterations intermediate between those of mucinous carcinoma and micropapillary carcinoma[J].Histopathology, 2019, 75（1）：139-145.

[13]Pradeep I, Nigam JS, Rathod G, et al.Cytology of micropapillary mucinous carcinoma：A case report of a clinically and genetically distinct breast carcinoma variant[J].Diagn Cytopathol, 2023, 51（6）：E185-E188.

[14]Shappell HW, Riopel MA, Smith Sehdev AE, et al.Diagnostic criteria and behavior of ovarian seromucinous (endocervical-type mucinous and mixed cell-type) tumors：Atypical proliferative (borderline) tumors, intraepithelial, microinvasive, and invasive carcinomas[J].Am J Surg Pathol, 2002, 26（12）：1529-1541.

病例 9　肺癌与乳腺转移

一、病历摘要

患者女性，46岁，送检会诊外院右乳腺粗针穿刺活检病理切片HE染色片1张、免疫组化染色片9张，但未提供影像学检查和其他相关资料。外院病理报告为右乳腺浸润性癌，右腋下淋巴结未见癌。收到会诊病理切片，初步镜下观察形态学比较特殊，立即向患者追问病史情况。患者主诉发现右乳腺无痛性肿物2个月，近来自觉肿物增大明显，在外院查体显示右乳腺肿物最大径2cm，无压痛。否认既往肿瘤史、家族史等。患者在得到外院粗针穿刺活检病理结果后，遂来我院就医，自述现急等病理会诊结果，因拟次日行乳腺改良根治手术。此时，进一步查看（我院）入院病历显示右乳腺可扪及3cm×2cm的肿物，质地硬，边界不清，活动差，右腋下及锁骨上未触及肿大淋巴结。

二、病理学所见

大体：穿刺活检组织数条。

镜下：送检会诊的右乳腺穿刺活检组织HE片可见癌组织，考虑为腺癌，癌组织旁可见乳腺小叶导管。但初印癌组织形态学比较特殊，引起警惕——不是常见乳腺癌的形态。癌细胞多排列成规则和不规则小腺管样结构，有的腺腔较小或不明显或无腺腔，细胞形态较一致、中等大小为主，多呈柱状或高柱状，胞核柱状、卵圆形，位于基底部，胞质嗜酸，胞核深染，可见核分裂；也可见癌细胞排列呈不规则乳头状样结构和较复杂腺样结构，细胞形态同上，胞核也多在基底部；并见少许实性细条索状和小巢状形态。形态学结合原切片单位免疫组化片所显示的免疫表型也特殊，故仅先出具了初步会诊意见：可见癌组织，考虑为腺癌，建议临床结合患者情况做全面体检，并需加做免疫组化染色辅助进一步鉴别诊断。

注：初步病理会诊意见发出后，见我院乳腺钼靶检查出具报告：右乳腺外上2.6cm×2.1cm肿物，考虑癌，右腋下淋巴结增大。同时，我院行CT检查，出具报告：右下肺结节，肺癌可能性大。查看此时的住院病历尚未体现CT检查结果，病理会诊医生即刻与临床主管医生联系沟通情况，建议临床进一步做肺部和全身检查。同时，病理会诊医生嘱加做免疫组化和免疫组化对照HE染色（因白片数量有限仅10张，故仅能选择部分指标检测）。

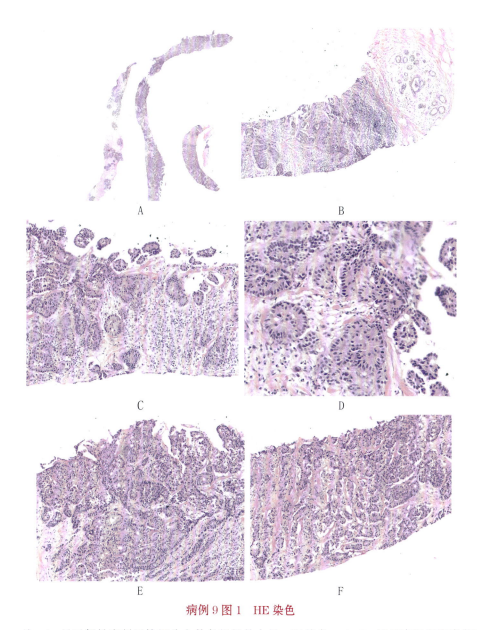

病例9图1　HE 染色

注：A. 显示粗针穿刺活检切片上数条组织的全景，HE 染色 ×1；B. 显示癌组织和癌旁正常乳腺小叶小导管，HE 染色 ×4；C. 显示癌组织多排列成规则和不规则小腺管样结构，HE 染色 ×10；D. 显示癌细胞特点如呈柱状或高柱状、核在基底部、腺腔小或不明显或无腺腔等，HE 染色 ×20；E. 显示癌组织排列成乳头状样、小巢状和实性细条索状结构，HE×8；F. 显示癌组织排列成多种形态，HE 染色 ×8。

免疫组化染色显示：外院免疫组化染色片：ER ＜ 1%；PR 约 70% 中、强（+），以强着色为主（注：虽然有内外对照，但因 PR 出现阳性着色，与 ER 的表达反差较大，故应对 ER、PR 进行复检）；HER2 膜着色为（0）；ki67 约 45%（+）；p53 约 1% 着色；CK5/6 约 2%（+）；EGFR 约 90% 中、强（+）；AR ＜ 1%；E-cadherin 膜（+）。

我院加做和复检的免疫组化染色片：TTF-1 部分（+）、较弱着色；Napsin A（-）；GATA3（-）；GCDFP-15（-）；MG（-）；p63（-）；SMHC（-）；ER 和 PR 均 ＜ 1%（均有阳性对照）。［备注：①仅有 10 张白片，需用 1 张白片染 HE 作为免疫组化对照，故仅能做 9 项免疫组化指标检测，具有局限性；②在当时（2020 年）尚不具备目前业内热用的、相对比较特异的 TRPS1 抗体。］

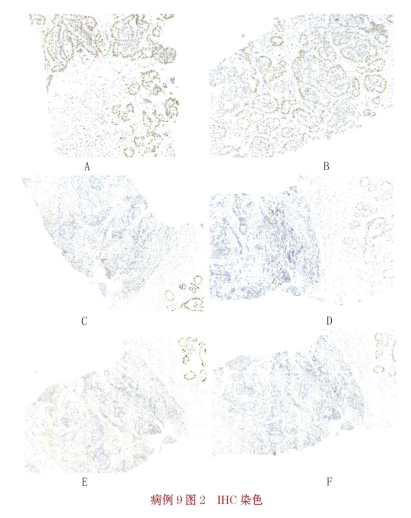

病例 9 图 2　IHC 染色

注：A. 显示 TTF-1（+）［内对照（-）；图中未显示］，IHC 染色 ×10；B. 显示另一视野 TTF-1 部分（+），IHC 染色 ×10；C. 显示 GATA3（-）、内对照（+），IHC 染色 ×10；D. 显示 p63（-）、内对照（+），IHC 染色 ×10；E. 显示 ER（-）、内对照（+），IHC 染色 ×8；F. 显示 PR（-）、内对照（+），IHC 染色 ×8。

三、诊断及鉴别诊断

1. **诊断**　我院加做免疫组化后进一步会诊意见为：右乳腺穿刺活检组织可见癌组织，符合为腺癌，未见明确原位癌成分，结合现有免疫组化指标（白片数量有限）染色结果，缺乏乳腺原发癌依据，并结合我院目前影像学检查结果，建议临床做肺等部位检查及做全面检查。

2. **鉴别诊断**　需要与本病相鉴别的疾病包括乳腺原发性浸润性癌、其他部位癌转移至乳腺等。

3. **补充后续情况**　临床中止了乳腺癌改良根治手术的准备，进一步做影像学检查和请肺部肿瘤科会诊，并进行了右肺穿刺活检，综合病理科（注：我院有除乳腺病理科以外的综合病理科）的诊断结果：右肺穿刺活检：腺癌，结合免疫组化，首先考虑肺泡上皮源性，倾向肺肠型腺癌，结合临床。免疫组化染色显示：CK（+）；TTF-1（+）；Napsin A 个别（+）；GATA3（-）；GCDFP-15（-）；ER（-）；PR（-）；HER2 为（0）；Ki67 约 40%（+）；CK7（+）；CK20（-）；CDX2 部分（+）；CD56（-）。右肺穿刺活检比对前述右乳腺穿刺活检切片，形态学和免疫组化一致，考虑两处病变为同源性。并于乳腺穿刺活检组织检测到 KRAS 外显子突变。该病例在后续对症治疗过程中出现纵隔、肝脏、骨骼等多发转移。

四、病例讨论

1. 通过本病例与病理同道们谈经验体会：①在日常工作接收到的会诊病例，常常是未能得到临床病史和影像学资料的"盲看"病理片，因此，特别是在穿刺活检组织样本非常有限的时候，不要匆忙盲目的发出报告，一定要追溯临床病史和影像学检查结果。尽管有时患者很急于拿到会诊结果（本病例即为在傍晚时间来就诊的）或临床医生很急于做手术，此时作为病理医生还是要耐心询问、解释和说服，尽可能做足了工作再下诊断；②因为有些外科医生会默认为从乳腺部位取的样本，病理报告浸润性癌或者癌，就是指乳腺癌，直接就做全乳或改良根治术了，所以病理医生和临床医生的沟通就更为重要了；③如果专做单一病理亚专科久了，思路会比较窄，应该时刻想到少见和特殊的情况，在缺乏明确原位癌时，要先想到排除转移性肿瘤的可能性，尤其在形态学比较特殊的情况下。同时，即使从事亚专科病理，也应该具有充分的综合病理基础，并不断更新跟进发展，否则遇到特殊形态也会"视而不见"；④如有可疑的原位癌时，可先做肌上皮染色，如能证实原位癌存在，鉴别来源的指标即可省略。但有些形态学上的"原位癌"，会骗过病理医生的眼睛，比如模仿导管原位癌呈膨胀性浸润生长方式的癌细胞团，肌上皮指标阴性／失表达，不能作为明确的原位癌证据以证实为原发性癌；⑤有些转移癌，尤其是腺上皮转移癌形态学缺少特点，更多的是依靠临床病史的提示有针对性地加做免疫组化证实。如果病史不详或无其他部位的肿瘤病史，加做一组免疫组化指标进行鉴别诊断是必要的。目前本书笔者常用的一组指标包括 GATA3、TRPS1、TTF-1、Napsin A、CK20、CDX2、WT-1、PAX8，有时需加上 HMB45，基本上可以覆盖／筛查出大部分／常见的转移性肿瘤。当可供检测的组织切片很少时，首选 TRPS1 和 GATA3 有可能解决一部分病例的问题（注：下文还要谈到）。

2. 关于肺癌转移到乳腺的病例，国内外近年来有一些报告，均认为肺癌是乳腺部位的转移癌主要的原发部位之一，有些少见的病例与原发性浸润性乳腺癌非常相似，特别是在没有病史的情况下，这是一个诊断难题，特别具有挑战性。例如之一：学者 Mirrielees 等人（2014 年）的研究报告总结了转移到乳房的 31 例非小细胞肺癌和 8 例小细胞肺癌。其中非小细胞肺癌转移到乳腺中有 67% 的病例是异时性的，而小细胞肺癌乳腺转移有 80% 的病例是同步出现的，TTF-1 仅在 58% 的非小细胞肺癌乳腺转移病例中表达，其中 83% 是肺腺癌。例如之二：学者 Ali 等人（2018 年）研究报告总结了一组（1996—2017 年）肺部起源的乳腺转移性肿瘤，包括 12 例非小细胞肺癌、1 例大细胞神经内分泌癌、1 例非典型类癌和 2 例小细胞肺癌。其中腺癌是非小细胞肺癌中最常见的。因此，即使没有肺癌的临床病史，但有以下至少一种特征，也应考虑乳腺转移性肺腺癌：①单个或多个边界明确的乳腺内癌灶，缺乏原位成分，伴有远处转移但腋窝淋巴结阴性；②三阴性但级别不高的乳腺肿瘤；③Ⅳ期的乳腺肿瘤和（或）在标准化乳腺癌治疗中具有异常进展的病程。例如之三：我国学者 Wang 等人（2021 年）汇总了 2001—2019 年肺腺癌乳腺转移的 41 个病例，含 34 例来自同期的文献报告，其中 58.5% 异时性查到肺肿物，而 31.7% 最初被误诊为原发性乳腺癌，或误为原发性乳腺癌伴肺和胸膜转移，或认为是两个同步原发性肿瘤，而这组病例 TTF-1 阳性率为 84.6%。因此，尤其是乳腺病变表现为"三阴性浸润性癌"时，肺癌病史、影像学评估、病理学评估、TTF-1 免疫染色几方面相结合，对于做出正确的鉴别诊断至关重要。本文病例所涉及的肺肠型腺癌（enteric-type adenocarcinoma）本身即属于非小细胞肺癌中的罕见病理亚型，又以乳腺肿瘤为首发症状则更为罕见，需引起病理同道们的注意。关于肺肠型腺癌的临床病理学形态特征和研究进展等，因本文篇幅的关系这里不展开讨论，建议查阅 WHO 胸部肿瘤组织学分类 2021 年第五版中的肺肿瘤部分和近年的相关参考文献。

3. 多部位原发灶均可转移到乳腺，例如之一：我国学者周淑玲等人（2014 年）收集 2004—2012 年非乳腺源性恶性肿瘤转移至乳腺 28 例，除肺腺癌 8 例（28.6%）外，有高级别卵巢浆液性癌 5 例（17.8%）、胃腺癌 3 例（10.7%）、直肠腺癌 2 例（7.1%）、胰腺神经内分泌癌 1 例（3.6%）、前列腺癌 1 例（3.6%）、黑色素瘤 4 例（14.3%）、间质恶性肿瘤 4 例（14.3%）。其中 2 例首发于乳腺。转移性肿瘤多表现出其原发肿瘤的形态学特征和免疫组化表达，GCDFP-15、MG 阴性。非乳腺源性恶性肿瘤向乳腺转移的情况是少见的，但常可具有原发部位肿瘤的病理形态学特征，因此在鉴别继发性和原发性乳腺癌时，应注意考虑组织病理学特征，并结合临床病史、免疫组化结果。例如之二：学者 Lee 等人（2020 年）综述了 2008—2018 年转移至乳腺的 66 个病例的组织学特征，除了最常见的原发肿瘤类型是肺癌（22 例），还有淋巴瘤（15 例）、黑色素瘤（13 例）、胃肠道癌（8 例）和浆液性乳头状癌（4 例）。该组 73% 的病例缺乏原发性乳腺癌的典型组织学特征，但还是有少数在组织学上与乳腺癌相似，Lee 等学者也强调病史对于做出正确的诊断至关重要。提示乳腺外恶性肿瘤乳腺转移的组织学线索包括：①肺癌的小细胞形态；②胃肠道癌含有坏死的腺体；③腺癌细胞的核内包涵体；④黑色素瘤的明显多形性和梭形细胞；⑤肾癌的透明细胞；⑥浆液性乳头状癌的结构，以及⑦淋巴瘤的中心母细胞小片和中心母细胞中心细胞小结结构等。有用的免疫组化标志物包括 TTF-1、S-100、Melan-A、HMB45、CK20、CDX2、PAX8、WT-1，以及淋巴造血系统标志物，此外，不表达乳腺相关标志物 GATA3、GCDFP-15、ER 等。

4. GATA3 是目前乳腺癌很常用的诊断免疫组化标志物。然而，很多研究结果显示 GATA3 的特异性并不是很强，且对三阴性乳腺癌的敏感性很低，而 SOX10 在三阴性乳腺癌中表达较高。TRPS1 被认为是一种敏感的乳腺癌诊断性免疫组化新标志物，在 ER/PR 阳性和 HER2 阴性乳腺癌的阳性率与 GATA3 相似，在三阴性乳腺癌中的阳性率高于 GATA3 和 SOX10。有学者 Lui 等人（2023 年）报道，TRPS1 是所有乳腺癌亚型的高敏感标志物，并且在与 GCDFP-15 联合检测三阴性乳腺癌时显示出相对最高的敏感性。目前 TRPS1 已被建议纳入三阴性乳腺癌的诊断性检测。学者 Ai 等人（2021 年）研究结果显示，在三阴性乳腺癌中 TRPS1 高表达，且显著高于 GATA3 表达，在化生性癌 86% 对 21% 和非化生性癌 86% 对 51%。此外，在 1234 例来自不同器官的 31 种实体瘤中评估了 TRPS1 的表达，其中在 122 例肺腺癌中仅 3 例 TRPS1 阳性占 2.4%，且其中 1 例为中等着色、2 例为弱着色。由此证实 TRPS1 在鉴别肺转移癌和乳腺原发癌中有重要意义。特别是当仅有少量肿瘤细胞簇时，TRPS1 可能非常有用，因为它的阳性肿瘤细胞平均百分比和强度高于其他免疫组化标志物。不过，新近又有学者报道了 TRPS1 在其他部位器官表达情况，例如 Bachert 等人（2024 年）研究发现 TRPS1 在膀胱癌（31.9%）和前列腺癌（27.4%）中显示明显的染色。又例如 Ruiz 等人（2024 年）研究发现 TRPS1 免疫组化染色常在多种妇科癌中表达，其中输卵管 - 卵巢癌可达 70% 和子宫内膜癌达 58.4%。另外，也有少量研究报告肺鳞癌、涎腺和汗腺肿瘤中 TRPS1 的表达。因此，在广泛应用 TRPS1 作为乳腺来源鉴别诊断的主要指标之前，最好进行全面的研究来确定其在不同器官不同肿瘤类型中的真正特异性，以避免落入诊断陷阱。另外，还需值得特别注意的是，GATA3、ER、PR、HER2 等也偶在肺癌中有表达，而在乳腺癌中，也有接近 1% 病例的 TTF-1 阳性报告、偶见 Napsin A 等阳性情况，因此多指标综合分析并结合临床是很重要的。

（牛　昀）

参考文献

[1]Mirrielees JA, Kapur JH, Szalkucki LM, et al. Metastasis of primary lung carcinoma to the breast:A systematic review of the literature[J]. J Surg Res, 2014, 188（2）: 419-431.

[2]Ali RH, Taraboanta C, Mohammad T, et al. Metastatic non-small cell lung carcinoma a mimic of primary breast carcinoma-case series and literature review[J]. Virchows Arch, 2018, 472（5）: 771-777.

[3]Wang X, Luo Y, Liu L, et al. Metastatic adenocarcinoma to the breast from the lung simulates primary breast carcinoma clinicopathologic study[J]. Transl Cancer Res, 2021, 10（3）: 1399-1409.

[4]Wang B, Jiang Y, Li SY, et al. Breast metastases from primary lung cancer: A retrospective case series on clinical, ultrasonographic, and immunohistochemical features[J]. Transl Lung Cancer Res, 2021, 10（7）: 3226-3235.

[5]WHO Classification of Tumours Editorial Board. WHO classification of tumours.

Thoracic Tumours. 5th edn[M]. Lyon：IARC Press, 2021.

[6] 左影，白桦，应建明，等. 肺肠型腺癌研究进展 [J]. 中华肿瘤杂志，2022，44（4）：321-325.

[7] 周淑玲，于宝华，成宇帆，等. 转移至乳腺的恶性肿瘤 28 例临床病理学观察 [J]. 中华病理学杂志，2014，43（04）：231-235.

[8] Lee AHS, Hodi Z, Soomro I, et al. Histological clues to the diagnosis of metastasis to the breast from extramammary malignancies[J]. Histopathology, 2020, 77（2）：303-313.

[9] Yoon EC, Wang G, Parkinson B, et al. TRPS1, GATA3, and SOX10 expression in triple-negative breast carcinoma[J]. Hum Pathol, 2022, 125：97-107.

[10] Shaoxian T, Baohua Y, Xiaoli X, et al. Characterisation of GATA3 expression in invasive breast cancer：Differences in histological subtypes and immunohistochemically defined molecular subtypes[J]. J Clin Pathol, 2017, 70（11）：926-934.

[11] Abdelwahed M, Yurtsever N, Savant D, et al. Utility of TRPS1 immunohistochemistry in diagnosis of metastatic breast carcinoma in cytology specimens[J]. J Am Soc Cytopathol, 2022, 11（6）：345-351.

[12] Ai D, Yao J, Yang F, et al. TRPS1：A highly sensitive and specific marker for breast carcinoma, especially for triple-negative breast cancer[J]. Mod Pathol, 2021, 34（4）：710-719.

[13] Parkinson B, Chen W, Shen T, et al. TRPS1 expression in breast carcinomas：Focusing on metaplastic breast carcinomas[J]. Am J Surg Pathol, 2022, 46（3）：415-423.

[14] Lui JW, Tsang JY, Li J, et al. TRPS1 is a promising marker for all subtypes of breast cancer[J]. Histopathology, 2024, 84（5）：822-836.

[15] Bachert SE, Di J, Zhang S, et al. TRPS1 expression in primary and metastatic prostatic adenocarcinoma, muscle invasive bladder urothelial carcinoma, and breast carcinoma：Is TRPS1 truly specific and sensitive for a breast primary[J]？Hum Pathol, 2024, 143：42-49.

[16] Ruiz F, Tjendra Y, Millan N, et al. Trichorhinophalangeal syndrome type 1 immunohistochemical expression in carcinomas of gynecologic origin[J]. Am J Surg Pathol, 2024, 48（5）：546-550.

[17] Ni YB, Tsang JY, Shao MM, et al. TTF-1 expression in breast carcinoma：an unusual but real phenomenon[J]. Histopathology, 2014, 64（4）：504-511.

[18] Kawasaki T, Bussolati G, Sugai T, et al. A rare case of breast cancer showing distinct TTF-1 nuclear expression：Small-cell carcinoma or not？[J]

Histopathology，2015，66（5）：752-753.

[19]Ellery P，Archard N，Saetta A，et al.TTF-1 positive breast cancer：A cautionary tale[J].J Clin Pathol，2015，68（8）：665-666.

[20]Voutsadakis IA，Mozarowski P.Expression of TTF-1 in breast cancer independently of ER expression：A case report and pathogenic implications[J].Breast Dis，2016，37（1）：1-6.

[21]Min L，Qiao H，Hongkai Z.High grade acinic cell carcinoma of the breast with clear cytoplasm mimics clear cell carcinoma in a BRCA1 mutation carrier：A case report and review of the literature on the molecular analysis[J].Histol Histopathol，2023，38（1）：91-97.

病例 10　锁骨上转移癌与乳腺癌

一、病历摘要

患者女性，60 岁，右乳腺癌外院行改良根治术后 5 年时发现左锁骨上结节，外院活检，病理检查结果为恶性肿瘤，免疫组化证实上皮来源，形态符合腺癌，结合病史考虑转移性乳腺癌可能。继续抗乳腺癌治疗后 2 年半。患者主因自觉左锁骨上肿块增大，为进一步诊疗，到我院住院，然后送检左锁骨上活检的病理切片来会诊，但未提供具体相关病历、病理和影像学资料。否认其他疾病病史。

此时，病理会诊医生及时与主管医生联系加做影像学检查，并与患者沟通，要求提供既往乳腺病历、病理报告和切片等资料，并询问及再次确认无其他肿瘤史。

二、病理学所见

大体：左锁骨上活检组织，灰褐色破碎组织一堆，共 4.5 cm×3.5 cm×1.0 cm，较大者切面灰白色，实性，形状不规则，质地软，易碎。

镜下：可见肿瘤组织排列成实性片状（几乎没有间质背景），大部分肿瘤细胞胞质呈透明状，少部分细胞胞质呈粉红染，可见伴坏死，肿瘤细胞大或大小不一、具有异型性，胞核大小不等、部分比较小，可见病理性核分裂，肿瘤组织中可见小而薄壁血管构成的纤细血管网／间隔。未见明确淋巴结结构，仅一张切片边缘肿瘤组织旁可见灶性淋巴组织，一侧似有边界，尚不完全除外为淋巴结的部分组织，其内也可见少许肿瘤细胞小团。结合送检会诊的外院现有免疫组化片结果，考虑肿瘤组织为上皮来源，不除外转移性肿瘤，鉴于有乳腺癌病史，需加做鉴别诊断、组织来源等免疫组化指标辅助诊断。

之后，进一步会诊了患者应要求补充提供的外院右乳腺癌改良根治术标本切片，镜下可见右乳腺癌形态与上述左锁骨上肿瘤组织形态明显不同，癌组织排列成小条索小巢团状，在间质中呈浸润性生长，癌细胞胞质粉染、缺乏明显的透明状，核大深染，核仁多明显，为比较典型的浸润性导管癌形态，组织学中级别，伴个别低级别导管原位癌，少许浸润性癌细胞小团似呈主间质分离状，见数个可疑脉管癌栓，可见神经受累及。淋巴结未见明确转移癌 0/13。右乳腺癌组织需做免疫组化辅助诊断和进行替代分子分型。

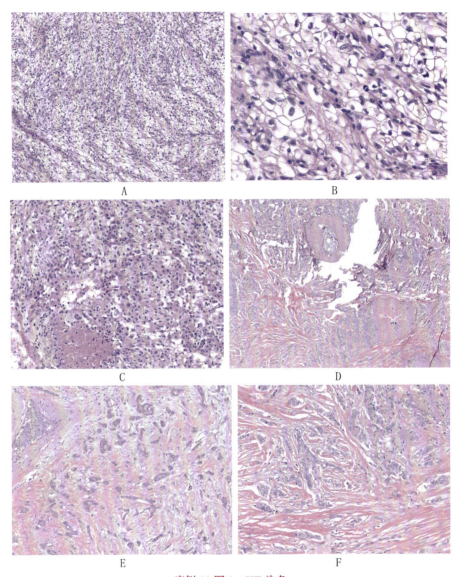

病例 10 图 1　HE 染色

注：A. 显示左锁骨上肿瘤组织排列成实性片状，细胞胞质多呈透明状，少部分细胞胞质呈粉红染，HE 染色 ×10；B. 显示左锁骨上（图 A 的局部高倍镜下病理图）肿瘤细胞胞质多呈透明状，细胞核大小不一，也有比较小的，少数细胞胞质粉红染，HE 染色 ×40；C. 显示左锁骨上肿瘤细胞胞质部分粉染、部分透明状，胞核深染，可见病理性核分裂，伴灶性坏死，HE 染色 ×20；D. 显示右乳腺癌组织排列成不规则小条索小团状，浸润性生长，癌细胞胞质粉染，见个别低级别导管原位癌，HE 染色 ×10；E. 显示右乳腺癌组织排列成不规则小巢团小条索状，浸润性生长，癌细胞胞质粉染，见个别低级别导管原位癌，HE 染色 ×10；F. 显示右乳腺癌组织排列成不规则小条索状，浸润性生长，胞质粉染，核大深染，核仁明显，HE 染色 ×20。

免疫组化染色显示：

左锁骨上：送检会诊的外院染色片：ER 符合约 1% 弱／很弱着色；PR 符合约 30% 弱、中（+）；HER2 符合为（0）；ki67 约 30%（+）；CK 少部分（+），弱、中、强着色，其中部分以中为主，部分以弱、中着色为主；CK18 部分（+），弱、中着色，其中部分以中为主，部分以弱为主；CK7（-）；CK5/6（-）；CD117（-）；EMA 大部分（+），弱、中、强着色；GCDFP-15（-）；CD10 灶性弱、中（+）；Vimentin 数处灶性（+），其中少部分以中着色为主，其余以弱着色为主；Villin 少部分（+）；Syn（-）；CgA（-）；CD56（-）。我院加染指标：GATA3（-）；TRPS1（-）；SOX10（-）；AR（-）；PAX8 部分（+）；WT-1（-）；TTF-1（-）；CDX2（-）；HMB45（-）。

右乳腺：我院免疫组化染色片：浸润性癌成分：ER 约 85% 强（+）；PR 约 80%（+），大部分强着色、灶性区弱、中、强着色；HER2 为（1+）；ki67 热点区约 10%（+），其余≤5%；AR 异质性着色明显，约 10% 弱（+）至约 80% 弱、中（+）；SMHC（-）；p63（-）；EMA 癌巢内（+）；MUC1 癌巢内（+）。个别原位癌成分肌上皮：SMHC（+）；p63（+）。

以上两个部位的肿瘤组织免疫组化表达有明显不同。

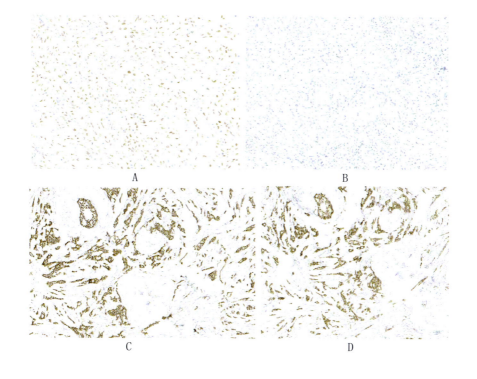

A　　　　　　　　　　　　　B

C　　　　　　　　　　　　　D

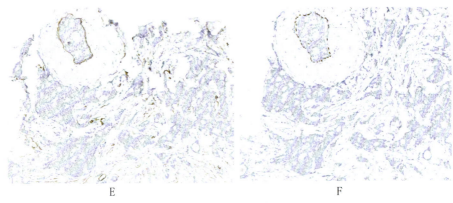

E   F

病例 10 图 2　HE 染色

注：A. 显示左锁骨上肿瘤组织 PAX8 部分（+），免疫组化染色 ×20；B. 显示左锁骨上肿瘤组织 TRPS1（-）；免疫组化染色 ×20；C. 显示右乳腺癌组织 ER 约 85% 强（+），免疫组化染色 ×8；D. 显示右乳腺癌组织 PR 约 80%（+），大部分强着色，灶性区弱、中、强着色，免疫组化染色 ×8；E. 显示与图 2C 同一位置右乳腺癌组织 SMHC（-）；个别低级别导管原位癌管壁肌上皮 SMHC（+），IHC 染色 ×10；F. 显示与图 2C 同一位置右乳腺癌组织 p63（-）；个别低级别导管原位癌管壁肌上皮 p63（+），IHC 染色 ×10。

三、诊断及鉴别诊断

1. 诊断　左锁骨上恶性肿瘤综合免疫组化染色结果为癌——转移性癌，但形态学和免疫表型与该病例的右乳腺癌不相符（不支持乳腺来源），部分现有免疫组化指标提示临床进一步检查肾脏等，并做盆腔（妇科）及腹部等部位检查，建议请综合病理科进一步会诊。（备注：已及时与临床沟通，考虑该左锁骨上转移癌源于肾脏；因我院乳腺病理和综合病理科是分别的两个科室，乳腺病理科只做乳腺病变的病理诊断。）

右乳腺浸润性癌，结合形态学和免疫组化染色结果为浸润性导管癌，组织学 Ⅱ 级，少许癌细胞团呈微乳头状样形态改变（免疫组化结果不支持为微乳头状癌成分），癌组织累及神经，见可疑脉管癌栓，间质浸润淋巴细胞 < 5%，有个别低级别导管原位癌成分。右腋窝外侧组淋巴结未见明确癌组织 0/13。

2. 鉴别诊断　本病需要与左锁骨上恶性肿瘤相鉴别的疾病包括乳腺癌对侧 / 同侧锁骨上转移、肌上皮癌转移、其他部位透明细胞肿瘤转移、锁骨上部位其他软组织肿瘤性病变等。

3. 补充后续情况　患者初入我院时（是"24 小时出入院"），临床曾延续外院针对乳腺癌的治疗。经及时与临床联系，临床主管医生结合上述病理会诊意见，做了进一步检查。CT 示左颈部、锁骨上肿物及淋巴结，考虑转移；右肾见等回声区，建议结合其他检查。B 超示右肾上极等回声区，建议做 PET-CT 检查。PET-CT 示右肾上极肿物，异常放射性浓聚，考虑恶性。B 超引导下右肾穿刺活检，我院综合病理科考虑肾细胞癌，免疫组化结果支持透明细胞性肾细胞癌。此后我院综合病理科进一步会诊了上述外院穿刺的左锁骨上活检组织，会诊意见为免疫表型符合肾来源透明细胞肾细胞癌。随即，临床针对性调整了治疗方案。

四、病例讨论

1. 该病例病理会诊的有些复杂曲折，起初临床病史不详、信息不准、可用资料有限，在此情况下先不要轻易下诊断，也不要人云亦云地做一个符合某某肿瘤来源的诊断，那很可能掉入陷阱，延续误导临床的治疗方向。理想的情况是，把两个部位病变的切片放在一起，看到形态明显有差别，免疫组化结果也明显不同，似乎诊断难度就小了很多，但临床病理实际情况常常不是这么理想。因此，会诊的流程和思路是：①与临床医生和患者沟通联系，尽可能获得齐全的相关资料；②本文左锁骨上病例有右乳腺癌病史，那么应该复习右侧乳腺癌的形态学和免疫组化表达，先确定该乳腺癌有否原位成分，有原位成分，就可先把既往的这个乳腺癌是原发癌确定下来，如果缺乏原位成分，最好加做免疫组化以辅助确认乳腺部位是否原发癌；③再看左锁骨上转移癌形态和免疫表型是否与这个乳腺癌相吻合，如果不吻合，那需要进一步找原因，是乳腺肿瘤的异质性造成的还是从其他部位来源的；④根据转移癌形态提示和病史加做免疫组化指标检测，如果没有特殊形态和病史提示，则需加做多个指标检测一一排除；⑤并建议临床同时做相关 / 可疑部位检查和全身全面检查；⑥在通过与临床和患者沟通联系、加做影像检查和复习乳腺癌切片、加做免疫组化的过程中，逐渐形成本病例的会诊意见；⑦另外，因我科为乳腺病理亚专科科室、具有多方面局限性，故建议及时地请综合病理科进一步会诊，以获得业内同行的意见和支持；⑧再次及时联系临床，以便相应调整治疗方案。

2. 乳腺癌可以出现同时或异时的对侧锁骨上转移，目前临床上新的理念是"乳腺癌对侧淋巴结复发是局部事件而非远处转移性疾病"，此时的乳腺癌分期、治疗、预后都与之前传统的理念不同，所以更有必要明确对侧锁骨上转移癌的组织来源。乳腺癌原发灶和转移灶形态学和免疫表型多数比较一致，部分、少部分病例也可以有不一致，这与肿瘤本身的时空异质性、样本取材的局限性以及治疗后的改变等有关。但原发灶和转移灶的鉴别组织来源等指标的变化相对不会差别过大（除非分化过差，指标均不表达），由此可以作为鉴别诊断一个重要方面。本病例左锁骨上部位的癌组织，与右乳腺癌的形态学、免疫组化结果有比较大的差异，例如癌细胞胞质有明显的透明和不透明之别；乳腺癌呈比较典型的浸润性导管癌形态，组织学中级别，伴少许呈微乳头状样形态改变，有个别低级别导管原位成分；左锁骨上部位的癌 ER、PR、AR 表达与右乳腺癌明显不同；而左锁骨上部位 GATA3、TRPS1、SOX10、GCDFP-15 阴性，PAX8 部分阳性，CD10 灶性弱、中阳性，Vimentin 数处灶性阳性，其中少部分以中着色为主、其余以弱为主，Villin 少部分阳性。总之，左锁骨上部位免疫组化结果指向乳腺来源的指标为阴性，指向肾来源的指标为阳性。

3. 多种肿瘤也都可以有透明细胞类型，在良性和恶性上皮、间质、黑色素细胞和造血系统肿瘤中可观察到透明细胞，由于它们具有相似的组织学特征，当透明细胞占主导地位时，有时也很难做出明确的诊断。即使是上皮来源的肿瘤，不仅仅是来自肾脏的，来自乳腺、肝脏、大肠、前列腺、卵巢、子宫和甲状腺等的癌也都可具有透明细胞分化的潜力。乳腺导管原位癌有部分或灶性透明细胞型比较常见，乳腺的浸润性癌也可以有或部分有透明细胞成分或灶性透明细胞分化，如浸润性导管癌，伴富脂质分化、富糖原透明细胞分化、皮脂腺分化形态模式，或者是肌上皮癌等。因此，转移性透明细胞肿瘤的鉴别诊断非常具有挑战性。

4. 肾细胞癌（renal cell carcinoma，RCC）是起源于肾小管上皮的恶性肿瘤，占肾脏恶性肿瘤的 80% ～ 90%。组织病理类型最常见的为透明细胞癌（占70% ～ 85%），其次为乳头状肾细胞癌及嫌色细胞癌，以及集合管癌等少见类型。根据中国肾癌规范诊疗质量控制指标（2022 版），2020 年中国肿瘤登记年报显示，肾癌发病率为 3.99/10 万，2015 年我国女性肾细胞癌发病粗率为 2.92/10 万，年龄标化率为 1.89/10 万。据国外文献报告显示，肾细胞癌的发病率很高（女性年龄标化率为 3.2/10 万），是女性第十大常见癌症（如 Lorenzo-Rios 等学者的文章）。组织学显示，透明细胞癌细胞较大，胞核较小，核质比低，胞质透明 / 空泡化 / 嗜酸性，胞膜清楚，核圆形，核仁突出。肿瘤细胞排列呈巢状和腺泡状结构，可见小的薄壁血管构成的纤细血管网。常用的免疫组化抗体：PAX8、CA9、MUC1、MUC3、CK8、CK18、Vimentin、CD10、EMA 和 RCC（即肾细胞癌标志物）阳性。其中 CD10、Vimentin 和 RCC 均呈阳性，为相对特异性的。PAX8 在原发肿瘤和远隔部位均有表达，但与肾的正常组织和与其他组织学类型相比，透明细胞癌有时 PAX8 表达较低、阳性较少，因此，当缺乏 PAX8 表达时也不能排除肾源性肿瘤，还需要结合其他指标和临床情况。

5. 肾细胞癌具有转移到身体几乎每个器官的特殊能力，且其转移播散模式是可变的，淋巴结转移也是相对多变的，没有固定的规律。可以发生肾门淋巴结、髂淋巴结、腹膜后淋巴结、主动脉旁淋巴结，少数转移至纵隔、盆腔和锁骨上淋巴结。而从另一方面说，左侧锁骨上淋巴结转移多源于消化道癌、乳腺癌和宫颈癌等（如 Jin 等学者在 Nature 上的文章，2020 年）。部分肾细胞癌是以转移灶的临床表现为首发症状就诊的，但除了其他表现外，单独首发症状为左锁骨上的报告微少，仅查到 1 例乳头状肾细胞癌左锁骨上淋巴结转移、但无肾脏原发病变的报告（Thamcharoen 等学者的文章，2013 年）。另有以转移癌为最初表现的肾癌个例报告，如 Olečková 等学者（2019 年）报道的类似肺癌晚期的转移性透明细胞肾细胞癌，无肾原发性肿瘤，又如 Chai 等学者（2013 年）报道的腮腺区转移性肾细胞癌，腮腺肿物是首发症状。另外，还有多篇肾透明细胞癌行肾切除多年后转移至乳腺的报告，如 2017 年 Xu 等学者报道的（术后 10 年），2014 年学者 Falco 等人报道的（术后 9 年）、2021 年学者 Ali 等人报道的（术后 3 年），更有 2023 年学者 Breese 等人报道的（术后 20 年）。本病例肾癌是以左锁骨上转移为首发症状，同时有之前右侧乳腺癌病史，经病理会诊明确了并不是乳腺癌继发的左锁骨上转移，而是提示和进一步检查发现了右肾的癌，这使得情况更为纷杂困难，需要理清思路。

6. 转移性乳腺癌和转移性肾癌在临床治疗上有所不同，所以病理明确诊断是很重要的。转移性肾细胞癌的预后很差，中位生存时间仅为 6 ～ 12 个月，2 年生存率为 10% ～ 20%，而且转移性肾细胞癌的治疗很复杂，现有疗法缺乏显著疗效，因此对转移灶进行手术切除可能是首先的选择。最新的（来自 CSCO 的）临床指南提出可采用转移灶切除、立体定向放疗技术和消融治疗孤立性转移。自 2005 年索拉非尼被批准用于转移性肾细胞癌的治疗以来，目前转移性肾癌的治疗已进入了多靶向治疗时代。相关药物主要分为：①抗血管内皮生长因子 / 受体途径；②抑制雷帕霉素靶蛋白途径；③免疫检查点抑制剂；④细胞因子；⑤化疗。有多种联合用药方案，适用于中晚期 / 晚期透明细胞为主型肾癌的二线治疗。目前国内业已批准用于晚期肾细胞癌的多种药物包括培唑帕尼、舒尼替尼等。本病例在外院发现左锁骨上转移后，因原病理诊断考虑转移癌为乳腺来源，使用了来曲唑－帕博西尼（爱博新）内分泌治疗等抗乳腺癌治疗，当患者自觉锁骨上肿块进展后来我院（是"24 小时出入院"），临床暂时使用白蛋白紫杉醇 1 周期化疗。在此时，及时出具的病理会诊报告明确了该病例有乳腺和肾脏两个双原发癌，且肾癌发生了远隔部位转移，并及时报告告知了临床主管医生，为临床采取更为有针对性的治疗方案提供了明确的依据。

（牛　昀）

参考文献

[1]Moossdorff M，Vugts G，Maaskant-Braat AJ，et al.Contralateral lymph node recurrence in breast cancer：Regional event rather than distant metastatic disease.A systematic review of the literature[J].Eur J Surg Oncol，2015，41（9）：1128-1136.

[2]Jiao Y，Guo X，Wu H，et al.Surgery on metastatic foci is a better strategy for stage Ⅳ breast cancer patients with only nonregional lymph node metastasis[J]. Adv Ther，2023，40（7）：3247-3262.

[3]WHO Classification of Tumours Editorial Board.WHO classification of tumours. Breast tumours.5th edn[M].Lyon：IARC Press，2019.

[4]Ratti V，Pagani O.Clear cell carcinoma of the breast：A rare breast cancer subtype-case report and literature review[J].Case Rep Oncol，2015，8（3）：472-477.

[5]Kini H，Bhat S，Suresh PK，et al.Clear cell carcinoma of breast lipid-rich variant[J].J Cancer Res Ther，2019，15（5）：1167-1169.

[6]de Alencar NN，de Souza DA，Lourenço AA，et al.Sebaceous breast carcinoma[J]. Autops Case Rep，2022，14；12：e2021365.

[7]Alvarez Moreno JC，He J.Invasive breast carcinoma with sebaceous morphologic pattern showing lymph node macrometastasis：A case report[J].Cureus，2023，15（4）：e37365.

[8]中国抗癌协会乳腺癌专业委员会，中华医学会肿瘤学分会乳腺肿瘤学组．中国抗癌协会乳腺癌诊治指南与规范（2024 年版）[J]．中国癌症杂志，2023，33，（12）：1092-1187.

[9]国家癌症中心，国家肿瘤质控中心肾癌质控专家委员会．中国肾癌规范诊疗质量控制指标

（2022版）[J].中华肿瘤杂志，2022，44（12）：1256-1261.

[10]Marcotullio D, Iannella G, Macri GF, et al.Renal clear cell carcinoma and tonsil metastasis[J].Case Rep Otolaryngol, 2013, 2013：315157.

[11]Lorenzo-Rios D, Cruzval-O'Reilly E, Rabelo-Cartagena J.Facial cutaneous metastasis in renal cell carcinoma[J].Cureus, 2020, 12（12）：e12093.

[12]Jin X, Demere Z, Nair K, et al.Publisher correction：A metastasis map of human cancer cell lines[J].Nature, 2021, 599（7885）：E7.

[13]Thamcharoen N, Chaiwiriyawong W.Papillary renal cell carcinoma presented with supraclavicular lymph node metastasis without renal primary lesion[J].World J Oncol, 2013, 4（1）：50-53.

[14]Olečková M, Tichý T, Melichar B, et al.Metastatic clear cell renal carcinoma without evidence of a primary renal tumour mimicking advanced stage of malignant lung tumour[J].Klin Onkol, 2019, 32（Supplementum1）：154-156.

[15]Xu Y, Hou R, Lu Q, et al.Renal clear cell carcinoma metastasis to the breast ten years after nephrectomy：A case report and literature review[J].Diagn Pathol, 2017, 12（1）：76.

[16]Falco G, Buggi F, Sanna PA, et al.Breast metastases from a renal cell carcinoma. A case report and review of the literature[J].Int J Surg Case Rep, 2014, 5（4）：193-195.

[17]Ali HOE, Ghorab T, Cameron IR, et al.Renal cell carcinoma metastasis to the breast：A rare presentation[J].Case Rep Radiol, 2021, 2021：6625689.

[18]Breese RO, Friend K.Case report of renal cell carcinoma metastasis to the breast[J].Am Surg, 2023, 89（8）：3541-3542.

[19]Gravis G, Chanez B, Derosa L, et al.Effect of glandular metastases on overall survival of patients with metastatic clear cell renal cell carcinoma in the antiangiogenic therapy era[J].Urol Oncol, 2016, 34（4）：167. e17-23.

[20]Abro C, Sedhom R, Soni A, et al.Cutaneous finger and tongue metastases in renal cell carcinoma[J].BMJ Case Rep, 2019, 12（6）：e230516.

病例 11　胸壁浸润性癌——子宫癌病史

一、病历摘要

患者女性,58 岁,主因左胸壁结节,以软组织肿瘤在骨软肿瘤科就诊。临床查体:左胸壁结节 2.0 cm×2.0 cm×1.5 cm, 稍凸出皮肤表面 0.3 cm。B 超检查显示左胸壁软组织肿物, 大小 2.0 cm×2.2 cm×1.5 cm, 邻近乳腺腺体边缘, 边界不清, 不规则, 回声不均匀, 有钙化, 建议做 CT 检查和穿刺活检。CT 检查显示左前胸壁皮下脂肪间隙内结节大小 1.9 cm×1.6 cm,边界清楚,强化不均匀,考虑良性可能性大。行手术切检, 综合病理科术中冰冻报告:恶性肿瘤。术后石蜡切片报告:低分化癌,倾向乳腺来源, 建议专科会诊。患者为进一步明确诊断, 送切片来会诊。

追溯病史, 患者自述该左胸壁结节是 10 年前偶然发现的, 当时结节有玉米粒大小, 无不适, 未诊疗, 近 1 年余结节进行性增大。

再次进一步追溯既往手术史:患者 5 年前曾因子宫内肿物就诊于盆腔肿瘤科,活检病理为高级别腺癌, 行子宫全切术, 术后病理报告:子宫内膜高级别腺癌,符合子宫内膜样癌, 低分化至中分化。

二、病理学所见

大体:左胸壁带皮标本, 大小 7.0 cm×5.5 cm×4.0 cm, 梭形皮瓣 5.0 cm×3.5 cm,切面见一灰白色质硬肿物, 大小 2.5 cm×2.5 cm×2.0 cm, 边界不清, 与真皮和皮下脂肪粘连。

镜下:癌组织主要排列成不规则小条索、小片块, 也见少数小腺管状, 呈浸润性生长, 累及真皮深层、皮下脂肪, 邻近深面骨骼肌, 并见累及神经组织。结合现有免疫组化染色结果, 不除外乳腺来源, 但因该肿瘤组织的特殊部位, 且常规 HE 染色病变内和其旁未显示明确正常乳腺组织, 结合该病例有其他部位肿瘤病史, 需加做免疫组化指标辅助进一步鉴别诊断。肿瘤组织近深面边缘和近深面脂肪中见可疑受挤压 / 牵拉的数个(3 ～ 4 个)较小导管, 其内有少数 / 少许异型细胞, 需加做肌上皮等指标检测辅助证实 / 除外原位癌成分。

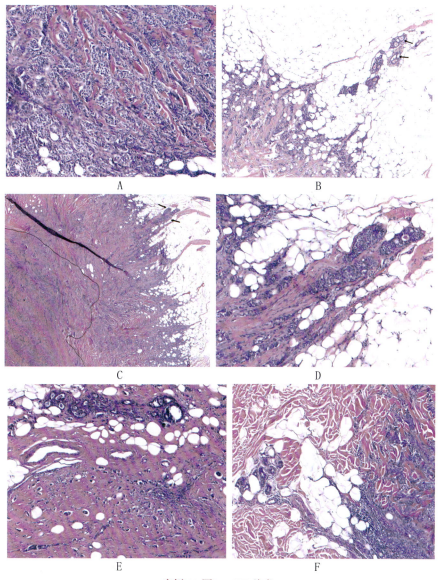

病例 11 图 1　HE 染色

注：A. 显示癌组织小条索、小片块和细胞异型形态，呈浸润性生长，HE 染色 ×8；B. 显示呈浸润性生长的癌组织和肿瘤深面脂肪里可疑几个较小导管（如图中箭头所示），HE 染色 ×4；C. 显示肿瘤深面浸润脂肪，纤维组织牵拉，其内可疑数个较小导管（如图中箭头所示），HE 染色 ×2；D. 显示图 C 的局部高倍镜下病理图，数个较小导管（导管被拉长），旁有浸润性癌，HE 染色 ×8；E. 显示蜡块组织深切后 IHC 对照 HE 片可见小灶小叶 / 小导管（伴轻度上皮不典型增生），周围可见癌组织，HE 染色 ×8；F. 显示真皮侧呈浸润性生长的癌组织和小汗腺（但癌组织未累及小汗腺），HE 染色 ×8。

免疫组化染色显示：ER 约 90%（+），以强着色为主；PR 约 40%（+），以中、强着色为主，异质性着色明显；ki67 热点区约 40%（+）；CK（+）；GATA3 强（+）；BRG1（+）；CD56 少部分（+）；p40（-）；TTF-1（-）；S-100（-）；Calretinin（-）；Vimentin（-）；加染和复检的指标结果显示：CK8/18（+）；CK5/6、p63 数个较小导管肌上皮（+）；SMHC 数个小导管肌上皮（+）（注：原始 HE 片中可疑的数个较小导管在 SMHC 片中已不存在，但可另见小灶小叶 / 小导管）；ER 约 90%（+），强着色；PR 约 40%（+），以强着色为主；HER2 为（0）；AR 约 80%（+），中、强着色，以强为主；CK5/6 < 1%；TRPS1 多数（+）、较弱着色；MG 散在少许强（+）；E-cadherin（+）；p120 膜（+）；Syn（-）；CgA（-）；WT-1（-）；PAX8（-）；Napsin A（-）；CK20（-）；CDX2（-）。

注：免疫组化染色和免疫组化对照 HE 片（蜡块组织深切后）可显示出肿瘤组织内和深面可见少许小叶 / 小导管，形态学符合乳腺小叶 / 小导管，有的伴轻度不典型增生。

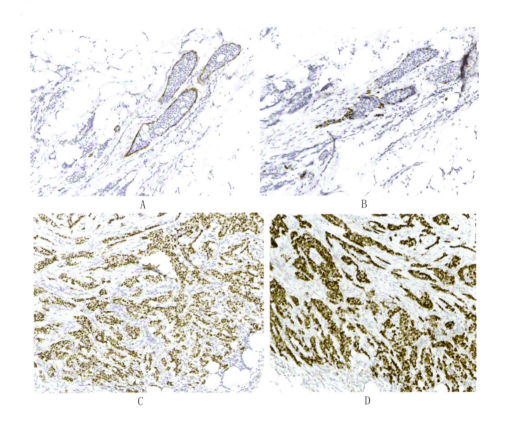

A　　　　　　　　　　　　　　　　B

C　　　　　　　　　　　　　　　　D

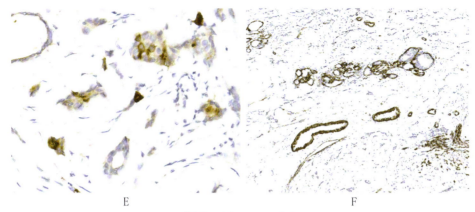

E　　　　　　　　　　　　　　　　　F

病例 11 图 2　IHC 染色

注：A. 显示数个较小导管（导管被拉长），CK5/6 上皮（-）、肌上皮（+），旁有浸润性癌，IHC 染色 ×8；B. 显示数个较小导管（导管被拉长），p63 肌上皮（+），旁有浸润性癌，IHC 染色 ×10；C. 显示浸润性癌成分 AR（+），IHC 染色 ×8；D. 显示浸润性癌成分 GTAT3 强（+），IHC 染色 ×10；E. 显示浸润性癌成分中 MG（+）细胞，IHC 染色 ×40；F. 显示浸润性癌组织中的小灶小叶 / 小导管（伴轻度不典型增生）SMHC 肌上皮（+），IHC 染色 ×8。

三、诊断及鉴别诊断

1. 诊断　左胸壁低分化腺癌，形态学和免疫组化染色综合结果支持乳腺来源的浸润性（导管）癌，组织学以 Ⅱ 级为主、少数呈 Ⅰ～Ⅱ 级改变，少部分成分符合伴神经内分泌分化，癌组织累及真皮深层、皮下脂肪，累及神经、周围脂肪；另外，深切后并见灶性累及深面骨骼肌肌筋膜；免疫组化染色结果显示个别导管低级别导管原位癌。标本切缘基底未见明确癌组织。

备注：因该肿瘤病变部位相对比较表浅，乳腺和汗腺来源的癌两者有一定的免疫表型重叠，故仍请结合临床情况和影像学检查结果。

2. 鉴别诊断　需要与本病相鉴别的疾病包括胸壁源自子宫 / 其他部位的转移癌、皮肤附属器源性肿瘤、胸壁（胸膜）肿瘤、神经内分泌瘤等。

四、病例讨论

1. 貌似普通实际不简单的病例　该患者的恶性肿瘤长在胸壁这个特殊部位，且有其他部位恶性肿瘤病史，所以在鉴别诊断时需要考虑很多问题，病理医生在发出病理报告后将决定着治疗方向、器官切除的重要问题。当看到本病例的病理报告为"浸润性（导管）癌，组织学以 Ⅱ 级为主""支持乳腺来源"，临床得到的信息是一个最为常见的普通的乳腺癌类型，但殊不知病理医生是在做足了工作后才发出的报告，经历了追问再追问详细病史、细致的镜下观察、分析需要鉴别诊断的思路、加做免疫组化检测，最后综合分析，并同时建议主管医生要结合临床和影像情况进行判断。

2. 追问详细病史

（1）实际上该病例左胸壁结节是在 10 年前发现的，最初如"玉米粒"大小，位于左前胸壁，生长不明显，因近期出现增大才就诊。而子宫肿物是在 5 年前发现的，当时发现后半年即进行了治疗。这提示左胸壁结节从病史角度是发生在先的，但由于很小无明显症状，患者在为治疗子宫肿物而就诊时，未提出左胸壁肿物的主诉，临床未做该部位的影像检查，病历中也未有所记载。

（2）该病例子宫肿物的病理类型为高级别腺癌，符合子宫内膜样癌，低～中分化（免疫组化染色：ER 约 20% 阳性，PR 阴性，ki67 约 60% 阳性，p53 散在阳性，CK 阳性，p16 斑片状阳性，Vimentin 局灶阴性），这提示可以从形态学诊断和免疫组化表达进行一定的鉴别。

（3）临床检查左胸壁结节稍凸出皮肤表面，说明病变比较表浅，与皮肤关系比较密切，而影像学检查显示虽然左胸壁软组织肿物是"皮下结节"，但在皮下脂肪间隙内，邻近乳腺腺体边缘，又说明肿物也不一定特别的表浅，可能与乳腺有一定的关联。所以，临床和影像学信息要综合参考。

3. 镜下的细致观察　肿瘤组织累及真皮深层和皮下脂肪，并未累及真皮浅层和表皮，虽然最初 HE 片中肿瘤性病变内和周围未见明确正常乳腺组织，还是需要用免疫组化标记看是否能显示出残存的微少小叶小导管，并且肿瘤组织近深面边缘和深面脂肪中见可疑受挤压 / 牵拉的数个（3 ～ 4 个）较小导管，其内有少许 / 少数异型细胞，如能确认有原位癌成分，诊断问题就可能迎刃而解了。因此，申请综合病理科提供蜡块或切白片（并嘱切记勿修块），加做肌上皮和 ER、CK5/6 等免疫组化检测，以辅助确认是否这数个较小导管内的异型细胞是癌细胞，且是否管周肌上皮存在。

4. 鉴别诊断的思路

（1）寻找和确认原位癌成分，如上述，因是在已经明确的浸润性癌组织旁的导管，管内的细胞形态和免疫表型同于其旁的浸润性癌，故不必须达到导管内增生性病变 2 mm 的量化标准才能诊断导管原位癌。此时针对性加做 SMHC、p63、Calponin、CK5/6 等指标以标记肌上皮。

（2）因尚不能肯定追加提供的经连续切片后白片免疫组化染色仍然可见那几个可疑的"导管"，结合子宫内膜样癌病史，在综合病理科已做过免疫组化指标如 Calretinin、TTF-1、CD56、p40、Vimentin、ER、PR、GATA3 的基础上，有针对性地加做部分鉴别诊断用免疫组化指标如 WT-1、PAX8、TRPS1、MG、AR 等。

（3）因目前病变所在的部位，补充其他一些排除性免疫组化鉴别指标如 Napsin A、Syn、CgA、CK20 等。

（4）复习子宫内膜样癌病理切片，从形态学和免疫表型进一步确认诊断，必要时再加做鉴别诊断用免疫组化指标以排除来源于乳腺癌的转移。

5. 建议结合临床情况　因为病变相对表浅，而乳腺和汗腺等是同源的，从癌组织形态学和鉴别来源的免疫组化无法很明确的区分。本病例通过免疫组化标记和免疫组化对照的 HE 片，可显示出肿瘤组织内和深面少许小导管小叶，符合乳腺的小导管小叶，并在真皮层可见汗腺小叶，未见与癌组织相连移行。这些都是支持肿瘤的乳腺来源。但病理医生还是需要建议临床主管医生结合临床所见和病史、病程，以防极为少见的特殊情况。

6. 乳腺癌与子宫内膜癌　子宫内膜癌转移到乳腺的报告虽然罕见，但从文献仍可查到几个病例，例如：学者 Farghaly 等人（2013 年）报道了 1 例 64 岁子宫内膜癌病例，在接受了全子宫切除术和辅助放化疗 3 年后，出现并证实转移到了乳腺。这在当时是文献可查到的第 3 例，且是第 1 例透明细胞型的子宫内膜样癌转移到乳腺的。这例报告提醒我们，子宫内膜癌虽然罕见转移到乳腺但仍有可能，它可以呈孤立性的病变，在临床上"伪装"成乳腺原发性癌，在影像学图像中被误为乳腺原发癌，即使已知有子宫内膜癌的病史。Farghaly 等的研究报告中，还介绍了区分乳腺原发性和转移性病变所需的基本指南（请详见相关参考文献）。此后，学者 Salibay 等人（2020 年）描述了 1 例乳腺肿物的临床病理学所见，最终被诊断为子宫内膜起源的转移性高级别子宫内膜样癌。在乳腺内的转移癌显示 GATA3 阳性、PAX8 阴性，而 MG、GCDFP-15、ER、PR、HER2 阴性。因为子宫的高级别子宫内膜样癌中可能会遇到 GATA3 阳性 /PAX8 阴性免疫表达谱（即 GATA3 弥漫表达、PAX8 表达缺失），对于乳腺部位的肿瘤，这种复合免疫表达谱是一个诊断陷阱，需要引起重视。学者 Shah 等人（2022 年）报道了 1 例 64 岁女性低级别子宫内膜样癌，2 年后出现孤立性乳腺肿块，穿刺活检示低级别子宫内膜样癌，弥漫性 ER、PAX8 阳性，与既往子宫癌一致。来曲唑治疗中肿块突然增大，乳房切除术显示为分化差的恶性肿瘤，无低级别成分，即在转移部位出现去分化。该病例提示这种去分化现象很容易造成误诊为原发性乳腺癌。另外，还有学者Erdoğan等人（2023年）报道了1例69岁病例，因子宫内膜腺癌接受治疗两年后发现乳腺肿块，经活检和免疫组化分析，MG、GCDFP-15、GATA3阴性，子宫内膜腺癌的相关标志物如PAX8、Vimentin和p53阳性，该乳腺肿块被诊断为转移性子宫内膜腺癌。通过这一实例再次强调了要全面了解既往肿瘤史，全面进行临床检查、影像学评估和免疫组化检测，这对于确保正确诊断、防止不必要的手术、提供恰当的全身治疗是必要的。

7. 不同原发癌之间的遗传学关系　　在有条件的情况下，还可以探讨在同一个患者两种原发癌之间的遗传学关系。比如学者Wendt等人（2015年、2016年）在研究非 BRCA 遗传性乳腺癌家族谱系时，发现子宫内膜癌在非 BRCA 乳腺癌家族队列中的比例过高，支持了先前提出的乳腺癌和子宫内膜癌综合征（breast and endometrial cancer syndrome）的假定，认为进一步研究对于识别新的乳腺癌综合征、对于改善高危人群的遗传咨询和检测新的易感基因非常重要。当然，也有更为罕见的情况我们应该想到，例如学者Inzani等人（2023年）报道了1例87岁的女性腹膜转移癌的病例，临床疑为是卵巢／子宫起源，经组织形态学和免疫组化检测特别是GATA3和PAX8的表达，证实是两种不同的上皮性肿瘤，即子宫内膜样癌和乳腺浸润性导管癌，两者同时发生同部位的远隔转移。而本文病例在后续治疗随诊中，目前又出现了第三个部位的癌，免疫组化结果支持为乳腺来源的转移癌，但与上述出现在左胸壁的癌形态学和免疫表型明显不同，业已建议临床主管医生对该病例加做进一步临床检查和做基因检测。由此看来，该病例是更为复杂的异时异部位多原发癌并出现转移，有待进一步的研究和针对性个体化治疗。

（牛　昀）

参考文献

[1]WHO Classification of Tumours Editorial Board.WHO classification of tumours. Breast tumours.5th edn[M].Lyon：IARC Press，2019.

[2]Farghaly H.Metastatic endometrial endometrioid carcinoma with clear cell changes to the breast：A case report[J].Ann Diagn Pathol，2013，17（1）：127-130.

[3]Salibay C，Fadare O.High-grade endometrioid carcinoma of the endometrium with

a GATA-3-positive/PAx8-negative immunophenotype metastatic to the breast：A potential diagnostic pitfall[J].Int J Surg Pathol，2020，28（6）：631-636.

[4]Shah VI，Morgan SE，Köbel M，et al.Dedifferentiation in breast metastasis of endometrial carcinoma：A diagnostic dilemma[J].Int J Gynecol Pathol，2022，41（1）：35-39.

[5]Erdoǧan Ö，Balci MF，Özgüzer A，et al.Metastasis of endometrial cancer to breast：A rare case[J].J Obstet Gynaecol Res，2023，49（5）：1452-1455.

[6]Ding Q，Huo L，Peng Y，et al.Immunohistochemical markers for distinguishing metastatic breast carcinoma from other common malignancies：Update and revisit[J].Semin Diagn Pathol，2022，39（5）：313-321.

[7]Braun A，Reddy S，Cheng L，et al.Clinicopathologic review of metastatic breast cancer to the gynecologic tract[J].Int J Gynecol Pathol，2023，42（4）：414-420.

[8]Bradt A，Jing X，Smola BS，et al.Comparative expression of TRPS1，GATA3，SOX10，mammaglobin，and GCDFP-15 in effusion specimens with breast carcinoma[J].Diagn Cytopathol，2023，51（11）：665-673.

[9]Almási S，Kuthi L，Sejben A，et al.TRPS1 expression in cytokeratin 5 expressing triple negative breast cancers，its value as a marker of breast origin[J].Virchows Arch，2023，482（5）：861-868.

[10]Lui JW，Tsang JY，Li J，et al.TRPS1 is a promising marker for all subtypes of breast cancer[J].Histopathology，2024，84（5）：822-836.

[11]Ruiz F，Tjendra Y，Millan N，ct al.Trichorhinophalangeal syndrome type 1 immunohistochemical expression in carcinomas of gynecologic origin[J].Am J Surg Pathol，2024，48（5）：546-550.

[12]Karpathiou G，Chauleur C，Hathroubi S，et al.Secondary tumors of the gynecologic tract：A clinicopathologic analysis[J].Int J Gynecol Pathol，2019，38（4）：363-370.

[13]Wendt C，Lindblom A，Arver B，et al.Tumour spectrum in non-BRCA hereditary breast cancer families in Sweden[J].Hered Cancer Clin Pract，2015，13（1）：15.

[14]Wendt C，Margolin S.A breast and endometrial cancer syndrome[J].Maturitas，2016，87：3-4.

[15]Inzani F，Arciuolo D，Monterossi G，et al.One biopsy，two tumors：A case report of collision tumor consisting in breast and endometrioid carcinoma detected on bioptic sample of peritoneal carcinomatosis[J].Pathol Res Pract，2023，243：154378.

病例 12　乳头状瘤癌变与浸润

一、病历摘要

患者女性，52 岁，主因体检发现左乳腺结节 5 个月，在外院就诊行左乳腺结节切检术。外院曾行超声检查见左乳腺 5 点处低回声区约 9.3 mm×3.9 mm，边界清，形态尚规整，提示左乳腺结节，未给 BI-RADS 分级。3 个月后复查超声见左乳腺 5 点距乳头 2.5 cm 处低回声结节大小为 12.5 mm×5.5 mm，边界清，形态不规则，呈分叶状，BI-RADS 分级 3 级～4A；左腋下多发低回声结节，最大 17.7 mm×5.4 mm，淋巴结皮质稍增厚。钼靶显示左乳腺内下局限致密，未见钙化，考虑增生，BI-RADS 分级 3 级。切检手术前再次复查超声，见左乳腺 5 点距乳头 2.5 cm 低回声结节增长至 19.7 mm×5.8 mm，边界清，形态不规则，未见明显血流信号，BI-RADS 分级 4A；双腋下多个淋巴结，左侧最大径 1.9 mm，皮质增厚，少量血流信号。切检术前未做过穿刺活检等有创性检查／介入性诊疗。

切检术后外院病理诊断意见：结节 1：导管乳头状瘤伴不典型增生，不除外低核级乳头状导管原位癌，建议上级医院会诊；结节 2：腺病，部分导管上皮增生及乳头状增生。患者为进一步诊疗，来我院会诊病理切片。

二、病理学所见

大体：送检标本：左乳腺结节 1：灰白灰红色，1.5 cm×0.8 cm×0.4 cm，切面灰白色，质韧；左乳腺结节 2：灰白灰红色，2 cm×1.5 cm×1 cm，切面灰白色，质韧。

镜下：

结节 1：可见一张切片上多个中、小导管乳头状肿瘤，导管分布部分相对较分散，部分呈簇状，少部分导管有张力、外形比较圆滑，多个导管的张力不是很大、形状不圆滑、有的很不规则，有的导管有分支，并可见少许呈纵切面的导管。导管内有多级细分支的具有纤维血管轴心的乳头状结构，被覆乳头状的腺上皮主要为单层，细胞形态单一，具有不典型性，体积小、胞质相对少、核质比稍大／较大，核仁不明显。管壁肌上皮似灶性不连续／缺失，需免疫组化标记证实。仔细观察切片，在几个导管旁可见灶性长片状细胞团，其内仍似有纤细／微少纤维血管轴心的实性乳头状结构，但细胞团的外周不规则、未见明显管壁和肌上皮，疑为浸润性癌，并见散在数个微小灶细胞团，其外周很不规则、未见明显管壁和肌上皮，疑为微浸润，也需免疫组化标记证实。组成这些细胞团的细胞形态大小与导管内的相同。

结节 2：可见导管上皮不典型增生、柱状细胞变等数种增生性改变。请详见病理诊断部分。

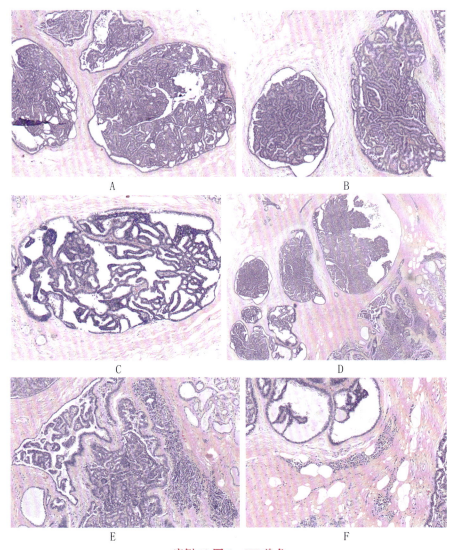

病例 12 图 1　HE 染色

注：A. 显示乳头状肿瘤（数个导管），HE 染色 ×4；B. 显示乳头状肿瘤（3 个导管），HE 染色 ×8；C. 显示单个"导管"乳头状肿瘤，可见多级细分支的具有纤维血管轴心的乳头状结构，HE 染色 ×10；D. 显示乳头状肿瘤（数个导管）伴可疑浸润灶，HE 染色 ×2；E. 显示乳头状肿瘤伴疑为灶性浸润（为图 D 的局部放大图），HE 染色 ×8；F. 显示乳头状肿瘤伴疑为数个微小灶浸润，HE 染色 ×10。

免疫组化染色显示：

结节 1：

病变整体：ER 约 90% 强（+）；PR 约 90% 强（+）；HER2 膜着色（1+）；ki67 热点区约 8%（+）；CK8/18 均质强（+）；Syn（−）；CgA（−）。

导管乳头状肿瘤：CK5/6 腺上皮大部分（−）；肌上皮部分（+）、部分（−）/稀少，管壁肌上皮（+）、灶性不连续；CK14 腺上皮大部分（−）；肌上皮部分（+）、部分减少/稀少，管壁肌上皮（+）、灶性不连续；SMHC 和 Calponin 肌上皮部分（+）、部分减少/稀少，管壁肌上皮（+）、灶性不连续；p63 肌上皮部分（+）、部分（−）/稀少，管壁肌上皮（+）、部分欠连续/不连续。

单个"导管"乳头状肿瘤：CK5/6、CK14、SMHC、Calponin、p63"管壁"大部分肌上皮缺失。

疑为灶性浸润和微小灶浸润：CK5/6、CK14、SMHC、Calponin、p63 肌上皮缺失。

结节 2：

腺上皮 ER 部分强（+），部分异质性（+）/（−）；CK5/6 腺上皮少部分（+），大部分异质性（+）。

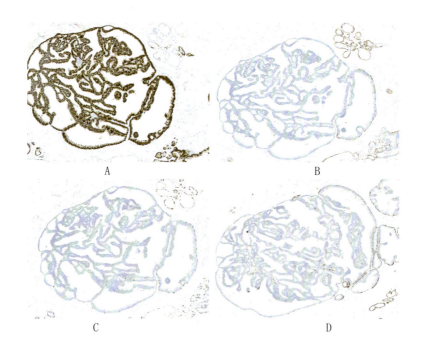

A

B

C

D

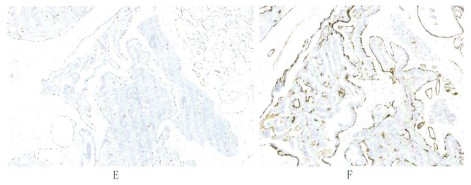

E　　　　　　　　　　　　　　F

病例 12 图 2　IHC 染色

注：A. 显示单个"导管"乳头状肿瘤腺上皮 ER 均质强（+），IHC 染色 ×10；B. 显示单个"导管"乳头状肿瘤 CK5/6 腺上皮肌上皮均（-）、"管壁"大部分肌上皮（-）；IHC 染色 ×10；C. 显示单个"导管"乳头状肿瘤 p63（-）、"管壁"大部分肌上皮（-）；IHC 染色 ×10；D. 显示单个"导管"乳头状肿瘤 SMHC（-）；"管壁"大部分肌上皮（-）；IHC 染色 ×8；E. 显示疑为浸润灶 p63（-）（与病例 12 图 1 E 同一视野），IHC 染色 ×8；F. 显示疑为微小浸润灶 SMHC（-）（在图中右上和右边），IHC 染色 ×10。

三、诊断及鉴别诊断

1. 诊断

左乳腺结节 1：形态学结合免疫组化染色结果会诊意见为：导管乳头状瘤（多发、外周型）伴上皮细胞不典型增生，灶性 / 数处小灶癌变——低核级乳头状导管原位癌，单个"导管"低核级乳头状癌，"管壁"大部分肌上皮缺失，符合呈膨胀性浸润生长方式；导管旁伴小灶浸润性癌和数个微小灶浸润，小灶浸润性癌镜下累及范围约 1.3 mm×0.3 mm，微小灶浸润性癌累及范围镜下最大径＜1 mm，组织学Ⅰ级。因该病例形态学比较特殊，请结合临床情况，建议行局部扩切。

左乳腺结节 2：数处微小灶导管 / 单个导管上皮不典型增生，腺病，柱状细胞变，小灶柱状细胞增生，导管上皮乳头状增生，腺纤维瘤趋向伴灶性导管上皮增生。建议密切随诊。

2. 鉴别诊断　需要与本病相鉴别的疾病包括外周型导管乳头状瘤、导管内乳头状瘤伴导管上皮不典型增生、导管内乳头状瘤伴导管原位癌不伴浸润、包裹性乳头状癌、浸润性导管癌、浸润性乳头状癌等。

四、病例讨论

1. 关于中央型孤立的和外周型多发的导管乳头状瘤的由来和变迁　在 WHO 乳

腺肿瘤 2003 版分类中，将导管内乳头状瘤分为中央型（大导管、通常位于乳晕区）和外周型（起源于末梢导管小叶单位、多发的，也有译为周围型的），并用较多篇幅分别描述了中央型和外周型乳头状瘤的临床特征和组织学形态。2012 版分类沿用了中央型和外周型乳头状瘤，但在组织学形态等方面未做分别的描述。2019 版分类导管内乳头状瘤的定义为：是一种良性乳腺病变，发生在乳腺中央（孤立的）或外周（多发的）位置的导管内，由具有纤维血管轴心的乳头状突起组成，被上皮和肌上皮层覆盖。不推荐过去国内外曾较多使用的术语——乳头状瘤病。在肿瘤分类的正文叙述中，对中央型和外周型乳头状瘤没有更多的分别描述，但重点提到了导管上皮不典型增生或导管原位癌灶可见于乳头状瘤，更常见于外周型而非中央型。在实际工作中，中央型和外周型乳头状瘤从临床特点、大体所见、镜下改变、伴随病变、发展转归等均有各自的特点，故本书笔者建议：在遇到多发外周（末梢导管小叶单位）的导管乳头状瘤的病例，还是应尽量在病理报告中体现出该乳头状瘤为外周型或多发性。因为根据本书笔者的多年临床诊断经验和文献报告中学者们在对多发性乳头状瘤的早期研究所见，与大的、中央型导管的孤立性乳头状瘤相比，外周的、多发的导管乳头状瘤经常与导管原位癌或浸润性癌相关，或者说外周的导管多发性乳头状瘤患乳腺癌的风险更大。在实际工作中，也常会遇见中央型和外周型混合存在的情况，建议在报告中尽可能体现出来。

2. 关于乳头状瘤癌变为原位癌的标准和掌握　由于乳头状肿瘤的多样性和多变性，是乳腺病理诊断中的难点，而外周多发的乳头状肿瘤诊断常常更为困难。有学者 Rella 等人（2022 年）使用 PubMed 和 Google Scholar 纳入回顾了 29 篇文献，研究结论为：多发乳头状肿瘤诊断和多发乳头状瘤与恶性肿瘤的关系，对即使是乳腺病理专家来说也都是挑战，需要非常熟悉其特征才能做出相对正确的诊断。这些问题主要发生在重叠的形态学特征中，有时免疫组化染色可能帮助不大。导管乳头状瘤是否伴导管上皮不典型增生或是否伴导管原位癌，其判断标准在实际工作中的尺度拿捏是比较困难的，尤其对于多个导管但不呈簇状分布，而是分散分布时病变大小的测量，不同病理医生之间难以达到一致，容易引起争议，故需特别谨慎（请参见本书病例 13 的讨论部分）。对于本病例诊断为导管乳头状瘤癌变——低级别乳头状导管原位癌还是有足够依据的：多个导管内可见具有明确纤维血管轴心的乳头状结构，被覆乳头状结构的单层腺上皮具有不典型性和低级别病变的形态和免疫组化特点，被覆乳头状结构的肌上皮部分完整、部分不完整/

少许存在 / 稀疏、部分完全缺失，各种变化阶段均可见。所以，虽然未测量到单个病变导管内超过 3 mm 的病变（因为导管的直径相对都比较小），也不适合几个导管的病变相加或几个导管连在一起测量（因为间隔着较多导管以外的间质组织），但综合整体情况，还是可以决定诊断。

3. 关于导管乳头状瘤癌变和乳头状导管原位癌的异同　导管乳头状瘤、导管乳头状瘤癌变和乳头状导管原位癌虽然可能有不同的基因分子变化，但更可能是共存于同一导管系统具有相同 / 相关分子遗传学的不同程度的改变，这涉及乳头状病变和导管原位癌的发病机制。目前关于乳头状病变确切发病机制的研究发现还比较少，对诊断有用的明确和独特的分子特征仍然缺乏。早期的分子研究表明，部分形态学良性的导管乳头状瘤却是单克隆性的，提示是肿瘤性病变的过程。进一步的研究显示，在导管乳头状瘤（60%）和乳头状癌（63%）中发现的 16p13 和 16q21 染色体杂合性缺失(LOH)的频率相似。还有研究进行了 DNA 拷贝数异常和（或）靶向突变分析，55% 的导管乳头状瘤与同步存在的导管原位癌和浸润性导管癌呈克隆性相关，在克隆性导管乳头状瘤中 1、16 或 11 号染色体 DNA 的异常显著富集，并且在克隆性导管乳头状瘤中不存在激活的 *PIK3CA*。这些发现提示 *PIK3CA* 突变的缺失和 DNA 拷贝数异常的存在是导管乳头状瘤发生恶性进展中的重要分子事件。另一方面,关于中央型导管乳头状瘤伴灶性导管上皮不典型增生 / 灶性导管原位癌,是否与导管内乳头状癌有相同的 / 部分相同的基因变化，还有待于更细化的分子遗传学研究。病理同道们在临床实践中至少可见这样几种情况：①纯的导管乳头状瘤；②导管乳头状瘤伴导管上皮不典型增生；③导管乳头状瘤伴上皮不典型增生、灶性 / 小灶癌变为导管原位癌（不一定是乳头状结构，可以是筛状 / 实性的）；④导管乳头状瘤伴上皮乳头状不典型增生、灶性 / 小灶癌变，为呈乳头状结构的导管原位癌；⑤导管乳头状瘤并伴有部分导管内呈乳头状结构的原位癌（乳头状导管原位癌）成分;⑥纯的乳头状导管原位癌（多个导管,起源于末梢导管小叶单位）；⑦纯的导管（大导管、多呈孤立 / 单发的）内乳头状癌。此时如有可能尽量区分报告，并体现出各种程度病变的范围（局限 / 广泛），以便于精细个体化临床处理和在此基础上的进一步分子机制研究。

4. 关于伴灶性浸润、微浸润的问题及其与浸润性导管癌的区别　经仔细观察本文病例切片，在几个病变导管旁可见灶性长片状细胞团，其内仍有含纤细 / 微少纤维血管轴心的实性乳头状结构，但外形不规则，未见明显管壁，并见数个微小灶细胞团，其外周不规则、构成细胞团的细胞形态大小与导管内的相同。这些细胞团外周肌上皮细胞缺失（是原有的管壁和肌上皮出现缺失或是浸润成分模仿原位成分排列），为小灶浸润性癌［累及范围镜下最大径约 1.3 mm（即＞1 mm）］和微浸润性癌［累及范围镜下最大径＜1 mm］。这种小灶浸润成分因紧邻乳头状导管原位癌，其排列结构相似于乳头状导管原位癌，容易被误为也是原位成分；而数个微浸润灶，因很小、分散、略呈乳头状，加之细胞小、异型轻、着色浅，容易被漏掉。所以，要有这个意识，即诊断癌变／原位癌后，要先排除伴随的浸润／微浸润成分，再最终发出原位癌的报告。即使原位成分是低级别，也可以发生浸润，特别是乳头状的低级别原位成分，其微、小浸润就可以是本文病例的形态。本书笔者还多次遇到微、小浸润灶紧贴于／附着在（形象地描述为："趴在"）乳头状导管原位癌管外壁的情况（常常是导管原位癌实性乳头状型时），其形状与导管的外形状相适应，被本书笔者称为"寄生现象"，需注意识别出来。在临床诊断中，如有小灶浸润或微浸润，应尽可能报告浸润灶的大小。本文病例，适合报告伴小灶浸润和微浸润，而不是归类于浸润性导管癌，因为如报告浸润性导管癌可能会误导临床按照普通的浸润性导管癌去治疗。当然，本文病例更不适合诊断为浸润性乳头状癌，请参见本书病例 14 中关于浸润性乳头状癌的定义和讨论。

5. 关于临床病理联系和治疗及预后　本病例同时送检的结节 2 可见数处微小灶导管／单个导管上皮不典型增生、柱状细胞变、小灶柱状细胞增生等改变，作为本病例的次要病变，是和结节 1 从同一个部位手术切取的，属于癌旁的病变，也很有必要连同主要病变一起报告出来，尽可能为临床提供完整的病理信息。因术前影像学显示病变相对比较局限（低回声结节最大径约 19.7 mm），镜下癌变和浸润的病变小尚局限，故建议临床行局部扩切，避免过度治疗。像本病例这样的乳腺乳头状病变，即使是切检的而不是穿刺活检的，其诊断难度也还是比较大的，故后续最佳的处理需要病理医生和外科医生、放射科医生之间充分沟通、理解和合作。在临床实际中，每个病例形态学的差异明显，不是都按照 WHO 分类中和教科书本上的典型形态生长，还有很多的未知有待发现和探究。例如，学者 Jain 等人（2020 年）报道了 1 例多次复发性的外周型乳头状瘤，其具有完全良性的肌上皮完好的组织学特征，但表现出长期的恶性生物学行为，多次复发、乃至侵犯胸肌组织、侵犯内乳和纵隔淋巴结。根据本书笔者的经验，Jain 等学者的病例不能完全排除病变复发后部分腺上皮出现癌变。由于对乳头状病变的诊断评估和治疗方式选择具有很大的差异，至少在一定程度上导致了已发表的关于预后进展的文章中出现一些相互矛盾的结果。还需要进一步研究探索出更为个性化的方法途径，例如像学者 Rella 等人（2022 年）展望的，也许人工智能等新的诊断工具对于乳头状病变在图形分析、决定诊断、成像随访的过程中将能够占有重要的位置。

（牛　昀）

参考文献

[1] WHO Classification of Tumours Editorial Board. WHO classification of tumours. Breast tumours. 5th edn[M]. Lyon：IARC Press，2019.

[2] WHO Classification of Tumours Editorial Board. WHO classification of tumours. Breast tumours. 3rd edn[M]. Lyon：IARC Press，2003.

[3] WHO Classification of Tumours Editorial Board. WHO classification of tumours. Breast tumours. 4th edn [M]. Lyon：IARC Press，2012.

[4] Rella R，Romanucci G，Arciuolo D，et al. Multiple papillomas of the breast：A review of current evidence and challenges[J]. J Imaging，2022，8（7）：198.

[5] Ni YB，Tse GM. Pathological criteria and practical issues in papillary lesions of the breast-a review[J]. Histopathology，2016，68（1）：22-32.

[6] Ni Y，Tse GM. Papillary lesions of the breast-review and practical issues[J]. Semin Diagn Pathol，2022，39（5）：344-354.

[7] Tay TKY，Tan PH. Papillary neoplasms of the breast-reviewing the spectrum[J]. Mod Pathol，2021，34（6）：1044-1061.

[8] 高进，唐炜，叶熹罡，等. 中央型与外周型乳腺导管内乳头状瘤的临床病理特点比较 [J]. 中华普通外科学文献（电子版），2017，11（3）：168-171.

[9] Zhang X，Liu W，Hai T，et al. Upgrade rate and predictive factors for breast benign intraductal papilloma diagnosed at biopsy：A meta-analysis[J]. Ann Surg Oncol，2021，28（13）：8643-8650.

[10] Brogi E，Krystel-Whittemore M. Papillary neoplasms of the breast including upgrade rates and management of intraductal papilloma without atypia diagnosed at core needle biopsy[J]. Mod Pathol，2021，34（Suppl 1）：78-93.

[11] Moritani S，Ichihara S，Hasegawa M，et al. Uniqueness of ductal carcinoma in situ of the breast concurrent with papilloma：Implications from a detailed

topographical and histopathological study of 50 cases treated by mastectomy and wide local excision[J].Histopathology, 2013, 63 (3): 407-417.

[12] 张旭冉，张丽娜，顾林. 乳腺导管内乳头状瘤癌变 151 例患者临床分析 [J]. 肿瘤，2013，33 (12): 1069-1073.

[13] 王文彦，王昕，高纪东，等. 674 例乳腺导管内乳头状肿瘤的临床病理特征及预后分析 [J]. 中华肿瘤杂志，2017，396 (4): 29-433.

[14] 王文彦，王翔，王昕，等. 乳腺导管内乳头状瘤的临床病理及预后分析 [J]. 中华肿瘤防治杂志，2016，23 (15): 996-999.

[15] 傅思莹，匡忠生，任明能，等. 乳腺恶性导管内乳头状病变 28 例临床病理分析 [J]. 临床与实验病理学杂志，2017，33 (1): 55-58.

[16] Jain AL, Mullins J, Smith JR, et al.Unusual recurrent metastasizing benign breast papilloma: A case report[J].J Med Case Rep, 2020, 14 (1): 33.

[17] Waraya M, Hayashi K, Inukai M, et al.[A Case report of breast cancer followed up as intraductal papilloma][J].Gan To Kagaku Ryoho, 2019, 46 (1): 106-108.

病例13 伴腺肌上皮分化的乳头状瘤—— 癌变

一、病历摘要

患者女性，45岁，主因左乳腺结节在外院就诊，超声检查显示：左乳腺3～4点乳晕区低回声结节，约12 mm×8 mm×7 mm，形态欠规则，边界清，似位于导管内，可见内径约3.5 mm的扩张导管，其内丰富血流信号，考虑4A。双颈部数枚淋巴结，左侧最大14 mm×3 mm，双腋下未探及肿大淋巴结声像。胸腹盆腔影像检查未见明确恶性征象。外院行左乳腺结节切检，术中曾做冰冻病理检查，具体不详。术后石蜡切片病理报告：左乳腺纤维瘤及导管内乳头状肿物，形态符合非典型导管内乳头状瘤，局灶不除外癌变，但免疫组化结果不完全支持，建议会诊。患者为进一步诊疗，前来会诊病理切片。

二、病理学所见

大体：左乳腺区段切除标本：大小为3.5 cm×3.0 cm×1.0 cm，切开可见其内1 cm×1 cm结节，切面灰白色实性，质地中等稍韧，界尚清。

镜下：见主要病变由大小不等相连的多结节状/多导管乳头状肿瘤样结构组成，其中大的结节可见少部分管壁和管腔，管壁被覆上皮是缺乏异型性的单层腺上皮并有单层肌上皮，该大结节的大部分区域为实性，多为腺上皮成分或为腺上皮和梭形细胞（之后免疫组化显示梭形细胞主要为肌上皮细胞，而不是间质细胞），排列紧密，可见少数/呈玻璃样变性纤维血管轴心。其他多个中小结节呈乳头状瘤样，部分也可见管壁，但主要呈紧密的实性，中心可见少数玻璃样变性的/纤细的纤维血管轴心，管腔不明显。大部分细胞有一致的轻度异型，胞质淡粉染，核染色质尚比较细，有小核仁，但可见散在的核分裂。少部分细胞异型性较明显/明显，数处灶性/小灶腺上皮呈有张力的筛孔状、细胞单一有极化现象，并有灶性实性区细胞较大，核仁明显，核分裂较易见。部分肌上皮成分也呈实性，可见呈多边形、梭形的细胞，少数具有一定的异型性，可见核分裂象。病变组织内可见多个微小钙化。局部可见黏液样间质，部分区伴间质纤维化，并可见伴随的腺纤维瘤和其他增生性病变。

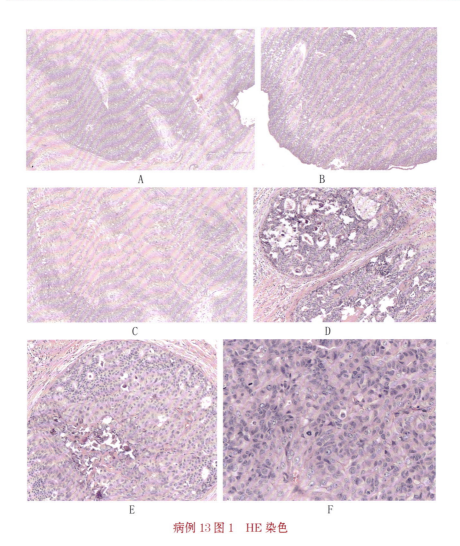

病例 13 图 1　HE 染色

注：A. 显示乳头状样肿瘤实性区，HE 染色 ×4；B. 显示乳头状样肿瘤另一实性区，HE 染色 ×8；C. 显示乳头状样肿瘤的腺肌上皮区，HE 染色 ×8；D. 显示灶性癌变，呈筛状结构，伴微小钙化，HE 染色 ×10；E. 显示另一处灶性癌变，呈实性结构为主，伴微小钙化，HE 染色 ×20；F. 显示癌变的上皮细胞，具有异型性，核分裂易见，HE 染色 ×40。

免疫组化染色显示：

目标病变：ER 大部分区 60% ～ 80% 弱、中、强（+），其中部分以中、强为主，少数以强为主；PR 约 90% 强（+）；HER2 为（1+）；ki67 热点阳性细胞约 35%，其余约 20%；CK8/18 大部分强（+），少部分弱（+）；CK5/6、CK14 腺上皮少数散在 / 灶（+），肌上皮部分（+）增多、少部分区减少；SMA、p63、Caplonin、CD10（+），大部分区增多、少部分区减少、灶性（-）；Syn 弱着色；CgA（-）。

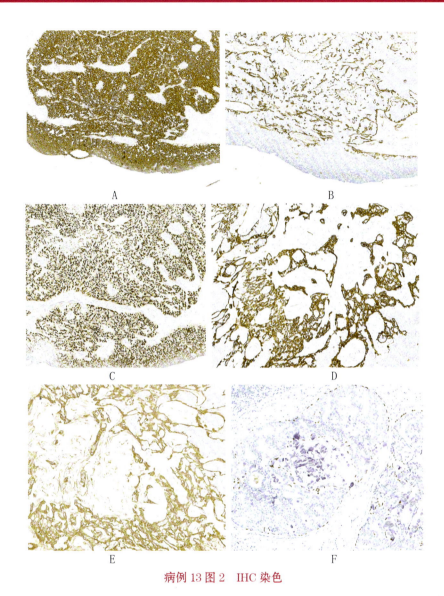

病例 13 图 2　IHC 染色

注：A. 显示乳头状样肿瘤部分上皮 CK8/18 均质（+），IHC 染色 ×8；B. 显示乳头状样肿瘤部分区肌上皮 SMHC（+），IHC 染色 ×8；C. 显示乳头状样肿瘤部分上皮 PR 均质（+），IHC 染色 ×8；D. 显示乳头状样肿瘤伴腺肌上皮区 CK5/6 细胞（+）、增多，IHC 染色 ×8；E. 显示乳头状样肿瘤伴腺肌上皮区 Calponin 细胞（+）、增多，IHC 染色 ×8；F. 显示灶性癌变的上皮细胞（此处主要是腺上皮细胞），管内 p63 细胞（+）稀少、管周（+），IHC 染色 ×20。

三、诊断及鉴别诊断

1. 诊断　左乳腺导管乳头状瘤部分区呈腺肌上皮瘤分化改变，瘤内广泛上皮细胞（腺上皮伴有肌上皮）不典型增生，其中局部上皮细胞重度不典型增生、灶性癌变（主要为腺上皮细胞，多数细胞核分级Ⅱ级、少数符合核分级Ⅱ～Ⅲ级、局限于导管内）；病变组织可见多个微小钙化，局部区伴间质纤维化。因该病例形态学特殊、部分免疫组化指标表达不够一致、镜下病变范围局限，请结合临床情况及本次手术范围，建议必要时做局部扩切。

切片中并可见腺纤维瘤，柱状细胞增生，导管上皮增生、乳头状增生，腺病。

2. 鉴别诊断　需要与本病相鉴别的疾病包括纯的导管乳头状瘤伴上皮增生和不典型增生、纯的腺肌上皮瘤伴不典型增生、恶性腺肌上皮瘤、伴极性翻转的高细胞乳头状癌、多形性腺瘤、腺样囊性癌等。

3. 补充后续情况　我院行左乳腺保乳＋前哨淋巴结活检术。术后病理：切口瘢痕处未见明确恶性肿瘤组织残留，可见灶性导管上皮不典型增生；标本周切缘：未见明确恶性肿瘤组织，可见导管内乳头状瘤，灶性导管上皮不典型增生、小灶中至重度不典型增生，腺纤维瘤；前哨淋巴结：未见明确肿瘤组织（0/5）。术后随访3年无复发。

四、病例讨论

1. WHO 2019版乳腺肿瘤分类定义　导管内乳头状瘤（intraductal papilloma，DP）是一种良性乳腺病变，发生在中央（孤立的）或周围（多个的）位置的导管内，由具有纤维血管轴心（或称纤维脉管束）被上皮和肌上皮层覆盖的乳头状突起组成。乳腺腺肌上皮瘤（adenomyoepithelioma，AME）是一种双相性肿瘤（通常为良性），其特征是小的导管被覆腺腔上皮细胞，并有多变的、增大的和明显的肌上皮细胞增生。实质上，DP和AME都是腺上皮和肌上皮组成的，也就是哪一种细胞占优势的问题（例如本病例病变腺上皮占优势）。在DP中可有伴发的部分AME成分，也有现在被业内比较认可的说法即AME是DP的一种变异型，此时免疫组化染色（如p63、SMHC、Calponin、CK5/6）可显示突出的肌上皮细胞，有助于证实AME的存在。AME中的肌上皮细胞通常比DP中的肌上皮细胞更明显、更多、更大。当乳头状结构占主导地位时，AME可能难以与伴有肌上皮增生的DP区分。丁华野等学者在《乳腺病理组织学图谱》（2023年）一书中指出，导管内型的腺肌上皮瘤和复杂型的导管乳头状瘤常难以区分，特别是在冰冻切片和粗针穿刺标本中，故丁华野等学者为病理同道总结提出了形态学上鉴别两者的7条诊断经验（请读者结合所列参考文献具体参见相关著作）。对于DP和AME，不同病例之间和不同病理医生之间的诊断分型常有差异，但所幸目前尚不涉及很关键的治疗问题。需加以注意的是病变的良恶性质，不要一看有肌上皮就诊为良性的 DP，要想到可有 DP 伴腺上皮的灶性癌变、可有伴发的肌上皮增生和恶变、可有乳头状型的 AME 以及也可能出现恶变。要通过仔细的镜下形态学观察和加做免疫组化指标检测来确认 / 排除，并尽可能描述所确认的相应的恶性成分，以利于对病变施以恰当的治疗。

2. 很早年的乳腺外文文献可见到"癌变（canceration）"这个词，但后来就很少见到被使用，或者是不再使用这个概念，直接就报告为"某某癌"，或者用"恶性转化（malignant transformation）"和"进展为（progression to）"来说明病变性质的转变。本书笔者和笔者单位以及我们国内很多同道，仍较多使用"癌变"这一术语，目的是希望把从程度比较重的上皮不典型增生发展到原位癌的移行动态变化反映 / 体现出来，病变程度最重处一般都是灶性的（提示瘤负荷也相对小），而病变的其他区域都还仅是各种导管内增生性 / 乳头状的病变、各种程度的细胞不典型增生等。这种"癌变"可以是低级别病变，少数也可以是中、高级别的病变，应尽量报告出核级别。对于这种"癌变"，应先仔细寻找伴微浸润或浸润性癌的证据，如果没有明确的证据，建议可报告给临床"癌变成分是局限于导管内的灶性 / 小灶原位成分"，以便临床根据情况尽可能保守治疗。而"转化"这一术语，本书笔者则多用于同一肿瘤中可见的经典型低、中级别肿瘤病变伴有部分 / 灶性高级别恶性成分（高级别转化），如腺样囊性癌的高级别转化、腺泡细胞癌的高级别转化等。

3. 乳头状肿瘤本身就是一组具有很广病变谱系的异质性肿瘤，包含良性的DP、伴有不典型增生的和伴灶性癌变的、伴导管原位癌的 DP，恶性的又分为原位的、按原位处理的、浸润性的、转移性的乳头状癌，还有变异型的和乳头状样的肿瘤性病变（如 AME）等。在我们实际临床诊断工作中，常遇到多样性混合性的病变，并不都是按照书本上明确划分的纯的分类生长，故被本书笔者描述为千变万化的乳头状病变。对于 DP 伴有癌变的诊断标准在实际工作中还有很多难以操作的问题。例如，伴有导管上皮不典型增生和导管原位癌的 DP 其特征是局灶性的单一腺上皮细胞群，具有低级别导管源性肿瘤的细胞学和结构特征，且肌上皮细胞缺失 / 缺乏 / 减弱，上皮细胞 ER 呈均质阳性着色、通常 CK5/6、CK14 染色阴性。虽然 WHO 分类有一个推荐的 3 mm 客观标准去区分 DP 中的不典型增生和原位癌，但是，病理同道们都会遇到因为伴发的不典型增生或原位癌灶更常见于外周型 DP 而非中央型 DP，所以在直径比较小的外周型 DP 管内测量 3 mm 的大小是不够实际的，该标准更适用于中央型相对大的 DP 内局灶病变性质的评价。本书笔者建议：①对于外周型 DP 伴不典型增生或癌变为低级别原位癌的判定，可参照鉴别导管上皮不典型增生和低级别导管原位癌的推荐标准／方法，即测量呈簇状聚集的数个病变导管所涉及的范围，但大小要比推荐的低级别导管原位癌标准（2 mm）更严格一些，比如还是得 ≥ 3 mm；②对 DP 伴癌变为中级别导管原位癌的判定建议也参考这种方法和标准，以避免过度治疗（因顾忌可能临床的激进和患者的担忧）；③但对于数个导管、但分散的外周型 DP，间隔着较多导管以外的间质组织，不适合几个导管的病变相加或几个导管连在一起测量，就只能结合其他参数慎重做诊断了；④对伴有高级别的病变，业内均已知不需考虑范围直接依据细胞学和结构异常做出诊断，但实际上 DP 伴高级别原位癌的情况很少出现，更有可能是其旁的高级别导管原位癌累及该 DP，或者本身就是明确的高级别导管原位癌的一个成分，含有很少的常不明显的纤维血管轴心。另一方面，对于 DP 伴 AME 或从 DP 发生的（起源的）AME，出现灶性腺肌上皮恶变时的判定也有较大的难度，相关的参考建议请参见本书病例 25 中的讨论部分。

4. 病理业内都能体会乳头状病变诊断具有挑战性，属于最常被误诊／难诊的乳腺病变之一，特别是仅根据 HE 切片会出现诊断过高或诊断不足。乳头状病变具有挑战性，其主要原因之一是因为 DP 有进展为恶性肿瘤的可变风险，这种风险各个病例会各不相同。目前，驱动 DP 发展的分子事件和恶性进展的基因组特征尚不清楚／知之很少。如曾有分析 DP 克隆性的早期分子研究发现，与多克隆的正常乳腺组织相比，有些形态学良性的 DP 却是单克隆性增殖的，由此证实了其性质为肿瘤性病变。近年来有如学者 Kader 等（2020 年）的研究，对 44 例 DP 进行全基因组 DNA 拷贝数变异（copy number alterations，CNA）和靶向突变分析，44 例中 24 例为单纯的 DP，20 例 DP 合并同步出现的导管原位癌、乳头状导管原位癌或浸润性导管癌。在单纯 DP 中很少见 CNA，而其中多达 1/3 的病例有高频率 *PIK3CA* 或 *AKT1* 突变（69% 携带激活的 *PIK3CA* 突变）。但在同步的 DP 中，55%（11/20）的病例与同步出现的导管原位癌和（或）浸润性导管癌有克隆相关性（其中只有 1 例是具有乳头状型的癌）。与单纯 DP 相比，这些具有克隆相关性的 DP 是属于 *PIK3CA* 突变缺失的，而在 1、16 和 11 号染色体上的 CNA 显著富集。因观察到超半数的 DP 与合并的导管原位癌／浸润性癌有克隆相关性，这表明 DP 可以成为乳腺癌的直接前体，DP 中的一个亚群会进展为导管原位癌和浸润性癌，且不限于是乳头状型的癌。所以，乳腺乳头状病变的遗传学结构可作为癌进展的预测因子，检测 DP 中 *PIK3CA* 突变的缺失和 CNA 的存在，可用于临床识别进展为癌的高风险病例。这些也在证明着分子遗传学在临床病理学中的重要性日益增加。

5. 因粗针穿刺活检和超声引导下真空辅助乳腺穿刺活检（vacuum-assisted breast biopsy，VABB）对乳头状肿瘤的诊断低估率分别为 15.7% ~ 19.1% 和 5.0%，而中央型和外周型 DP 均有恶性转化的风险，因此对于粗针穿刺活检所见的 DP 和 VABB 中含有的 DP 片段，在欧洲分类系统被归类为恶性潜力不确定的病变。故建议对通过 VABB 能完全切除影像学可见的纯的 DP，可随后进行监测；对伴有上皮不典型增生的 DP，开放性手术切除是首选；对 VABB 无法完全切除的较大病灶，或不确定是否完全切除的病例，应进行开放性扩大切除术和术后监测。我国中华医学会乳腺外科学组对于乳头状瘤的专家共识（2021）认为，所有临床诊断的 DP 都应进行手术治疗：对于不伴乳头溢液的单管 DP，建议采用 VABB 完全切除；其他的根据 DP 所在的部位以及基层医院 VABB 的可及性和成本，建议选择开放性手术完全切除病灶；当乳头状病变多发且累及整个乳房时，可以考虑预防性乳房切除术或皮下乳房切除术，联合或不联合假体重建。目前，国际上学者们在探讨筛选可能省略开放性手术切除的病例，如 Abbassi-Rahbar 等学者（2021 年）回顾了 416 例 DP，提出通过多学科讨论可将乳腺 DP 分为低风险和高风险两组，低危组可不做开放性手术切除，因为这些患者在有限的短期随访中升级的风险为 0。Kader 等学者（2020 年）的研究发现，不论组织学亚型、症状或年龄如何，缺乏 CNA 均与缺乏进展潜力密切相关。结合对 DP 的 *PIK3CA* 等突变的研究结果，提出 CNA 水平（缺乏）和 *PIK3CA* 状态（有突变）可作为低危 DP 的预测工具，有望使多数 DP 病例免于不必要的开放性手术。本书笔者结合目前临床实际情况提出建议：①由于粗针穿刺活检的局限性和 VABB 样本组织结构的破碎，所见乳头状肿瘤组织的定性实际上是困难的，低诊和过诊的风险都很高，因此，如选择不进行进一步开放性手术局部扩切，必须慎之又慎；②也因为第①点，对于影像学发现的乳头状肿瘤，建议临床慎选 VABB 和微创旋切术（除非很小，如≤ 2 mm），更不要送术中冰冻诊断；③通过切检标本确定 DP 伴有灶性导管原位癌 / 灶性癌变的病例（如同本病例），如果影像学所见病变范围尚比较局限，应建议临床局部扩切保乳治疗，不需要做全乳切除，以避免过治疗。

（牛　昀）

参考文献

[1]WHO Classification of Tumours Editorial Board. WHO classification of tumours. Breast tumours[M].5th ed. Lyon：IARC Press，2019.

[2]Kulka J, Madaras L, Floris G, et al. Papillary lesions of the breast[J]. Virchows Arch，2022，480（1）：65-84.

[3]Agoumi M, Giambattista J, Hayes MM. Practical considerations in breast papillary lesions：a review of the literature[J]. Arch Pathol Lab Med，2016，140：770-790.

[4]Rakha EA, Ellis IO. Diagnostic challenges in papillary lesions of the breast[J]. Pathology，2018，50：100-110.

[5]Brogi E, Krystel-Whittemore M. Papillary neoplasms of the breast including upgrade rates and management of intraductal papilloma without atypia diagnosed at core needle biopsy[J]. Mod Pathol，2021，34：78-93.

[6]Rakha E, Hoon Tan P, Ellis I, et al. Adenomyoepithelioma of the breast：A proposal for classification[J]. Histopathology，2021，79（4）：465-479.

[7]Ginter PS, McIntire PJ, Kurtis B, et al. Adenomyoepithelial tumors of the breast：Molecular underpinnings of a rare entity[J]. Mod Pathol，2020，33：1764-1772.

[8]丁华野，刘梅. 乳腺腺上皮-肌上皮病变[M]// 丁华野. 乳腺组织病理学图谱. 北京：北京科学技术出版社，2023：657-660.

[9]Tay TKY, Tan PH. Papillary neoplasms of the breast-reviewing the spectrum[J]. Mod Pathol，2021，34（6）：1044-1061.

[10]Ni Y, Tse GM. Papillary lesions of the breast-review and practical issues[J]. Semin Diagn Pathol，2022，39（5）：344-354.

[11]Ni YB, Tse GM. Pathological criteria and practical issues in papillary lesions of the breast-a review[J]. Histopathology，2016，68（1）：22-32.

[12]Wei S. Papillary lesions of the breast：An update[J]. Arch Pathol Lab Med，2016，140：628-643.

[13]Vdovenko AA. Pathology of breast papillary neoplasms：Community hospital experience[J]. Ann Diagn Pathol，2020，49：151605.

[14]Badrawi N, AlSayegh AA. Ductal carcinoma in situ of the breast arising in a solitary intraductal papilloma[J]. Radiol Case Rep，2022，18（2）：449-451.

[15]Kader T, Elder K, Zethoven M, et al. The genetic architecture of breast papillary lesions as a predictor of progression to carcinoma [J]. NPJ Breast Cancer，2020，6：9.

[16]Yamaguchi R, Tanaka M, Tse GM, et al. Management of breast papillary lesions diagnosed in ultrasound-guided vacuum-assisted and core needle biopsies[J].

Histopathology, 2015, 66：565-576.

[17]Seely JM, Verma R, Kielar A, et al.Benign papillomas of the breast diagnosed on large-gauge vacuum biopsy compared with 14 gauge core needle biopsy——Do they require surgical excision[J]？Breast J, 2017, 23（2）：146-153.

[18]Moseley T, Desai B, Whitman GJ, et al.Benign breast intraductal papillomas without atypia at core needle biopsies：Is surgical excision necessary[J]？Ann Surg Oncol, 2021, 28：1347-1355.

[19]Lin LH, Ozerdem U, Cotzia P, et al.Upgrade rate of intraductal papilloma diagnosed on core needle biopsy in a single institution[J].Hum Pathol, 2021, 110：43-49.

[20]Moynihan A, Quinn EM, Smith CS, et al.Benign breast papilloma：Is surgical excision necessary[J]？Breast J, 2020, 26：705-710.

[21]MacColl C, Salehi A, Parpia S, et al.Benign breast papillary lesions diagnosed on core biopsy：Upgrade rate and risk factors associated with malignancy on surgical excision[J].Virchows Arch, 2019, 475：701-707.

[22]Rageth CJ, O'Flynn EAM, Pinker K, et al.Correction to：Second International Consensus Conference on lesions of uncertain malignant potential in the breast(B3 lesions)[J].Breast Cancer Res Treat, 2019, 176（2）：481-482.

[23]Abbassi-Rahbar S, Sack S, Larson KE, et al.Multidisciplinary review of intraductal papilloma of the breast can identify patients who may omit surgical excision[J].Ann Surg Oncol, 2021, 28（10）：5768-5774.

[24]Wu D, Shi AP, Song AL, et al.Chinese Society of Breast Surgery.Clinical practice guidelines for intraductal papilloma：Chinese Society of Breast Surgery（CSBrS）practice guidelines 2021[J].Chin Med J（Engl）, 2021, 134（14）：1658-1660.

[25]岳瑞雪，冀雅铭，徐东宏，等.乳腺腺肌上皮瘤伴导管内乳头状瘤1例并文献复习[J].医学理论与实践, 2022, 35（13）：2273-2274.

病例 14　穿刺活检中的乳头状癌

一、病历摘要

患者女性，44 岁，主因"双乳肿物 3 个月"在外院就诊。临床查体：左乳腺外侧距乳头 1.5 cm 肿物 1.5 cm×1.5 cm×1.0 cm，质地中等，活动可，右乳腺未及明确肿物，双侧腋下锁骨上下未及肿大淋巴结。超声报告：双乳腺体结构紊乱，左乳腺 1.3 cm×1.1 cm×1.0 cm 中等回声结节（4A），右乳腺多发低回声结节，大者 11.5 mm×8.9 mm×3.2 mm，考虑增生（3 级）。在局麻下行双乳病损消融术＋左乳腺穿刺活检。左乳腺中等回声结节取穿刺活检组织后随即做了消融术。术后左乳腺穿刺组织外院病理报告为浸润性导管癌 I 级。右乳腺结节未取样送检病理检查。之后，患者为进一步诊疗来我院会诊左乳腺病理切片，经询问，否认其他肿瘤史。

二、病理学所见

大体：灰白条形组织 4 条，长 0.5～1.0 cm，直径 0.05 cm，另见灰白条形组织一堆，总体直径 0.3 cm。

镜下：穿刺活检组织镜下见纤维组织背景中病变组织，主要排列成不规则乳头状结构，亦见少量腺管样结构和少许微乳头状结构，呈浸润性生长，细胞单一，呈柱状立方状，从异型较轻至有一定的异型性，细胞核较大，可见个别核分裂象，肌上皮不明显／似不存在。

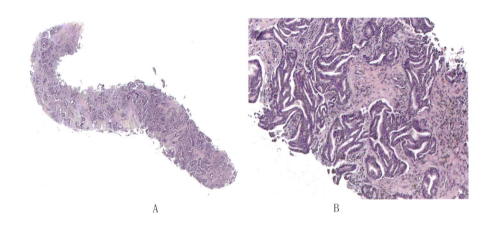

A　　　　　　　　　　　　B

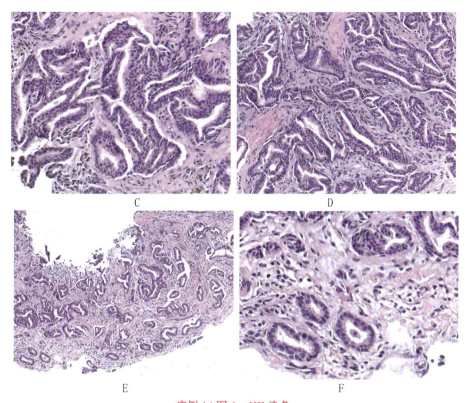

病例 14 图 1　HE 染色

注：A. 显示 1 条穿刺活检组织在 1 张切片上的全景，HE 染色 ×1；B. 显示穿刺活检病变组织排列成乳头状结构、呈浸润性生长，HE 染色 ×8；C. 显示穿刺活检病变组织排列成乳头状结构、呈浸润性生长，细胞柱状立方状、轻至中度异型，HE 染色 ×40；D. 显示穿刺活检另一视野病变组织排列成乳头状结构、浸润性生长，HE 染色 ×20；E. 显示穿刺活检病变组织排列成小腺管小乳头状、浸润性生长，细胞异型较轻，HE 染色 ×8；F. 图 E 的局灶高倍镜，显示穿刺活检病变组织排列成小腺管状结构和显示单一的细胞形态，HE 染色 ×40。

免疫组化染色显示：ER 约 95% 强（+）；PR 约 95% 强（+）；AR 约 90% 中、强（+）；HER2 为（1+）；ki67 增殖指数约 20%；p53 5% ～ 10% 着色；CK5/6、CK14 腺上皮（-）、肌上皮（-）；CK（+）；CK8/18 均质强（+）；SMHC、Calponin、CD10、p40、p63 肌上皮均（-）；E-cadherin（+）；p120 膜（+）；GATA3 强（+）；TRPS1 多数弱、中（+）；MG、GCDFP-15（-）；TTF-1、Napsin A、CK20、CDX2、WT-1、PAX8 均（-）。

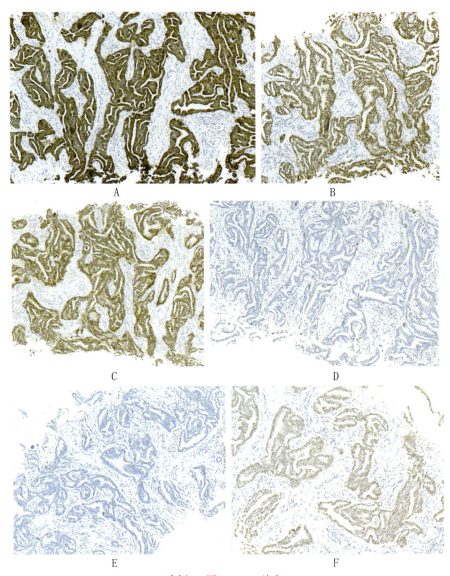

病例 14 图 2　IHC 染色

注：A. 显示穿刺活检病变组织 CK8/18 均质（＋），IHC 染色 ×10；B. 显示病变组织 ER 均质
（＋），IHC 染色 ×10；C. 显示病变组织 AR 均质（＋），IHC 染色 ×8；D. 显示病变组织 CK14 腺上
皮肌上皮均（－）；IHC 染色 ×10；E. 显示病变组织 p63 肌上皮（－）；IHC 染色 ×10；F. 显示病
变组织 TRPS1 弱、中（＋），IHC 染色 ×8。

三、诊断及鉴别诊断

1．诊断　左乳腺穿刺活检组织形态学综合免疫组化染色结果为腺癌组织，以
浸润性乳头状癌结构为主，组织学分级部分Ⅰ级、部分Ⅰ～Ⅱ级，结合免疫组化

染色结果乳腺来源可能性大。备注：因未见明确原位癌成分，形态学具有特殊性，且穿刺活检组织很少具有局限性，故请结合临床情况。

2．鉴别诊断　需要与本病相鉴别的疾病包括乳头状瘤伴上皮增生／不典型增生、浸润性导管癌、转移性乳头状癌等。

3．补充后续情况　我院钼靶检查显示：外院消融术后，左乳腺外侧可见1.5 cm×0.9 cm×1.4 cm 低回声肿物，边界不清，形态不规则（5级）；我院B超检查显示：左乳腺外侧局限致密1.8 cm×1.4 cm，结合治疗史，符合治疗后改变。临床和影像学全身检查未有其他部位阳性发现。在我院行左乳腺全乳切除术＋低位腋窝淋巴结清扫术，标本大体检查见外上象限距乳头2.5 cm 肿物大小2.0 cm×1.5 cm×1.0 cm，切面灰白色，质地硬，边界不清。镜下形态学主要呈不规则乳头状结构，浸润性生长。病理诊断：左乳腺外上浸润性乳头状癌。组织学部分Ⅰ级、部分Ⅰ～Ⅱ级，未见明确脉管癌栓，间质浸润淋巴细胞＜5%。低位腋窝淋巴结未见转移癌0/11。免疫组化染色结果：ER 约80% 弱、中（+）；PR 约90% 弱、中、强（+）；HER2（1+）；ki67 约20%（+）；CK5/6 ＜1%；AR 约80% 弱、中（+）；GATA3（+）；PAX8（-）；WT-1（-）；CK20（-）；SMHC、p63、CD10（-）。术后常规辅助治疗。

四、病例讨论

1．关于乳腺浸润性乳头状癌的定义和描述的变迁　WHO 2003 版乳腺肿瘤分类定义为"当乳头状导管原位癌发生浸润时，通常表现浸润性导管癌的生长方式，并且缺乏乳头状结构。此前，大部分公开发表的有关乳头状癌的文献可能包括了浸润性和原位乳头状癌的研究，因为这些病变通常没有明确的浸润特征，本章节（指WHO 2003 版）只讨论浸润性乳头状癌"。组织形态学描述为"浸润性乳头状癌呈膨胀性生长，境界清楚，有细或较平的乳头状突起；局部可见肿瘤呈实体状生长；少数病例在浸润区和原位病灶中均显示乳头状特征"。这种对浸润性乳头状癌的定义和描述含义比较混乱，似乎又包括了原位的乳头状癌、包裹性乳头状癌和实性乳头状癌以及伴浸润性癌（或有或无乳头状形态），依据此标准所报告的浸润性乳头状癌的检出率（占比）比较高。

WHO 乳腺肿瘤分类2012 版在制定时，负责浸润性乳头状癌章节的几位作者（包括本书笔者在内）经过充分讨论后确定，浸润性乳头状癌的定义概念与之前的有较大的不同。定义为"浸润性乳头状癌是一种浸润性成分以乳头状形态为主（＞90%）的浸润性腺癌"。其组织形态学描述强调"有浸润性前端"。"包裹性和实性乳头状癌不应被划分为浸润性乳头状癌，而应根据个自不同的成分分类。所以，真正的浸润性乳头状癌是罕见的，鉴别诊断时应注意区别从其他原发灶而来的乳头状转移灶"。

WHO 2019 版分类在 2012 版的基础上，更明确的定义为"浸润性乳头状癌是一种浸润性的、具有被覆肿瘤性上皮的纤维血管轴心的癌"。其组织形态学描述为"浸润性乳头状癌呈明显的浸润性生长方式，由含乳头状形态的轻度扩张的导管和微囊组成，在周围和被覆乳头状结构的肌上皮细胞缺失；浸润性乳头状癌依据诺丁汉分级系统进行分级"。也更强调了注意与从其他器官转移到乳腺的乳头状癌鉴别：如卵巢浆液性癌、肺乳头状腺癌和甲状腺乳头状癌的转移。

2. 本病例的诊断思路　①根据形态学和 ER、PR、CK8/18、CK5/6、CK14 等判断为恶性腺上皮肿瘤组织，且多为乳头状形态；②通过一组肌上皮指标如 SMHC、p63、CD10 以及 CK5/6、CK14 等确认为恶性肿瘤组织，为缺乏肌上皮的浸润性癌成分，但同时又未找到原位癌成分；③术前影像检查发现双侧多发结节（左侧 4A 级、右侧 3 级），因左乳腺病变病理片是穿刺活检的组织，具有局限性，尚需要加做一组鉴别来源的免疫组化指标以排除来源于其他部位的原发灶；而右乳腺病变未送检病理检查，无法知晓其病变的形态和性质，仅能结合临床和有待观察；④联系临床和患者，再次询问病史；⑤最常用的指向乳腺的免疫组化指标为 GATA3、TRPS1、MG、GCDFP-15 等；如果是三阴性的，还需加做 CK、SXO10、HMB45 等；依据形态学和病史（如有），可选择性地做或均做 CDX2、CK20、PAX8、WT-1、TTF-1、Napsin A 等；还有很多排除其他脏器来源的指标，但如果没有特定部位的病史，经过检测上述提及的指标，一般就可基本解决诊断问题了；⑥建议临床同时做进一步全面检查，这往往也是需要的。

3. 文献报告显示的与转移性乳头状癌的鉴别举例　关于乳头状癌，有很多的特殊性和变异性，因此在遇到具体病例时要具体分析。例如学者 Abe 等人报道（2019年）的 1 例有子宫和双输卵管肿瘤史，出现右乳腺直径 0.9 cm 不规则肿块，穿刺活检见癌组织呈乳头状，核低、中级别，无原位癌，间质中有明显的淋巴浆细胞浸润，ER、p63、SMHC 阴性，给出的穿刺活检诊断为"右乳腺浸润性癌，但须经临床和影像检查排除来自其他器官转移性乳头状癌"。临床行肿物切除术，镜下可见浸润性癌显示出复杂的乳头状结构，CK7、AR 阳性，GCDFP-15、GATA3 部分弱阳性；ER、PR、HER2、MG、TTF-1、Napsin A、WT-1、PAX8 均阴性；ki67 仅稀疏阳性；最后病理报告符合为原发性乳腺浸润性乳头状癌，前哨淋巴结阴性。因目前临床研究的结果认为乳腺浸润性乳头状癌的预后与分级和分期有关，一些 ER 阴性但非高级别的乳腺浸润性乳头状癌预后较好，可能不需辅助化疗，故该文献中的病例只做了全乳放疗。

又例如学者 Nusrath 等人报道（2016 年）的 1 例 48 岁女性，左乳腺内下 2 cm×2 cm 的肿块，未累及皮肤、胸壁，无腋窝淋巴结肿大。术前全身检查发现 3 cm×2 cm 的甲状腺肿块，无颈部淋巴结肿大。行左乳腺肿块切除活检，病理显示边界清楚的结节，为癌组织，既未见原位癌成分，也没有促纤维组织增生，免疫组化示 TTF-1、TG、CK19 阳性。随后行甲状腺切除术，最终诊断为滤泡性变异型甲状腺乳头状癌伴左乳腺转移。进一步的影像检查发现骨转移。这个病例因乳腺术前加做了全身检查，发现了甲状腺肿物，故乳腺肿物仅做切检，并通过免疫组化辅助证实为甲状腺来源，避免了全乳切除，转为侧重针对甲状腺癌及其转移的治疗。

还例如，文献也有报告很少见的转移性乳头状 / 乳头状样癌的病例，如 Burt 等人（2016 年）报道的胰腺胃泌素瘤转移到乳腺，穿刺和切检见肿瘤组织呈实性乳头状和乳头状样结构，免疫组化显示 CgA、Syn 阳性，ER 弱阳性，PR 阴性，胃泌素弥漫性强阳性。这种病例虽然非常少见，但很关乎患者治疗的方向，故再次强调缺乏明确原位成分的乳腺部位乳头状癌，一定要首先排除转移癌，然后再发出乳腺癌的报告。

4. 浸润性乳头状癌的研究进展　已有的一些大样本研究甚至 SEER 数据库的分析，由于收集的病例跨年代比较长、前面所述的浸润性乳头状癌的定义和诊断标准的变更，这些样本病例的临床病理参数和预后数据具有历史的局限性，可参考价值不是很大。而 Hashmi 等学者的研究报告（2021 年），选择了 2013—2020 年 44 例按 WHO 2012 版分类诊断的原发性浸润性乳头状癌和同时期 1268 例浸润性导管癌进行比较研究，结果发现在 pT 期、腋窝转移、ki67 指数、PR 和 HER2 表达方面，浸润性乳头状癌与浸润性导管癌相比具有较好的临床病理特征，浸润性乳头状癌有相对好的生物标志物谱。但由于没有临床随访数据来比较该两组之间的特性和总生存期的差异，还有待于积累更多随访观察过的病例。不过，这项研究结果显示了将浸润性乳头状癌病理类型划分出来具有临床意义。另一篇研究文章（Kelten 等 2021 年）报告了在 1153 例浸润性乳腺癌中按 WHO 2012 版分类检出 22 例浸润性乳头状癌，其中 7 例是纯的，其余 15 例是和浸润性导管癌、浸润性微乳头状癌、浸润性小叶癌等混合的，浸润性乳头状癌伴随浸润性导管癌的大多是绝经后的病例，并且大多是具有中至高级别特征的腔面 B 型。目前对于浸润性乳头状癌还有很多未知，需要在统一的定义诊断标准框架内去认识、研究和总结。

5. 关于本病例所使用的肿瘤消融术　随着肿瘤治疗领域的进步和发展，消融技术已经较多地用于临床。肿瘤消融术（tumor ablation）是在现代影像技术（如超声、CT、MRI 等）的引导下，应用化学或物理方法作用于单个或多个局灶性实体肿瘤，直接根除或破坏肿瘤组织，达到"切除"肿瘤效果，是一种相对精准的微创介入治疗手段。相较于外科手术、放、化疗等方法，肿瘤消融术具有创伤较小、并发症较少以及可重复治疗等优点，不光用于晚期病例，一些早期的病例也适用。其中的多种消融技术如射频消融等，目前主要用于治疗符合适应证的肝癌、肺癌、肾癌、乳腺癌、甲状腺癌等实体性肿瘤。随着当前肿瘤消融新技术快速进展，肿瘤消融联合化疗、联合靶向治疗、联合放疗如粒子治疗、联合免疫治疗等也在逐步进入临床。我们作为临床病理学科，一方面要适应和配合临床诊疗新技术的发展，如果有送检的样本（如本病例，临床在术中做了穿刺活检），要规范化的全部取材制片诊断；另一方面，对于尚未有明确病理诊断的病例，建议临床还是要先做粗针穿刺活检，获得确认的病理诊断后，下一步再制订消融术或其他治疗方案。建议消融术和穿刺活检不要安排在同时进行，以避免当穿刺活检不能确定诊断时也无进一步可用的样本，也可应对如穿刺活检结果未确定是癌，或者是特殊转移癌等需更改临床处理方案的情况。

（牛　昀）

参考文献

[1]WHO Classification of Tumours Editorial Board.WHO classification of tumours. Breast tumours.3rd.edn[M].Lyon：IARC Press，2003.

[2]WHO Classification of Tumours Editorial Board.WHO classification of tumours. Breast tumours.4th.edn[M].Lyon：IARC Press，2012.

[3]WHO Classification of Tumours Editorial Board.WHO classification of tumours. Breast tumours.5th.edn[M].Lyon：IARC Press，2019.

[4]Hashmi AA, Faraz M, Rafique S, et al.Spectrum of papillary breast lesions according to World Health Organization classification of papillary neoplasms of breast[J].Cureus, 2020, 12：e11026.

[5]Abe N, Matsumoto H, Motonari T, et al.Invasive papillary carcinoma of the breast with an unusual immunophenotype[J].Pathol Int, 2019, 69（3）：183-185.

[6]Nusrath S, Mahajan M, Rao TS, et al.Follicular variant of papillary thyroid cancer with breast metastasis[J].Indian J Surg Oncol, 2016, 7（3）：356-358.

[7]Burt M, Madan R, Fan F.Metastatic gastrinoma in the breast mimicking primary solid papillary carcinoma[J].Hum Pathol, 2016, 56：143-146.

[8]Huang K, Appiah L, Mishra A, et al.Clinicopathologic characteristics and prognosis of invasive papillary carcinoma of the breast[J].J Surg Res, 2021, 261：105-112.

[9]Chen S, Wang J, Yang L, et al.Comparative analysis of clinicopathologic characteristics and molecular subtypes of invasive papillary carcinoma of the breast and invasive ductal carcinoma：Results from SEER database[J].J BUON, 2021, 26（5）：1991-2002.

[10]Hashmi AA, Munawar S, Rehman N, et al.Invasive papillary carcinoma of the breast：Clinicopathological features and hormone receptor profile[J].Cureus, 2021, 13（2）：e13480.

[11]Kelten Talu C, Yeni Erdem B, Arslan E, et al.The clinicopathologic features of 22 cases with primary invasive papillary carcinoma of the breast identified in 1153 cases with invasive breast carcinoma：Single-center experience[J].Eur J Breast Health, 2022, 18（4）：360-370.

[12]吴颖,范卫君.肿瘤消融治疗的发展历史、现状及展望[J].中国研究型医院,2021,08（1）：22-26.

[13]李娜,梁栋,杨秦蘅.乳腺肿瘤射频消融治疗技术要点[J].中华普通外科学文献（电子版）,2020, 14（5）：380-384.

[14]Aapro MS, André F, Barrios CH, et al.5th ESO-ESMO international consensus guidelines for advanced breast cancer（ABC 5）[J].Ann Oncol, 2020, 31（12）：1623-1649.

病例 15　在腋下的乳头状癌

一、病历摘要

患者女性，75岁，主诉发现右腋下无痛性肿块7个月在外院就诊，肿块离皮肤比较近，未否认有副乳腺。外院超声显示：右腋下皮下囊实性混合性结节，边界清楚，形态欠规则，内可见血流信号；双腋下未探及肿大淋巴结回声；双乳腺体未见明显异常。全身其他部位影像学检查可见肺小结节和甲状腺结节，经定期复查无恶性征象。行右腋下肿块切检术，病理描述为于纤维组织囊壁内见增生的呈乳头状组织及筛状腺体，考虑恶变，建议外诊和加做免疫组化。患者为进一步诊疗，来我院会诊。

二、病理学所见

大体：标本大小为5.5 cm×5 cm×2 cm，带皮瓣5 cm×1.5 cm，切面见一不规则囊腔，最大径3 cm，囊内壁不光滑，可见不规则灰红色乳头状样物，质地较软，囊旁组织粗糙，质地软韧。

镜下：病变主体是乳头状肿瘤组织，形态不规则、部分破碎，伴出血，可见少量黏液分泌；肿瘤细胞单一，部分细胞小、异型不很明显，有的排列成腺管状/筛状，部分细胞呈柱状、被覆在纤维血管轴心，呈轻至中度异型；部分区可见纤维包裹性"囊壁"，乳头状肿瘤组织在其内，"囊壁"未见明显被覆上皮，部分区肿瘤组织呈多处锐性突起，凸入囊壁或间质，其旁间质中见小灶肿瘤细胞团和见微小灶坏死；"囊"旁可见个别较大导管，另见数个较小导管，其形态学不符合小汗腺导管；肿瘤组织表浅，切片中可见皮肤、皮肤附属器（小汗腺、毛囊、皮脂腺），但未见肿瘤组织累及。

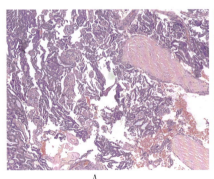
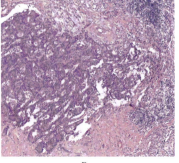

| A | B |

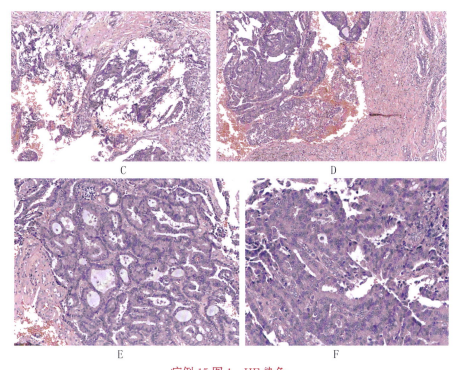

病例 15 图 1　HE 染色

注：A. 显示形态不规则乳头状肿瘤结构，HE 染色 ×4；B. 显示形态不规则乳头状肿瘤结构，边缘锐性突出呈浸润性生长，HE 染色 ×8；C. 显示另一视野形态不规则乳头状肿瘤结构，边缘锐性突出呈浸润性生长，HE 染色 ×8；D. 显示乳头状肿瘤部分区具有"囊壁"结构，其旁可见较小导管，HE 染色 ×4；E. 显示腺管状 - 筛状结构、伴黏液分泌，HE 染色 ×10；F. 显示乳头状结构、细胞呈柱状，HE 染色 ×20。

免疫组化染色显示：CK8/18 均质强（+）；SMHC、p63、CD10、CK5/6 肌上皮均（-）；ER 约 90%（+），局灶中、强着色、以强为主，其余强着色；PR ＜ 1%；HER2 为（1+）；ki67 10% ～ 15%（+）；p53 3% ～ 5%，弱、中、强着色，以弱为主；CK5/6 腺上皮（-）；GATA3 强（+）；GCDFP-15（-）。

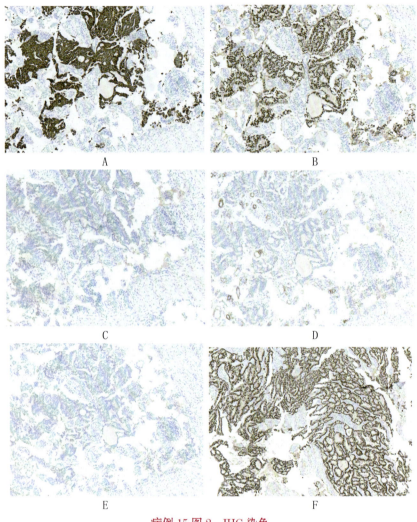

病例 15 图 2　IHC 染色

注：A. 显示形态不规则乳头状肿瘤组织 CK8/18 均质强（＋），IHC 染色 ×8；B. 显示形态不规则乳头状肿瘤组织 ER 均质（＋），IHC 染色 ×8；C. 显示形态不规则乳头状肿瘤组织 CK5/6 腺上皮肌上皮均（－）；IHC 染色 ×8；D. 显示形态不规则乳头状肿瘤组织 SMHC 肌上皮（－）；IHC 染色 ×8；E. 显示形态不规则乳头状肿瘤组织 p63 肌上皮（－）；IHC 染色 ×8；F. 显示形态不规则乳头状肿瘤组织 ER 腺上皮（低分级区域）均质强（＋），IHC 染色 ×4。

三、诊断及鉴别诊断

1. 诊断　右腋下乳头状癌，其中部分为浸润性乳头状癌成分，部分符合包裹性乳头状癌改变，核分级部分Ⅰ级、部分Ⅰ～Ⅱ级，伴少量黏液分泌，"囊壁"旁可见个别较大导管和散在少数较小导管、小导管，考虑癌组织为副乳腺癌，尚需结合临床和病史以进一步排除乳腺尾叶的癌；切片中可见表皮和真皮层及皮肤附属器，结合病变部位，建议先请综合病理科进一步会诊除外皮肤附属器来源（注：此后我院综合病理科会诊也同意考虑为副乳腺癌、不符合皮肤附属器来源的癌），并请临床结合病史等情况。

2. 鉴别诊断　需要与本病相鉴别的疾病包括上述提到的需排除皮肤附属器来源的癌、上述提到的需排除乳腺尾叶的癌、呈乳头状形态结构的来自其他部位的转移癌、乳头状导管原位癌、乳头状瘤伴上皮不典型增生、其他乳头状样肿瘤等。

3. 补充后续情况　我院进一步影像学检查，钼靶示：双乳未见肿物，右腋下考虑术后改变，双腋下见淋巴结影；超声示：双乳未见明显肿物，双腋下未见肿大淋巴结，右腋下考虑术后改变。故临床行右腋下局部广泛切除加腋清扫。术后病理诊断：标本内未见明确残存癌组织，周切缘未见明确癌组织，腋下淋巴结 0/16。

四、病例讨论

1. 在胚胎发生过程中，从腋窝前褶皱到腹股沟褶皱的双侧外胚层增厚，称为乳脊或乳线，发育成乳腺组织。大多数情况下，在出生前只有一对胸肌区域的乳腺始基免于消退，并不断发育成胸部位置的乳房。副乳腺系乳脊或乳线上其余的乳腺始基消退不全、继而发育而成。副乳腺最常见的区域是腋窝，也可以在腋窝至腹股沟"乳脊或乳线"上的任何部位如锁下、腹壁、腹股沟等。这些副乳腺组织在生理和病理上可以有与常规胸部位置的乳房相似的变化，也能够转化为恶性病变。

2. 由于副乳腺的特殊位置，决定副乳腺癌的病理诊断必须首先进行排除性鉴别诊断，否则会造成治疗上的方向性错误。本书笔者归纳为至少有以下这些情况：①腋下肿块组织学检查为癌时，癌组织未在明确的淋巴结内，且癌组织内和（或）其旁见到乳腺导管小叶结构，有可能排除腋下转移癌，如有原位癌成分当然是最好的原发性癌证据；②即使腋下癌组织在淋巴结内，也仍然要继续查找结外软组织中是否有癌组织和乳腺导管小叶结构，以防可能存在的副乳腺癌／乳腺尾叶的癌直接累及腋淋巴结；③腋下（尤其是腋前区）的癌在影像学、组织学和临床手术中所见与胸部乳腺无联系，有可能排除乳腺尾叶的癌，镜下如能见到较大的乳腺导管是最为直接的副乳腺证据；④经检查胸部的乳腺未发现明确的癌或胸部的乳腺仅伴有与腋下组织学类型明显不同的癌，提示腋下可能是独立的癌；⑤结合临床病史和影像学检查，尽可能把皮肤附属器来源的癌排除。因此，要做出一个相对准确的病理诊断，必须结合患者主诉的最初表现、肿物生长过程、影像检查结果、临床术中所见等，还需要送检的样本完整和病理检查详尽。详尽的病理检查又包括大体描述准确、标本取材完整（包含病变、其旁肉眼所见正常组织、表面皮肤、周围脂肪组织等，必要时全部取材）、镜下观察仔细，以及恰当的免疫组化指标检测等。因乳腺与汗腺等皮肤附属器是同源的，免疫组化表达相似，故免疫组化染色即使是 ER、PR、GATA3、GCDFP-15、TRPS1 等也无法明确区分癌组织的乳腺来源 / 汗腺来源，因此还是需要结合临床病史和影像学所见。本病例会诊诊断在部位特殊、临床病理资料有限、免疫组化帮助不大的困难情况下，借助了综合病理科的进一步排除性会诊，并及时的与临床医生进行了沟通。鉴于全面检查未发现双侧胸部乳腺和其他部位肿物的前提下，临床进行了腋下局部扩切，达到切缘阴性，前哨淋巴结阴性，避免了过度治疗。

3. 原发性副乳腺癌发生率仅占所有乳腺癌的 0.3% ～ 0.6%，文献中关于腋下副乳腺癌的报告可查到相对较多，国外文献多是个案报告，我国学者有相对较大样本组的报告。例如天津两组报告分别 22 例和 23 例、乌鲁木齐 23 例、哈尔滨 17例、济南 11 例。但很少有腋下副乳腺乳头状癌的病例报告，中文文献中仅见杨聪聪等人（2022 年）副乳腺浸润性乳头状癌的个案报告与黄颖茵等人（2024 年）副乳腺包裹性乳头状癌的个案报告。另外，还有很少见的情况是男性腋下副乳腺癌，例如我国学者（北京、宁波、大连等）分别在英文杂志发表的个例报告，又例如 Pang 等学者（沈阳，2021 年）系统检索了 Web of Science、Cochrane、PubMed和 CNKI 数据库，纳入中文 6 项、英文 10 项个案研究，在综述文章中汇总了 16 例男性腋下副乳腺癌的资料。这些都将有待于业内同道们更多的积累和总结。

4. 文献中可查到罕见的异位副乳腺癌报告，例如：学者 Thasanabanchong等人（2020 年）报道了 1 例 51 岁的亚裔女性，在乳房下方出现明显增大的肿块，肿块切除病理证实为肋脊处皮下副乳腺癌，前哨淋巴结阴性，术后辅助治疗后随访无复发。由此建议临床在患者出现皮下肿块时要考虑潜在的（副乳腺）恶性肿瘤，通过早期及时针对性治疗有可能取得较好的疗效。学者 Eguchi 等人（2021年）报道了 1 例 68 岁的绝经后女性，在左乳房下区域已知副乳腺（曾偶有轻微分泌物）处发现肿块，大小为 1.7 cm×1.4 cm×1.0 cm，穿刺活检显示副乳腺浸润性导管癌。行局部广泛切除术和前哨淋巴结活检，切缘和淋巴结阴性，免疫组化 ER、PR 阳性、HER2 阴性，ki67 约 20% 阳性，内分泌治疗 5 年无复发。该病例也再次提示除了腋下可有副乳腺癌以外，胸部乳腺组织外、从腋窝到腹股沟的"乳脊或乳线"皮肤和（或）皮下结节均有可能是副乳腺组织，其出现异常须警惕具有恶性可能，这种情况下需要及时行影像学和病理学检查，以便明确诊断和针对性的治疗。我国学者 Zhong 等人（2018 年）报道了 1 例更为特殊的男性病例，初始症状为右腹壁小肿块，继而出现增大、硬化和糜烂并伴有肿胀疼痛。B 超显示皮下 2.8 cm×2.5 cm×1.5 cm 实性结节，行肿块切除术，术后病理为右腹壁副乳腺浸润性导管癌伴神经内分泌特征，组织学 Ⅱ 级，ER、PR 强阳性，HER2 阴性，ki67 约 40% 阳性，Syn、CgA 阳性，GCDFP-15 阳性。非腋下部位副乳腺癌非常罕见，尤其是男性，最初的临床表现不明显，容易被忽视，强调需引起关注。

5. 针对副乳腺癌的临床研究，不同学者们结果趋于一致，本书笔者结合经验体会归纳为：①副乳腺癌很少见，由此带来了独特的挑战，需要根据临床特征、影像学检查和术后病理结合做出明确诊断；②副乳腺癌发病率低，发病部位隐匿，易出现漏诊、误诊和诊断的延迟，易出现淋巴结转移，与胸部常规部位乳腺癌相比期别较晚；③副乳腺癌的 10 年总生存率和 10 年无病生存率与常规部位乳腺癌相比均偏低，早期发现、早期诊断、早期治疗是提高副乳腺癌预后的关键；④副乳腺癌确诊时，手术治疗仍然是首要的选择，如双侧乳腺未查及异常，应采用保留同侧乳腺治疗副乳腺癌的手术方式，继而行术后放疗；⑤由于腋下的副乳腺组织少，癌细胞直接侵入皮下组织、皮肤更为常见，淋巴结受累也可能更早发生，在评估副乳腺癌时应考虑这些特殊问题，除了遵循胸部常规的乳腺癌指南外，副乳腺癌在手术范围、分期、放疗和预防淋巴水肿等方面与胸部乳腺癌有很大的区别，需要特殊的对待；⑥有的副乳腺癌是进行性进展肿瘤，全面的治疗策略可能是有效的治疗选择，而且还需要长期的随访。"从上述这些临床研究结果更体现了对副乳腺癌做出正确病理诊断的重要意义。

（牛　昀）

参考文献

[1]WHO Classification of Tumours Editorial Board.WHO classification of tumours. Breast tumours.5th edn[M].Lyon：IARC Press，2019.

[2]Sikdar O，Roy M，Al-Ishaq Z，et al.A rare case of primary carcinoma of axillary accessory breast tissue[J].J Surg Case Rep，2021，2021（10）：rjab473.

[3]Friedman-Eldar O，Melnikau S，Tjendra Y，et al.Axillary reverse lymphatic mapping in the treatment of axillary accessory breast cancer：A case report and review of management[J].Eur J Breast Health，2021，18（1）：1-5.

[4]Lim SY，Jee SL，Gee T，et al.Axillary accessory breast carcinoma masquerading as axillary abscess：A case report[J].Med J Malaysia，2016，71（6）：370-371.

[5]Khan RN，Parvaiz MA，Khan AI，et al.Invasive carcinoma in accessory axillary breast tissue：A case report[J].Int J Surg Case Rep，2019，59：152-155.

[6]王昊天，段晶晶，信菲，等.副乳腺癌22例临床病例分析与诊治探讨[J].中华医学杂志，2015，95（4）：260-263.

[7]刘晓，桑晓旻，刘红.采用保留乳腺方式治疗副乳腺癌的临床分析[J].中国肿瘤临床，2014，41（07）453-455.

[8]张梦.副乳腺癌23例临床病理特点及预后分析[J].中华肿瘤防治杂志，2018，25（02）：131-134+139.

[9]朱壁法，陶维阳.副乳腺癌17例临床病理特征及预后分析[J].现代肿瘤医学,2019,27（04）：584-587.

[10]Zhang S，Yu YH，Qu W，et al.Diagnosis and treatment of accessory breast cancer in 11 patients[J].Oncol Lett，2015，10（3）：1783-1788.

[11]杨聪聪.原发性副乳腺乳头状癌1例[J].医学影像学杂志，2022，32（10）：1674+1701.

[12]黄颖茵，梅乐，过新民.原发性副乳腺包裹性乳头状癌合并乳腺癌一例[J].新医学，2024，55（1）：26-29.

[13]Bi L，Li J，Shi Z，et al.Male accessory breast cancer successfully treated with endocrine therapy：A case report[J].Oncol Lett，2015，10（4）：2495-2498.

[14]Li C，Qian B.Male triple negative axillary accessory breast cancer-a case report[J].Transl Cancer Res，2022，11（8）：2926-2930.

[15]Ji W，Guo W.Male accessory breast cancer successfully treated with single-agent trastuzumab：A case report[J].Am J Mens Health，2023，17（3）：15579883231171010.

[16]Pang L，Cui M，Dai W，et al.Diagnosis and treatment of male accessory breast cancer：A comprehensive systematic review[J].Front Oncol，2021，11：640000.

[17]Thasanabanchong P，Vongsaisuwon M.Unexpected presentation of accessory breast

cancer presenting as a subcutaneous mass at costal ridge：A case report[J].J Med Case Rep，2020，14（1）：45.

[18]Eguchi Y，Yoshinaka H，Hayashi N，et al.Accessory breast cancer in the inframammary region：A case report and review of the literature[J].Surg Case Rep，2021，7（1）：203.

[19]Zhong GB，Ye XQ，Liu JL，et al.Male accessory breast cancer on the abdominal wall：A case report and literature review[J].Onco Targets Ther，2018，11：6625-6631.

病例 16　较年轻的实性乳头状癌

一、病历摘要

患者女性，36 岁，主因左乳腺肿物在外院就诊。超声检查示：左乳腺结节性病灶（4B），5 点钟方向距乳头 10 mm 低回声区 7.5 mm×7.4 mm×4.4 mm，边界不清，形态不规则，内可见簇状、点状强回声，纵横比＞1，可见血流信号，弹性成像：蓝绿混合，以蓝为主，评分 3；左腋下 18 mm×6.1 mm 淋巴结。在外院行左乳腺肿物切检＋术中冰冻＋扩切保乳和前哨淋巴结活检术。冰冻病理报告：左乳腺导管原位癌，切缘未见明确癌组织，前哨淋巴结 0/2。外院石蜡切片病理报告为导管原位癌，中核级，其他同冰冻报告。患者为进一步诊疗，来我院会诊病理切片。

二、病理学所见

大体：左乳腺肿物切检标本，灰白灰粉色组织，大小为 4.2 cm×3 cm×4 cm，部分已剖开，切面见灰红色结节状肿物，直径 0.8 cm，与周围组织分界尚清，切面灰白色，质韧。左乳腺扩切保乳标本，灰白灰粉色组织，大小 6.5 cm×5 cm×1 cm，未见明确肿物。前哨淋巴结 2 枚结节，直径 0.8～1.2 cm，实性质地中等。

镜下：

左乳腺肿物：一张切片中可见多个大、中、小不等，以中小导管为主的充满肿瘤细胞的导管（很低倍镜看到的是多结节状巢团状），多呈实性乳头状，伴少数小筛孔，或导管内细胞成分偏于一侧即偏心状，另一侧呈囊腔样，形成"半月状"形态，囊腔和筛孔内含淡粉染物伴少许黏液丝样物；纤维血管轴心大部分很纤细，有的甚至不易察觉，少部分纤维血管轴心较粗大伴纤维化透明变性。肿瘤细胞比较一致、比较拥挤，胞膜不明显，有的区域细胞沿纤维血管轴心和周边呈栅栏状；核质比增大，胞质似可见粉红染的细颗粒；有的在实性区中央小灶性细胞稍小、小梭、核深染，但不是典型的流水样；细胞核呈圆形、椭圆形或短梭形，核染色质稍粗，核仁不明显或有小核仁，核部分呈轻至中度异型、部分中度异型，可见核分裂象。一个较大导管旁间质可见数处灶性散在轻至中度异型细胞小团，外形不规则（考虑微浸润）。另一张切片（为冰冻后冰对片）在一个纵切面呈分枝状导管旁，可见一处簇状数个导管乳头状肿瘤，形态同上，纤维血管轴心不粗大，但仍呈透明变性，肿瘤细胞比上一张切片中略显小。该张切片中另可见一处间质中数个轻至中度异型细胞小团，外形不规则（考虑微浸润）。

左乳腺扩切保乳标本：送检会诊切缘切片可见数个小导管上皮乳头状增生，不除外单个小导管上皮细胞轻度不典型增生，另见灶性小叶内末梢导管上皮增生，不除外个别末梢导管上皮细胞轻度不典型增生，因是冰冻后冰对切片，组织挤压变形，故需结合临床。

左前哨：2 枚淋巴结未见明确癌组织。

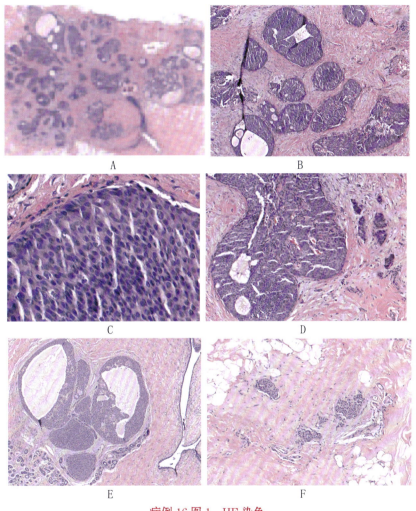

病例 16 图 1　HE 染色

注：A. 显示多个导管实性乳头状肿瘤部分全景，HE 染色 ×2；B. 显示多个导管乳头状肿瘤，呈实性乳头状伴少数筛孔，HE 染色 ×4；C. 显示实性结构和细胞形态，核椭圆形 / 短梭形，HE 染色 ×40；D. 显示乳头状肿瘤伴（灶性）散在小团细胞，考虑微浸润，HE 染色 ×8；E. 显示另一张切片中乳头状肿瘤局部全景（有"半月状"形态），HE 染色 ×4；F. 显示另一张切片中的考虑微浸润灶，HE 染色 ×10。

免疫组化染色显示：目标病变：ER 和 PR 约 90% 均质强（+）；ki67 约 10%（+）；CK8/18 均质强（+）；E-cadherin 强（+）；HER2 乳头状成分部分（1+）、部分（2+）、较弱，微浸润的成分符合（1+）（细胞少，仅供临床参考）；Syn 强（+）；CgA 以强为主（+）；CD56 乳头状成分数个细胞（+）、其余（−）。

CK5/6 乳头状成分腺上皮少许（+）、其余（−）；乳头状成分肌上皮部分（+）、部分稀少 /（−）；管周肌上皮大部分（+）、少数（−）或不完整；CK14 乳头状成分腺上皮少部分（+）、大部分（−）；乳头状成分肌上皮多为（+）、但部分减少、数处（−）；管周肌上皮大部分（+），少数不完整 / 欠完整、个别管壁（−）。

SMHC 乳头状成分肌上皮多为（+）、但部分减少、数处（−）；管周肌上皮（+）、但数个管壁欠完整；另一张切片中乳头状成分 3 个导管肌上皮（+）、2 个导管（−）；管周肌上皮（+）；p63 乳头状成分肌上皮多为（+）、但部分减少 / 稀少，数处（−）；管周肌上皮（+）、但数个管壁欠完整；另一张切片中乳头状成分 2 个导管肌上皮（+）但稀少、3 个导管（−）；管周肌上皮（+）；Calponin 乳头状成分肌上皮大部分（+）、但少部分稀少 /（−）；管周肌上皮（+）；另一张切片中乳头状成分 2 个导管肌上皮（+）、3 个导管（−）；导管周肌上皮（+）。

SMHC、p63、Calponin、CK5/6、CK14 考虑为微浸润成分的肌上皮（−）。

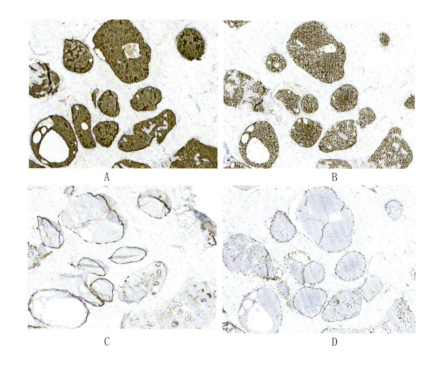

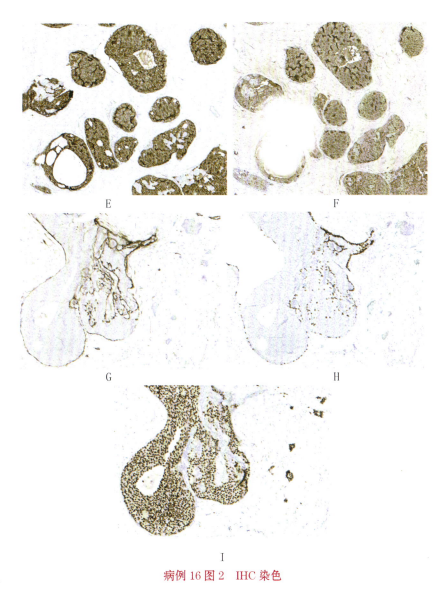

病例 16 图 2 　 IHC 染色

注 ：A. 多个导管乳头状肿瘤 CK8/18 均质强 （+），IHC 染色 ×4 ；B. 多个导管乳头状肿瘤 ER 均质强 （+），IHC 染色 ×4 ；C. 多个导管乳头状肿瘤 CK14 表达情况，IHC 染色 ×4 ；D. 多个导管乳头状肿瘤 p63 表达情况，IHC 染色 ×4 ；E. 多个导管乳头状肿瘤 Syn 强 （+），IHC 染色 ×4 ；F. 多个导管乳头状肿瘤 CgA 以强为主 （+），IHC 染色 ×4 ；G. 乳头状肿瘤伴 （灶性） 散在小团微浸润成分 （图的右边） 的 SMHC 表达情况，IHC 染色 ×8 ；H. 乳头状肿瘤伴 （灶性） 散在小团微浸润成分 （图的右边） 的 p63 表达情况，IHC 染色 ×8 ；I. 乳头状肿瘤伴 （灶性） 散在小团微浸润成分 （图的右边） 的 ER 表达情况，IHC 染色 ×8。

三、诊断及鉴别诊断

1. 诊断　左乳腺多发导管内（实性）乳头状瘤上皮细胞重度不典型增生癌变为实性乳头状癌，伴神经内分泌分化特征，并可见数个微浸润性癌灶，也伴有神经内分泌分化特征，微浸润性癌组织学分级符合Ⅰ～Ⅱ级（微浸润性癌的细胞数少，分级仅供临床参考），最大微浸润灶镜下累及范围约 0.6 mm×0.2 mm（在此范围内仅是数个细胞小团），实性乳头状癌核分级多数Ⅰ～Ⅱ级、少数Ⅱ级。左乳腺扩切保乳标本请详见前述镜下描述。左前哨淋巴结 0/2。

2. 鉴别诊断　需要与本病相鉴别的疾病包括多发导管内乳头状瘤伴上皮细胞不典型增生、导管原位癌、浸润性实性乳头状癌、浸润性导管癌、神经内分泌瘤、旺炽性小叶原位癌等。

四、病例讨论

1. 关于分类概述　学者 Maluf 和 Koerner 于 1995 年首次报道了实性乳头状癌（solid papillary carcinoma, SPC），随着几十年的发展，许多与诊断和预后相关的问题经历了研究和辩论，对于这种肿瘤已逐渐有很多新的认识。2019 版WHO 乳腺肿瘤分类已对一些问题做了比较明确的阐述。

（1）定义：实性乳头状癌（包括原位和侵袭性）由具有纤细的纤维血管轴心的实体生长模式形成的肿瘤，经常表现出神经内分泌的分化，并且具有惰性的生物学特性。

（2）基本和理想的诊断标准：表现为单个或多个病变；实性结构，有不明显的纤维血管间隔；整个病变由具有低度或中度核分级细胞学特征的上皮细胞群所占据，以实性为主要的生长方式，有梭形细胞成分，常见神经内分泌分化和黏液分化；在实性乳头状增生内部或结节的外周轮廓内存在或不存在肌上皮。

不过，病理同道们在实际病理诊断工作中，还是会遇到一些按业内定义标准难以归类难以下笔诊断的困惑，以及遇到解释不了的现象，所以还在不断地提出新的或很具争议性的问题，也在比较多的已发表的文章中反映着这种诊断的挑战。WHO 肿瘤分类还在不断更新着，希望新的研究发现使实性乳头状癌的临床病理特性和生物学行为越来越明确。以下结合本病例也做一些相应的讨论。

2. 关于发病年龄　从过去众多的文献报告业内已熟知，实性乳头状癌通常出现在 70～80 岁老年患者中。WHO 2019 版分类中从流行病学角度谈到实性乳头状癌，也主要发生在 ≥70 岁绝经后的女性中。但是也有不少学者（特别是我国学者）陆续报告了绝经期前中年的甚至 20 ～ 30 岁年龄段的实性乳头状癌病例，虽然中位 /平均发病年龄比较高，但年龄范畴跨度大，乳腺癌的年轻化涉及了年龄谱，该类肿瘤年龄谱的左侧端（即低年龄一端）扩大（或称为左移）。例如：学者张宴等人（2021年）报道了 49 例实性乳头状癌，中位年龄 58 岁（范围在 20 ～ 78 岁），发现 ki67表达与年龄密切相关，较年轻患者的 ki67 表达水平显著高于年老组；学者刘坤等人（2020 年）报道了 23 例实性乳头状癌，发病年龄平均 63 岁（范围在 31 ～ 80岁）；学者张立英等人（2015 年）报道了 9 例实性乳头状癌，年龄范围在 32 ～ 83岁；学者 Lin 等人（2020 年）报告 1 例 46 岁绝经前病例，术后病理为浸润性实性乳头状癌，术后 3 年起出现多发远隔脏器转移。由此显示，实性乳头状癌已不一定是老年患者的专属了，对于形态和免疫组化结果等符合诊断条件的病例，即使不是老年人，也可以诊断。本书笔者认为，对于中青年的病例，诊断标准掌握要严格，更要注意观察是否是多发导管、是否发生在外周型较小导管、是否为中核级别，注意寻找浸润和转移灶，还要注意 PR、ki67 等的表达、是否腔面 B 型（luminaB 型）等，以这些影响预后的因素，与临床密切沟通。中青年实性乳头状癌的生物学行为是否仍是惰性的，值得考虑，还需同道们积累病例，进一步观察。

3. 关于纤维血管轴心　大多数文献中说到实性乳头状癌的组织病理学，往往用不明显的、纤细的、潜在的等词汇来描述纤维血管轴心。但实际上，病理同道们在诊断工作中可能见到实性乳头状癌纤维血管轴心有两种形态：一种是纤细的甚至不易观察到的；第二种是粗大的伴纤维化透明变性的，有的病例仅有第一种形态，有的病例中两种形态兼有，也有以第二种为主的。第二种常出现在相对比较大的病变导管中，或是出现在病史比较长或年龄比较大的病例中。这样的病例，除了纤维血管轴心的特性外，其他的形态学表现和免疫组化表达都是符合实性乳头状癌诊断标准的。此种情况时，需注意与导管内乳头状瘤鉴别，这也是良、恶性乳头状肿瘤有形态学重叠的一个具体表现，也正是像文献中所说的纤维血管轴心的大小不是鉴别良恶性乳头状病变的可靠标准。

4. 关于肌上皮标志物的表达　尽量不要笼统地判读，应在两个不同区域 / 定位分别进行评估，即乳头状病变内部（被覆纤维血管轴心处）和病变（导管 / 结节 /巢团）周边。导管内乳头状瘤一般在乳头状病变内部和导管周均有明显的肌上皮层。一般来说，乳头状病变内被覆纤维血管轴心的肌上皮细胞缺失提示为恶性乳头状病变，但是在实性乳头状癌中，该位置却可以存在肌上皮，甚至有时肌上皮还并不太少。WHO 2019 版实性乳头状癌的诊断标准并不要求被覆纤维血管轴心的肌上皮细胞缺失。国内外病理同道们也多发现同样的情况：例如吴焕文等学者（2017 年）报告，23 例实性乳头状癌中，18 例（78.3%）在癌巢结节周围及纤维血管轴心中至少有一种肌上皮标记的表达，其中 52.2% 病例具有基本完整的癌巢结节外周及纤维血管轴心肌上皮细胞层，26.1% 的病例有不同程度的肌上皮缺失，仅 21.7% 的病例肌上皮细胞完全缺失。该研究的结论为实性乳头状癌在癌巢外周及纤维血管轴心内可存在完整或部分的肌上皮细胞层，部分病例肌上皮细胞核间距增加、数目减少。肌上皮细胞存在与否对于实性乳头状癌与普通型导管上皮增生的鉴别诊断以及是否浸润的判断应用价值有限。本书笔者的主张意见与学者吴焕文等结论一致，如果在实性的乳头状肿瘤病变一定要被覆纤维血管轴心的肌上皮缺失才诊断癌，会漏诊一定比例的恶性病变。甚至在明确的浸润性实性乳头癌的地图样浸润性癌小片块内，有时仍可见纤细的纤维血管轴心和被覆少数肌上皮细胞，但这仍然是浸润性癌。WHO 2019 版分类在设立这一的诊断标准时，应该也是依据了广泛的实际病例情况而设定的。

5. 关于癌变　业内有认为不存在从导管乳头状瘤癌变，或实性乳头状癌不是起源于乳头状瘤，即一开始发生就是实性乳头状癌，但是直至目前实性乳头状癌的病因和发病机制仍是未知的。因为存在具有被覆纤维血管轴心的肌上皮细胞比较多 / 完整，与乳头状瘤伴重度上皮细胞不典型增生的特性确实有重叠，特别是在还同时存在少数 / 少许高分子量角蛋白阳性的腺上皮细胞，或是在目标病变较小、患者年轻等多种临床因素时，病理诊断是很大的挑战。病理医生直接面临着病变定性、临床医生按癌治疗还是按"良性"病变观察的问题，故此时报告"……癌变"，可给临床描述一个病变变化过程的完整信息，以达到比较适合的治疗、并避免过度治疗。在肿瘤发生发展机制还不清楚，在如何形成实性乳头状这种特殊构象、为何肌上皮缺失 / 存留都不太知晓的时候，这是一个建议采纳的办法，当然，还是要与临床加强沟通，以便临床医生正确解读病理报告的内容。

6. 关于伴浸润 / 微浸润性癌　病变导管 / 结节 / 巢团周围存在肌上皮细胞提示为原位癌，但实性乳头状癌的周边肌上皮存在与否均可。关于实性乳头状癌和浸润至少有几种情况：①实性乳头状癌管周 / 周围肌上皮表达缺失，过去有认为按推挤性膨胀性浸润生长方式报告，但按目前的 WHO 分类只要癌巢团外周圆滑、没有锐性突起，即使没有肌上皮，还是按原位处理，病理分期仍给出 pTis，以避免过度治疗，但要在病理报告中注明：根据 2019 版 WHO 乳腺肿瘤分类，以备将来分类的再修改；②实性乳头状癌伴真性的浸润性实性乳头状癌，伴或不伴神经内分泌分化；③实性乳头状癌伴非特殊型浸润性癌具有／不具有神经内分泌分化／特征（神经内分泌模式）；④实性乳头状癌伴特殊型浸润性癌（比如黏液癌等）具有／不具有神经内分泌分化／特征；⑤另外，非常少见的情况，如伴神经内分泌肿瘤和与其他肿瘤碰撞（碰撞瘤）等。需要注意的是：不能根据可能是微浸润／小灶浸润，诊断为其旁导管内的乳头状肿瘤是癌，而正确的思路应是导管内的成分确定是癌，才考虑其旁间质中可疑微小灶细胞是否是浸润。当然，要先排除其旁另有恶性肿瘤组织浸润／碰撞累及过来的情况。本病例没有术前穿刺活检史，未有穿刺针道和上皮移位，导管旁外形不规则的浸润性小团的背景中间质未见纤维化等组织修复反应（未见把癌细胞团埋在反应性间质中的迹象），依据每一小灶累及范围最大径均＜ 1 mm（呈灶性散在小团分布），故报告伴数灶微浸润。

7. 关于神经内分泌指标的意义　在实性乳头状癌中，伴神经内分泌分化是常见的特点，最常用的免疫组化检测指标是突触素（synaptophysin，Syn）、嗜铬素A（chromogranin，CgA）。如果 Syn 和（或）CgA 阳性表达，对于实性乳头状癌的诊断是一种加权的作用，但不是决定的作用，如 Syn 和 CgA 均呈阴性，在其他诊断条件达到时，仍可以诊断实性乳头状癌。但当出现神经内分泌指标灶性阳性时，或单独出现神经内分泌指标阳性时，一定要小心做定性诊断。有学者 Maeda 等人发现（2016 年），神经内分泌增生细胞和神经内分泌不典型增生细胞是存在的，例如乳腺的柱状细胞变、导管内乳头状瘤、放射状瘢痕、硬化性病变等都可以伴局灶性 Syn 免疫阳性，虽然一些 Syn 阳性的细胞被认为具有高生长能力，但 Syn 阳性并不一定是癌。一些学者对于神经内分泌指标在实性乳头状癌的组织发生和预后评估等方面进行着探讨，例如学者 Tan 等人（2016 年）报道了 108 例实性乳头状癌，与非实性乳头状的癌相比，实性乳头状癌与 CgA 表达显著相关，与伴有神经内分泌分化的常规导管原位癌相比，实性乳头状癌的无病生存率更高。又例如学者 Mihara 等人（2023 年）初步研究提出，导管内乳头状瘤伴不典型增生表达神经内分泌标志物时，可能是实性乳头状癌的前兆病变。需注意，这里只说是"前兆病变"，不能就此诊断为癌。这些都还有待于更多的基础研究和发现。

（牛　昀）

参考文献

[1]WHO Classification of Tumours Editorial Board. WHO classification of tumours. Breast tumours.5th edn[M].Lyon：IARC Press，2019.

[2]Ni YB, Tse GM.Pathological criteria and practical issues in papillary lesions of the breast-a review[J].Histopathology, 2016, 68 (1)：22-32.

[3]Tay TKY, Tan PH.Papillary neoplasms of the breast-reviewing the spectrum[J].Mod Pathol, 2021, 34 (6)：1044-1061.

[4]Rakha EA, Ellis IO.Diagnostic challenges in papillary lesions of the breast[J]. Pathology, 2018, 50：100-110.

[5]Jadhav T, Prasad SS, Guleria B, et al.Solid papillary carcinoma of the breast[J]. Autops Case Rep, 2022, 12：e2021352.

[6]张宴，吴颖，霍雷军，等.乳腺实性乳头状癌中Ki-67的表达变化及其临床意义[J].诊断病理学杂志，2021，28（03）：214-217.

[7]刘坤，冯真，王敏燕，等.乳腺实性乳头状癌23例临床与病理分析[J].诊断病理学杂志，2020，27（7）：468-471、475.

[8]张立英，皋岚湘，丁华野，等.乳腺实性乳头状癌临床病理分析[J].临床与实验病理学杂志，2015，31（09）：971-975.

[9]Lin X, Matsumoto Y, Nakakimura T, et al.Invasive solid papillary carcinoma with neuroendocrine differentiation of the breast：A case report and literature review[J].Surg Case Rep, 2020, 6 (1)：143.

[10]吴焕文，刘旭光，李俊杰，等.乳腺实性乳头状癌中的肌上皮细胞改变[J].诊断病理学杂志，2017，24（12）：892-896.

[11]Ni Y, Tse GM.Papillary lesions of the breast-review and practical issues[J]. Semin Diagn Pathol, 2022, 39 (5)：344-354.

[12]Maeda I, Tajima S, Ariizumi Y, et al.Can synaptophysin be used as a marker of breast cancer diagnosed by core-needle biopsy in epithelial proliferative diseases of the breast[J]? Pathol Int, 2016, 66 (7)：369-375.

[13]Yamada M, Otsuki Y, Ikeya T, et al.Cytological study of 44 cases with solid papillary carcinoma and a systemic review of solid papillary carcinoma and neuroendocrine tumor of the breast[J].Diagn Cytopathol, 2023, 51 (6)：341-348.

[14]Guo S, Wang Y, Rohr J, et al.Solid papillary carcinoma of the breast：A special entity needs to be distinguished from conventional invasive carcinoma avoiding

over-treatment[J].Breast，2016，26：67-72.

[15] 张冲冲，刘健，陈鹏飞，等．乳腺实性乳头状癌 78 例临床病理特征 [J]. 临床与实验病理学杂志，2021，37（07）：780-784.

[16] Mihara Y，Yamaguchi R，Takahashi R，et al.Intraductal papilloma with atypical ductal hyperplasia and neuroendocrine differentiation as a possible precursor lesion of solid papillary carcinoma[J].Med Mol Morphol，2023，56（3）：227-232.

[17] Tan BY，Thike AA，Ellis IO，et al.Clinicopathologic characteristics of solid papillary carcinoma of the breast[J].Am J Surg Pathol，2016，40（10）：1334-1342.

病例 17　在乳头状瘤中的小叶癌

一、病历摘要

患者女性，47岁，主因发现左乳腺肿物（自述"葡萄状"大小）10个月在外院就诊，行肿物切检，术中曾做冰冻检查，具体结果不详。外院石蜡切片病理意见为导管内乳头状肿瘤，导管上皮增生活跃伴不典型增生，建议上级医院会诊。患者为进一步诊疗，到我院会诊病理片，但未能提供术前影像学检查资料。经追问病史，自述4年前曾在外院行右乳腺良性肿物切除术，具体病理诊断不详。

二、病理学所见

大体：不规则组织一块，大小 3.7 cm×3.5 cm×1.7 cm，切面局灶见散在灰红色区，大小约 2 cm×1 cm×1 cm，质地中等，边界欠清。

镜下：可见复杂的多种形态改变，但似乎主要病变在大的导管内或"囊内"，乳头状肿瘤样改变，部分呈乳头状瘤形态，局部见黏液分泌或伴纤维化，另一部分病变呈实性，但仍可见纤维血管轴心结构；部分细胞未显示明显异型，胞质较为嗜酸；并见部分细胞松散黏附性差，似派杰样，或散在分布、或围在纤维血管轴心和管腔内壁侧、或在乳头状区的中心簇成团片状。这些细胞可见异型性，细胞较大，或者胞质少、核质比增大，或者胞质空透明状，核膜增厚，胞核多呈毛玻璃样、较透明，核仁明显，有的核比较大，大小不一致、有些大小相差几倍，有的区域核分裂比较易见。另外，乳头状区还可见导管上皮不典型增生、灶性大汗腺不典型增生。进一步仔细观察上述乳头状病变旁，局灶见较小导管和小叶内（膨大的腺泡）胞质较空松散黏附性差的异型细胞，并呈派杰样累及其旁导管；以及见腺纤维瘤内少数胞质较空松散的不典型性细胞；并见小叶内末梢导管上皮增生、小叶不典型增生。以上需做免疫组化染色辅助进一步诊断。切片中另见导管上皮不典型增生，胶原小球病，腺病，腺纤维瘤趋向。

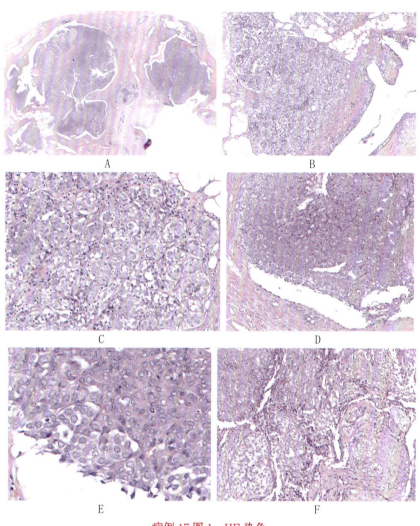

病例 17 图 1　HE 染色

注：A. 显示大部分主要病变全景，乳头状和实性乳头状肿瘤样改变，HE 染色 ×2；B. 显示乳头状肿瘤病变旁局灶小叶内（膨大的腺泡）细胞胞质较空松散黏附性差，并呈派杰样累及其旁导管，HE 染色 ×8；C. 图 B 的局部放大，显示局灶小叶内细胞胞质较空、细胞松散黏附性差，细胞异型，HE 染色 ×20；D. 显示乳头状肿瘤病变内派杰样细胞，HE 染色 ×10；E. 图 D 的局部放大，显示乳头状肿瘤病变内派杰样细胞，HE 染色 ×40；F. 显示乳头状瘤中失黏附胞质空透明状细胞团，HE×10。

免疫组化染色显示：胞质较空松散黏附性差细胞和派杰样细胞：E-cadherin 部分膜着色减弱、部分质膜着色；p120 胞质（+）/ 质膜（+），以胞质着色为主；CK8/18 多数强（+）；ER 约 80%（+），中、强着色，以强为主；PR 约 80%（+），弱、中、强着色，以中、强为主；HER2 膜着色（2+）；ki67 热点约 15%（+），其余约 10%（+）；

p53 约 50% 弱、中着色，以弱为主；AR 约 70%（+），以中为主；CK5/6 基本（-）；EGFR 部分弱着色；S-100 部分弱、中（+）。乳头状肿瘤病变：p40、p63、SMHC、Calponin 肌上皮（+），部分稀少、局部增多；导管和小叶管壁：p40、p63、SMHC、Calponin 肌上皮（+）；局灶小叶病变：E-cadherin（-）；p120 胞质着色。

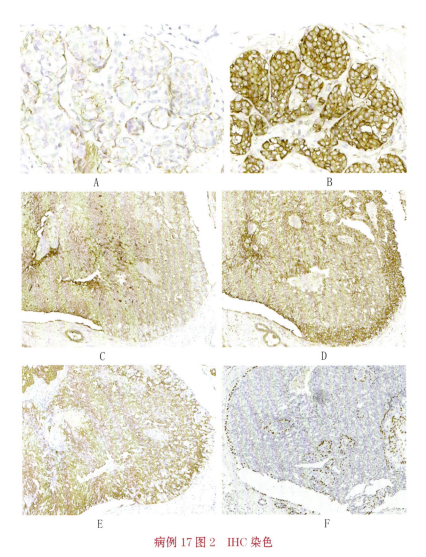

病例 17 图 2　IHC 染色

注：A. 显示乳头状肿瘤病变旁局灶小叶病变细胞 E-cadherin（-）；IHC 染色 ×40；B. 显示乳头状肿瘤病变旁局灶小叶病变细胞 p120 胞质着色，IHC 染色 ×40；C. 显示乳头状肿瘤病变中少部分细胞 E-cadherin（-）；IHC 染色 ×10；D. 显示乳头状肿瘤病变中少部分细胞 p120 胞质着色，IHC 染色 ×10；E. 显示乳头状肿瘤病变中少部分细胞 CK5/6（-）（恰与 p120 胞质着色的细胞相对应），其余上皮呈斑驳状着色，IHC 染色 ×10；F. 显示乳头状肿瘤病变管壁 p63 肌上皮（+）和纤维血管轴心 p63 肌上皮（+），但稀少，IHC 染色 ×10。

146

三、诊断及鉴别诊断

1. 诊断　左乳腺局灶性小叶原位癌累及导管内乳头状瘤（部分呈派杰样累及），小叶原位癌和累及导管内乳头状瘤成分中部分细胞符合为多形性、部分符合为经典型（B 型）；可见小叶原位癌细胞（多符合经典型）呈派杰样累及多个导管；并见小叶不典型增生亦呈派杰样累及多个导管和累及腺纤维瘤；伴导管乳头状瘤上皮细胞生长活跃和不典型增生，局部伴肌上皮增生、灶性呈不典型腺肌上皮分化。请结合临床情况，建议行局部扩切。

切片中并伴有其他增生性和不典型增生性病变改变，请见前面"镜下所见部分"的描述。

2. 鉴别诊断　需要与本病相鉴别的疾病包括乳头状瘤伴上皮旺炽性增生、乳头状瘤伴上皮不典型增生、腺肌上皮肿瘤、实性乳头状癌、起源于乳头状瘤中的小叶原位癌、呈乳头状瘤样形态的浸润性小叶癌等。

3. 补充后续情况　我院超声检查显示：左乳腺肿物切检术后，左乳腺多发肿物－考虑乳头状瘤（4A），双侧腋下及锁骨上未见肿大淋巴结。我院行左乳腺保乳术，术后病理：导管内乳头状瘤，瘤内导管上皮增生。标本周切缘见多灶导管内乳头状瘤伴导管上皮旺炽性增生，腺纤维瘤。

四、病例讨论

1. 该病例特点是低倍镜初看似乎主要病变是乳头状肿瘤／乳头状样肿瘤（也不除外伴腺肌上皮肿瘤），但通过高倍低倍相结合镜下仔细观察，发现乳头状肿瘤旁存在考虑为小叶原位癌的灶性病变，并观察到了乳头状肿瘤／乳头状样肿瘤中部分上皮细胞的形态和排列方式的异常。通过免疫组化辅助确认了其中小叶原位癌成分的存在，并确认了是在乳头状瘤的背景中小叶原位癌细胞和小叶不典型增生细胞呈派杰样累及，标记出了单形性黏附差的细胞沿着纤维血管轴心沿着导管内壁播散的形态，部分细胞并在乳头状瘤的中心簇成实团片状，排除了腺肌上皮瘤等病变（仅为局部伴肌上皮增生、灶性呈不典型腺肌上皮分化），由此明确了诊断。因导管周边肌上皮指标显示存在，并未显示存在明确的浸润性癌成分，故仍诊断癌为原位的病变。本病例很容易被误认为是导管乳头状瘤伴上皮旺炽性增生和伴上皮不典型增生（CK5/6 多处呈斑驳状着色、ER 并不全是均质强阳性），故强调应仔细观察和识别出那些胞质较空松散黏附性差的细胞以及明确其性质。

2. 小叶原位癌可表现为派杰样播散，从小叶开始，可延伸到各级导管，在相关文献中有大约 3/4 的病例，小叶原位癌细胞可累及小叶外导管甚或较大导管，可累及腺病、柱状细胞病变、腺纤维瘤等。此外，小叶原位癌可累及乳头状肿瘤，与各种乳头状肿瘤性病变构成诊断上的混淆，如二态性乳头状瘤、二态性乳头状癌，乳头状瘤内的导管原位癌，或乳头状瘤伴明显的肌上皮增生、乳头状瘤样的腺肌上皮瘤等。丁华野等学者在《乳腺组织病理学图谱》（2023 年）一书中提出了有助于鉴别经典型小叶癌和增生的肌上皮细胞的 5 点特征，包括细胞的核质比、细胞形状、胞核的改变、细胞间黏附性和细胞周围胶原（请读者结合所列参考文献具体参见相关著作）。在小叶不典型增生，也可以出现像上述小叶原位癌样的呈派杰样累及其旁各种导管内病变和正常导管，以及出现在其旁腺纤维瘤内的导管。在病理诊断时，应特别关注认识细胞的失黏附形态和使用免疫组化染色辅助鉴别。

3. 关于本病例这类情况，也可查到文献中特殊个案报告。例如丁华野等学者（2023 年）描述了 1 个病例，镜下所见在呈树枝状乳头状结构的导管内乳头状瘤中，其纤维血管轴心较宽大，乳头表面被覆良性的柱状上皮，纤维血管轴心被肿瘤细胞浸润，呈小巢状分布，细胞黏附性差松散排列，具有小叶癌细胞形态改变。丁华野等学者指出，这种病变与导管乳头状瘤伴不典型增生、伴原位癌及导管内乳头状癌是不同的概念，这是小叶原位癌细胞呈派杰样沿腺管内播散，出现在导管内乳头状瘤中，此时一定不能忽视对这个导管内乳头状瘤周围腺管性质的判断。

又例如：学者 Min 等人（2016 年）报道了 1 例 43 岁女性，因右乳腺无痛性肿块就诊，钼靶检查显示外上象限等密度伴钙化的肿块，超声检查显示在 9 点钟最大径 0.9 cm 略呈分叶状不规则的高回声肿块，穿刺活检疑为乳头状肿瘤，行肿物局部切除术。组织学表现为多发性导管内乳头状瘤，小叶原位癌呈派杰样广泛累及乳头状瘤，免疫组化 E-cadherin 和 Calponin 检测证实导管内乳头状瘤中的小叶原位癌成分。小叶原位癌细胞存在于肌上皮层和腺上皮层之间，就像把腺上皮和肌上皮"劈开"一样，小叶原位癌细胞沿乳头状突起延续性地弥散。其旁见少量散在的小叶原位癌细胞灶性累及导管，并见不典型小叶增生，但未见导管原位癌成分。进一步手术和病理检查，发现该侧乳腺内存在广泛的小叶原位癌。

4. 学者 Kim 等人（2021 年）报道了另一个病例，76 岁女性，右乳腺可及肿物伴乳头血性溢液，超声检查显示右乳腺最大径 3 cm 肿物。行肿物局部切除术，组织学表现为在乳头状瘤内肌上皮和腺上皮层之间可见单形性松散的细胞，乳头状瘤中心形成实性片状，免疫组化染色显示这些细胞缺乏 E-cadherin 表达，而乳头状瘤的肌上皮均可见 SMHC 表达。依据病理检查结果，Kim 等学者认为该病例支持小叶原位癌发生在乳头状瘤中的观点，而不是其由周围乳腺组织中小叶原位癌对乳头状瘤的累及。本书笔者认为，做出这样的判断需要在充分的标本取材和详尽的镜下观察前提下，先排除其旁伴随的小叶原位癌成分。

5. 根据 WHO 2019 版乳腺肿瘤分类，对小叶瘤包括不典型小叶增生和小叶原位癌的组织学特征有量化的鉴别诊断标准，小叶不典型增生：在终末导管小叶单位中出现小的、黏附性差的单形性细胞增生，这些细胞在终末导管小叶单位中增大的腺泡比例小于 50%；而小叶原位癌：终末导管小叶单位中超过一半的腺泡被肿瘤细胞填充而膨大。然而，由于在乳头状瘤中很难应用这个标准，WHO 工作组建议，在导管内乳头状瘤的背景下存在小叶瘤（包括了小叶不典型增生和小叶原位癌）时，应使用"伴有不典型小叶增生和小叶原位癌的导管内乳头状瘤"这样一个诊断意见。因为，尚无根据病变大小来区分乳头状瘤中的小叶不典型增生和小叶原位癌的量化标准，学者 Kim 等人提出可以应用"质量（quality）（或译为性质）更为重要"的这一标准来鉴别，即如果在乳头状瘤中存在任何符合小叶瘤标准的失黏附的单一细胞区域，建议将其归类为伴有小叶原位癌的乳头状瘤。本书笔者亦赞同使用这个具有可操作性的标准，这样也可以给临床一个相对明确的诊断意见。

6. 总之，小叶原位癌和小叶不典型增生也可以是乳头状瘤的并发性病变，病理医生在诊断时应该意识到这种可能性，以避免错断/漏诊，特别是在穿刺活检时。对于手术切检的病例，强调要充分取材，包括肉眼可见的"主要"病变和其周围组织，并镜下仔细的病理检查。病理医生要一方面避免漏掉伴随的乳头状瘤内、导管内和其旁的小叶病变；另一方面要与临床医师及时沟通，明确乳头状瘤内的小叶原位癌仍然属于原位的病变，以避免过度治疗。对于该类病变的下一步临床处理，应根据病理报告中小叶原位癌再细分的不同亚型（经典型/旺炽性/多形性）和相应的临床治疗指南来进行。

（牛　昀）

参考文献

[1]WHO Classification of Tumours Editorial Board. WHO classification of tumours. Breast tumours.5th edn[M].Lyon：IARC Press，2019.

[2]Brogi E.The morphologic spectrum of lobular carcinoma in situ（LCIS）observations on clinical significance, management implications and diagnostic pitfalls of classic, florid and pleomorphic LCIS[J].Virchows Arch，2022，481（6）：823-837.

[3]Calle C，Kuba MG，Brogi E.Non-invasive lobular neoplasia of the breast：Morphologic features，clinical presentation，and management dilemmas[J].Breast J，2020，26（6）：1148-1155.

[4]丁华野，郭双平.乳腺小叶性肿瘤[M]//丁华野.乳腺组织病理学图谱.北京：北京科学技术出版社，2023，3：310-319.

[5]丁华野，张智弘.乳腺乳头状肿瘤[M]//丁华野.乳腺组织病理学图谱.北京：北京科学技术出版社，2023：334-358.

[6]孙琦，吴鸿雁，周强，等.乳腺小叶原位癌累及硬化性腺病[J].临床与实验病理学杂志，2015，31（07）：798-801.

[7]常利利，张丽娜，顾林.乳腺小叶原位癌：16例患者的临床特征、诊治及预后[J].肿瘤，2016，36（04）：424-429，451.

[8]Sokolova A，Lakhani SR.Lobular carcinoma in situ：Diagnostic criteria and molecular correlates[J].Mod Pathol，2021，34（Suppl 1）：8-14.

[9]张璋，张渝，步宏，等.乳腺小叶肿瘤组织学亚型及其分子病理学研究进展[J].中华病理学杂志，2022，51（2）：160-164.

[10]Min KW，Min SK，Kwon MJ，et al.Extensive lobular carcinoma in situ with pagetoid spread into multiple papillomas of the breast[J].Breast J，2016，22：693-695.

[11]Kim NI，Park MH，Lee JS.Classical lobular carcinoma in situ arising from an intraductal papilloma of the breast：A case report[J].Int J Surg Pathol，2021，29（5）：534-537.

[12]Kulka J，Madaras L，Floris G，et al.Papillary lesions of the breast[J].Virchows Arch，2022，480（1）：65-84.

[13]Tay TKY，Tan PH.Papillary neoplasms of the breast-reviewing the spectrum[J].Mod Pathol，2021，34（6）：1044-1061.

[14]Agoumi M，Giambattista J，Hayes MM.Practical considerations in breast papillary lesions：A review of the literature[J].Arch Pathol Lab Med，2016，140（8）：770-790.

[15]Krishnamurthy K，Alghamdi S，Gyapong S，et al.A clinicopathological study of

fibroadenomas with epithelial proliferation including lobular carcinoma in-situ, atypical ductal hyperplasia, DCIS and invasive carcinoma[J].Breast Dis, 2019, 38 (3-4): 97-101.

[16]Limite G, Esposito E, Sollazzo V, et al.Lobular intraepithelial neoplasia arising within breast fibroadenoma[J].BMC Res Notes, 2013, 6: 267.

[17] 张利静，杨光. 乳腺纤维腺瘤伴多形性小叶原位癌一例 [J]. 放射学实践，2020, 35 (12): 1645-1646.

病例 18　像乳头状肿瘤的小叶癌

一、病历摘要

患者女性，75 岁，主因发现左乳腺肿物半个月就诊。我院超声检查示：左乳腺内上距乳头 3 cm 可见 1.3 cm×1.1 cm×0.6 cm 的低回声肿物，界尚清，形态规则，回声均匀，可见边缘血流信号，考虑导管内乳头状瘤可能性大（4A）。左腋区未见肿大淋巴结。我院钼靶检查显示：左乳腺内上局限致密伴钙化，范围约 1.3 cm×1.2 cm，不除外癌，左腋区见淋巴结影。在外院行左乳腺肿物微创术，外院病理：左乳腺内上浸润性导管癌，需免疫组化辅助确认。患者为进一步诊疗，来我院会诊病理切片。

追溯病史，该患者 4 年前因右乳腺癌接受保乳手术，术后病理为导管原位癌（以粉刺样、实性型为主，核分级 II 级）伴灶性早期浸润，淋巴结未见转移癌（腋窝 0/17，前哨 0/2）。免疫组化染色：ER、PR、AR 阳性表达，HER2 为（2+），ki67 约 20%（+）。

二、病理学所见

大体：微创术标本，不规则碎组织多条。

镜下：送检会诊破碎组织中见癌组织，呈多小块和散在分布，部分间质背景纤维化，浸润成分多排列呈实性乳头状样，也有少部分散在的和实性条索状，与间质分界不清，癌细胞较松散黏附性差，细胞较小但一致，胞质嗜酸，核质比增大/明显增大，核染色质较粗，核仁明显，核分裂象易见；原位成分细胞形态与浸润成分相同，部分可见核偏位和印戒样细胞，细胞失黏附、部分胞质较空透亮，另外还可见夹杂着一些梭形的细胞，并见一些导管内被覆上皮细胞之间有多少不等的可疑派杰样细胞。以上需做免疫组化染色辅助进一步诊断分型。

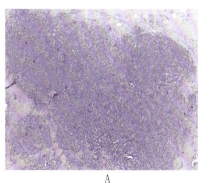 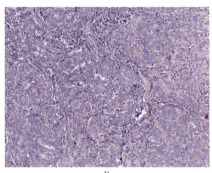

A　　　　　　　　　　　　B

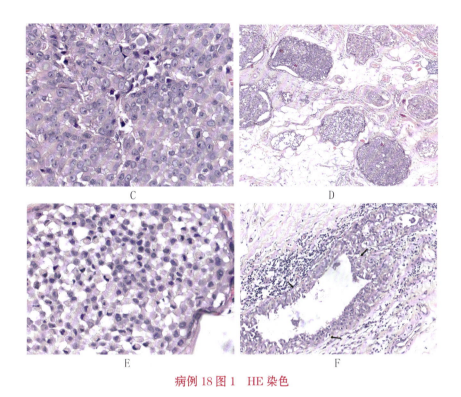

病例 18 图 1　HE 染色

注：A. 显示乳头状实性浸润成分区，HE 染色 ×4；B. 显示乳头状实性浸润成分区，HE 染色 ×8；C. 显示乳头状实性浸润成分的细胞形态（异型性明显），HE 染色 ×40；D. 显示原位癌成分，HE 染色 ×4；E. 显示原位癌成分的细胞形态（异型性、失黏附），HE 染色 ×40；F. 显示导管内被覆上皮细胞中可疑派杰样细胞（如图中箭头所示），HE 染色 ×20。

免疫组化染色显示：CK（+）；E-cadherin（−）；p120 胞质（+）；GCDFP-15（+）；SMHC 浸润成分（−）；原位成分（+）、部分增多；Calponin 浸润成分（−）；原位成分（+）、部分增多；p63 浸润成分（−）；原位成分（+）、部分增多；Syn（−）；CgA（−）。

ER 浸润成分＜1%，原位成分数个细胞弱、中着色；PR 浸润成分＜1%，原位成分约 1%（+），弱、中着色；HER2（2+），其中浸润成分需做 FISH 检测进一步明确（注：之后 FISH 检测为阴性）；ki67 浸润成分部分区约 30%（+），另一部分区热点约 30%（+）；p53 浸润成分部分区约 50% 弱、中着色，以中为主；另一部分区约 35% 弱、中着色；CK5/6 浸润成分（−）、肌上皮（−）；原位成分肌上皮（+）、部分增多；EGFR 浸润成分（−）、原位成分少数上皮（+），肌上皮较弱（+）；AR 浸润成分约 90%（+），中、强着色，以强为主，原位成分 70%～80%（+），部分中着色，部分中、强着色。

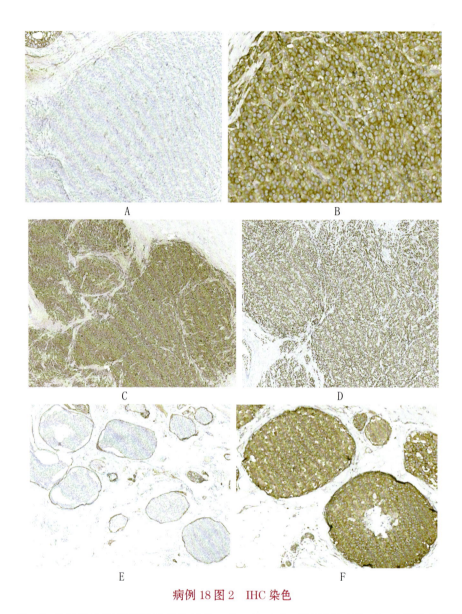

病例 18 图 2 IHC 染色

注：A. 显示乳头状实性浸润成分区 E-cadherin（-）；IHC 染色 ×8；B. 显示乳头状实性浸润成分区 p120 胞质着色，IHC 染色 ×20；C. 显示乳头状实性浸润成分区 GCDFP-15 强（+），IHC 染色 ×4；D. 显示乳头状实性浸润成分区 AR 弥漫（+），IHC 染色 ×4；E. 显示原位癌成分 E-cadherin（-）；IHC 染色 ×4；F. 显示原位癌成分 p120 胞质着色，IHC 染色 ×10。

三、诊断及鉴别诊断

1. 诊断　左乳腺送检会诊破碎组织中见多小块和散在癌组织，形态学结合免疫组化染色结果，浸润性癌成分为变异型 - 多形性浸润性小叶癌，伴大汗腺分化，多呈实性乳头状型，组织学分级大部分Ⅲ级；原位癌成分为多形性小叶原位癌成分 / 为主，伴大汗腺分化，部分细胞呈印戒样细胞分化，核分级多数Ⅲ级；原位成分伴部分肌上皮增生；并见小叶原位癌细胞呈派杰样累及其旁导管。（备注：因组织破碎病变不完整，无法观察肿瘤组织全貌，故请结合临床情况。）

2. 鉴别诊断　需要与本病相鉴别的疾病包括浸润性导管癌、实性乳头状癌、乳头状瘤伴上皮不典型增生、乳头状瘤伴导管原位癌、肌上皮肿瘤 / 肌上皮癌等。

3. 补充后续情况　我院行左乳腺癌改良根治术，大体标本内上距乳头 7.5 cm 可及质硬韧区 1.5 cm×1.2 cm×1.2 cm，边界不清，淋巴结最大径 2.3 cm。术后病理报告：左乳腺内上见浸润性癌和原位癌组织，形态多同微创术所见（浸润性癌，符合变异型 - 多形性浸润性小叶癌，伴大汗腺分化，组织学Ⅲ级，原位癌伴大汗腺分化，核分级Ⅲ级）。区域淋巴结未见转移癌（前哨 0/2、腋下 0/13）。

四、病例讨论

1. 乳腺浸润性小叶癌是最常见的乳腺癌特殊类型，文献报告中占所有乳腺癌病例的 10% ～ 15%。浸润性小叶癌已被熟知缺乏 E-cadherin（E- 钙黏蛋白）功能，故出现特有的失黏附性生长模式，细胞呈单行线状排列或分散在间质中。浸润性小叶癌之前被认为，通常的分子亚型为腔面型，即激素受体阳性、HER2 阴性。随着研究的深入，目前学者们发现乳腺小叶类别的肿瘤谱其实是很广泛的，不仅仅是经典型小叶癌和业内比较熟悉的一些变异型小叶癌，其多样性程度甚至令人很惊讶。由于浸润性小叶癌对新辅助治疗的反应较差，与非特殊类型的浸润性乳腺癌相比，其转移模式不同、生物学行为不同，并具有独特的分子特征，虽然目前的临床治疗指南在手术方式、治疗用药上浸润性小叶癌与浸润性导管癌还没有明确的差别，但病理医生对浸润性小叶癌应尽可能做出精准诊断和亚型的分型，给临床治疗选择提供充足的信息，为基础研究提供经过精准分型的样本。这对该类肿瘤基础研究和临床治疗上的进展具有重要的、积极的意义。

2. 除了浸润性小叶癌的经典型外，还存在一些公认的变异型，包括腺泡型、小管小叶型、实性型、多形性型、印戒样细胞型和混合型。此外，在近些年中，3 种浸润性小叶癌新的变异型已被报告和描述，即产生细胞外黏蛋白的、乳头状特征的和管状成分的。2016 年学者 Rakha 等人首先描述了 3 例模拟乳头状癌的浸润性小叶癌，随后在 2017—2022 年有 4 例报告，分别是学者 Christgen、Li、

Motanagh 和 Zheng 等的病例报告，在 2023 年又有学者 Gessain 等的个例报告。这个浸润性小叶癌的特殊变异型被不同的学者用不同的术语进行描述，诸如"模仿乳头状癌的浸润性小叶癌"、"小叶癌伴实性生长模式模仿实性乳头状癌"、"浸润性小叶癌伴乳头状特征"、"浸润性小叶癌具有实性和包裹性乳头状癌生长模式"、"浸润性小叶癌模仿包裹性乳头状癌"，等。既然描述为"模仿……的"、"……特征"、"……生长模式"，那么就可能只是乳头状样的肿瘤，其纤维血管轴心不一定是真性的或是并没有纤维血管轴心的，这与前一个病例（病例 17）小叶癌累及乳头状瘤不是同一个概念（小叶癌累及乳头状瘤也许仅是小叶原位癌成分，而乳头状瘤仅仅就是良性肿瘤）。本书笔者强调应注意关注这个新变异型浸润性小叶癌的独特形态学和免疫组化特征，因为这特别关系到处理活检标本的潜在诊断陷阱，也特别关系到鉴别诊断需考虑的方向等临床问题。认识这种变异亚型与乳头状肿瘤（尤其是实性 / 包裹性乳头状癌）的鉴别，对于正确的肿瘤分类分期以及正确治疗至关重要。

3. 本文病例与上述文献中报告的几个病例比较有相似之处，但也有明显的不同点。

（1）临床情况：文献中前 7 个病例，年龄从 61 岁到 86 岁，中位数为 73 岁；均表现为有可触及的病变；影像学显示 3 例为边界清楚的结节性肿块，1 例为低回声血流丰富的肿块；肿瘤大小为 1.2 ～ 5.5 cm（中位数 2.8 cm）；在有淋巴结资料的病例中，均未出现淋巴结受累。本病例情况有些相似，也是老年患者、年龄 75岁，左乳腺内上肿物可及，影像学显示低回声肿块、边缘血流信号，肿瘤最大径 1.3 cm，区域淋巴结未见明确转移。但值得注意的是，Gessain 等人 2023 年报道的那个病例伴有腋窝淋巴结转移。

（2）组织形态学：文献中那几个病例多包括两类不同的形态成分：第一类是呈包裹性形态的结节性肿瘤成分，具有实性乳头状生长模式，可见纤维血管轴心；第二类是与结节性肿瘤成分密切相关的经典型浸润性小叶癌成分，仅 1 例缺乏经典型浸润性小叶癌成分，但显示在实性乳头状样主瘤灶周围有小叶原位癌成分。而本病例组织形态：结节边界不够圆滑，也没有纤维囊性包裹，具有多形性、浸润性成分，除了模仿实性乳头状肿瘤的特点，还有少部分散在的癌细胞和实性条索状浸润性癌，均具有大汗腺分化，并有典型大汗腺分化的多形性小叶原位癌成分，伴部分印戒样细胞分化，组织学分级Ⅲ级和核分级Ⅲ级为主等。

（3）免疫组化结果：文献中那几个病例的肿瘤性上皮均缺乏 E-cadherin 表达，连环蛋白表达缺失/胞质表达 p120，各种肌上皮标志物如 p63、CK5/6、CK14、Calponin、SMHC 浸润成分均为阴性，神经内分泌分化标志物阴性，ER、PR 强表达，HER2 阴性。而本文病例与那些病例在 E-cadherin、p120、肌上皮指标、神经内分泌指标表达相同外，ER、PR、HER2 表达明显不同，还有针对本文病例的形态特点加做的辅助诊断指标，如 AR 和 GCDFP-15 为阳性。今后有待积累和总结更多的病例以做进一步探讨。

4. 近来又有 Kuba 等学者（2023 年）在发表的文章中描述了 1 例形态学上新的变异型病例。患者为 53 岁女性，乳腺肿块粗针穿刺活检报告示浸润性小叶癌伴神经内分泌分化，手术切除标本为直径 2.1 cm 的肿瘤，由多个边界清楚的实性结节组成，纤维血管轴心与浸润成分混合，并特征性的同时伴有细胞外黏液。细胞松散、胞质少、中核级。E-cadherin 和 p120 证实了小叶分化，Syn、CgA 弥漫性阳性，类似于实性乳头状癌中所见的模式。ER 99% 强阳性，PR 20% 强阳性，HER2(1+)。有相关的小叶原位癌成分，但未见导管原位癌成分。前哨淋巴结均阴性。Kuba 等学者的病例为我们展示了乳头状型浸润性小叶癌更宽泛的表现，并可以是 2 种新变异型的合并。在缺乏伴随的经典型浸润性小叶癌成分和未做免疫组化检测的情况下，与实性乳头状癌的鉴别更具挑战性。实性乳头状癌的细胞也常是比较小的、核有偏位的，而在乳头状模式实心区的小叶癌细胞，其黏附力的丧失可能并不突出。所以应想到排除乳头状肿瘤为小叶癌分化的可能性，加做 E-cadherin、p120 进行鉴别。

5. 本病例除了具有相对比较复杂的形态，还有对侧导管原位癌伴灶性早期浸润病史，双侧均有可确认的原位癌成分，组织学分型和免疫表型不同，故属于异时的双侧双原发癌，不需要排除从对侧乳腺癌转移而来的问题。关于这类伴大汗腺分化的变异型 - 多形性浸润性小叶癌，其治疗和预后还缺乏大样本病例的文献报告（仅有少许个案报告）。另可查到学者 Coty-Fattal 等人（2023 年）汇总了 2008—2021 年的 12 个组织细胞样特征浸润性小叶癌病例，其形态特点是细胞核相对温和、均匀，单个嗜酸性小核仁和丰富的颗粒状胞质，其中有 4/12 例是 ER、PR、HER2 三阴性并 AR 阳性的（即属于分子大汗腺型的免疫表型），7/12 例是腔面 B 型的，1 例 HER2 过表达的。文献有这样的说法，即组织细胞样浸润性小叶癌理论上代表了浸润性小叶癌的一种形态变异、具有大汗腺分化特征，具有多变的免疫组化特点和多变的临床行为。有学者（也包括 Coty-Fattal 等）的观察结果显示，组织细胞样浸润性小叶癌具有很好的预后，然而也有其他学者得到不同的临床研究结果。因此，本书笔者建议伴大汗腺分化的多形性浸润性小叶癌最好不要直接等同于组织细胞样特征的多形性浸润性小叶癌，进一步的亚分类和更严格的诊断标准将有助于区分真正的惰性肿瘤和更具有侵袭性生物学特性的肿瘤。具有大汗腺分化和具有组织细胞样特征的多形性浸润性小叶癌，虽然有一些形态学、免疫表型的交叉重叠，但还是很有必要尽可能做进一步区分，除了通过免疫组化检测，还需要借助于更多的分子遗传学研究，今后还要有更多的临床观察。先有严格定义下的精准病理组织学分型和亚型的划分，才可能得到相对准确的预后信息。

（牛　昀）

参考文献

[1]WHO Classification of Tumours Editorial Board.WHO classification of tumours. Breast tumours.5th edn[M].Lyon：IARC Press，2019.

[2]de Groot JS, Ratze MAK, van Amersfoort M, et al. αE-catenin is a candidate tumor suppressor for the development of E-cadherin-expressing lobular-type breast cancer[J].J Pathol, 2018, 245（4）：456-467.

[3]McCart Reed AE, Kalinowski L, Simpson PT, et al.Invasive lobular carcinoma of the breast：The increasing importance of this special subtype[J].Breast Cancer Res, 2021, 23（1）：6.

[4]Koufopoulos N, Pateras IS, Gouloumis AR, et al.Diagnostically challenging subtypes of invasive lobular carcinomas：How to avoid potential diagnostic pitfalls[J].Diagnostics (Basel), 2022, 12（11）：2658.

[5]李丽，张秀珊.乳腺多形性浸润性小叶癌的临床病理特征和预后[J].安徽医药，2019，（8）：1637-1641.

[6]阳琼芝，王明伟，张杨鸽龄，等.E-cadherin 阴性乳腺小管小叶癌 5 例临床病理分析[J].临床与实验病理学杂志，2020，36（5）：589-591.

[7]吕泓，付丽梅，涂小予，等.伴有细胞外黏液分泌的乳腺浸润性小叶癌的临床病理学特征[J].中华病理学杂志，2019，48（10）：779-783.

[8]谷腾腾，刘宇琼.伴细胞外黏液分泌的乳腺浸润性小叶癌 1 例[J].临床与实验病理学杂志，2023，52（8）：1013-1014.

[9]Rakha EA, Abbas A, Sheeran R.Invasive lobular carcinoma mimicking papillary carcinoma：A report of three cases[J].Pathobiology, 2016, 83（5）：221-227.

[10]Christgen M, Bartels S, van Luttikhuizen JL, et al.Subclonal analysis in a lobular breast cancer with classical and solid growth pattern mimicking a solid-papillary carcinoma[J].J Pathol Clin Res, 2017, 3（3）：191-202.

[11]Motanagh SA, Muller KE.Invasive lobular carcinoma with papillary features：A newly described variant that poses a difficult histologic differential diagnosis[J].Breast J, 2020, 26（6）：1231-1233.

[12]Li X, Lin M, Xu J, et al.New variant of breast-invasive lobular carcinoma with solid and encapsulated papillary carcinoma growth pattern[J].Breast Cancer, 2021, 28（6）：1383-1388.

[13]Zheng L, Saluja K, Guo T.Invasive lobular carcinoma mimicking encapsulated papillary carcinoma with a literature review：A rare variant detected serendipitously[J].Int J Surg Pathol, 2022, 30（8）：912-920.

[14]Gessain G, Joyon N, Petit T, et al.Uncommon invasive lobular carcinoma with papillary architecture-clinicopathologic and molecular characterization with review of the literature[J].Virchows Arc, 2023, 483（5）：723-729.

[15]Kuba MG, Brogi E.Update on lobular lesions of the breast[J].Histopathology, 2023, 82（1）：36-52.

[16]Coty-Fattal Z, Minhas S, Butcher M, et al.Clinicopathologic and immunophenotypic classification of invasive lobular carcinoma with histiocytoid features[J].Int J Surg Pathol, 2024, 32（4）：719-725.

[17]Aldulaijan FA, Alsahwan AG, Alsulaiman MHA, et al.Histiocytoid variant of invasive lobular breast carcinoma.A case report and literature review[J].Ann Med Surg（Lond）, 2021, 72：103091.

病例 19 在腺纤维瘤中的小叶癌

一、病历摘要

患者女性，48岁，发现双乳肿物近3年，自述之前曾有多次双乳"良性肿瘤"外院手术史，具体病理不详。本次术前B超检查显示：左乳腺结节2.0 cm×1.5 cm，右乳腺结节2 cm×2 cm，考虑腺纤维瘤（3级）、腺体增生；钼靶检查显示：双乳腺体增生。外院行双乳肿物切除术（未行术前穿刺活检和术中冰冻病理检查）。术后患者为进一步诊疗，来我院会诊左乳腺的病理切片。

二、病理学所见

大体：左乳腺标本，灰白灰黄色结节样肿物，大小为2.5 cm×1.5 cm×1.2 cm，切面灰白色，质地韧，部分边界尚清。

镜下：在腺纤维瘤结构和间质背景中，可见广泛上皮病变，其中多个末梢导管小叶腺泡状呈不同程度的膨大、饱满，其内充满松散异型较轻形态单一的小/较小细胞，多个拉长的导管内呈实性，也是充满松散的较小/小细胞和少数呈派杰样细胞，几乎看不到管腔，另见多处小灶导管内呈类筛状/腺管状；少许小细胞派杰样累及腺纤维瘤内边缘的导管；腺纤维瘤间质中局灶区内见散在分布的少数小细胞，呈散在单个细胞/小团状/小腺管状/少许略呈小腺泡状混合存在，浸润性生长，组织学以低级别为主，细胞符合低核级别；肿瘤组织边缘局灶与其旁乳腺组织分界欠清，肿瘤组织另一侧为断面。以上需加做免疫组化染色辅助进一步诊断。

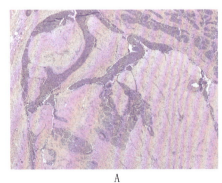
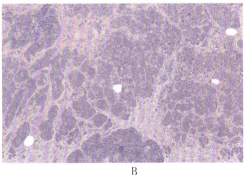

A B

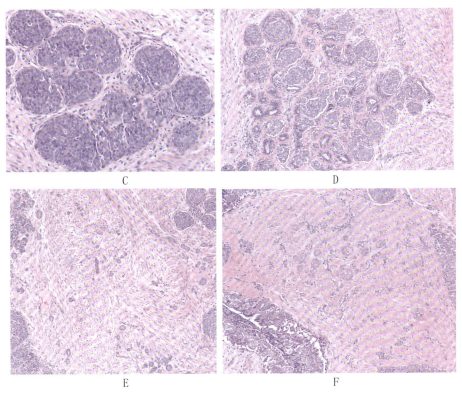

病例 19 图 1　HE 染色

注：A. 显示上皮病变在腺纤维瘤背景中，HE 染色 ×4；B. 显示上皮病变集中区域 – 多个末梢导管小叶腺泡状呈不同程度的膨大饱满，其内充满松散的小 / 较小细胞，HE 染色 ×4；C. 显示呈腺泡状不同程度的膨大饱满，其内充满松散的异型较轻形态单一小 / 较小细胞，HE 染色 ×20；D. 显示腺纤维瘤背景中小叶不典型增生成分（部分为重度不典型增生），HE 染色 ×8；E. 显示在间质中小管小团状等成分，HE 染色 ×8；F. 显示在间质中小团小腺泡状等成分，HE 染色 ×8。

免疫组化染色显示：

目标病变 – 原位成分：ER 约 90% 强（+）；PR 约 70% 中 / 强（+）；HER2（2+）；ki67 约 5%（+），小灶约 10%；CK5/6 上皮（-）[注：另有部分（+），包括肌上皮]；E-cadherin 多为（-）；p120 多为胞质（+），膜着色减弱；SMHC、p63、Calponin 肌上皮（+），部分增多。

目标病变 – 浸润成分：ER 约 90% 强（+）；PR 约 90% 强（+）；HER2 为（2+），建议做 FISH 检测进一步明确；ki67 约 5%（+）；CK5/6 上皮和肌上皮（-）；34 β E12（+）；E-cadherin（-）；p120 胞质（+）；SMHC、p63、Calponin 肌上皮（-）。

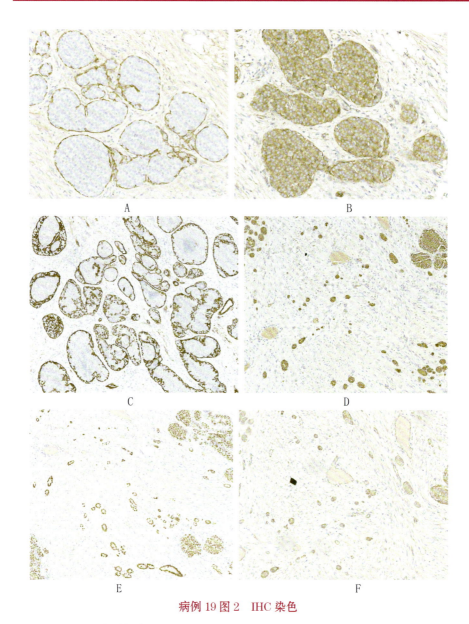

病例 19 图 2　IHC 染色

注：A. 显示小叶原位癌成分 E-cadherin（-）；IHC 染色 ×20；B. 显示小叶原位癌成分 p120 胞质着色，IHC 染色 ×20；C. 显示小叶原位癌成分伴肌上皮增生 SMHC（+），IHC 染色 ×8；D. 显示间质中散在浸润性癌成分 CK（+），IHC 染色 ×8；E. 显示间质中散在小管状等浸润性癌成分 ER（+），IHC 染色 ×8；F. 显示间质中散在浸润性癌成分 p120 胞质着色，IHC 染色 ×10。

三、诊断及鉴别诊断

1. 诊断　左乳腺在腺纤维瘤背景中可见广泛上皮病变，形态学结合免疫组化结果为小叶不典型增生部分癌变为小叶原位癌，符合主要为经典 A 型伴少部分经典 B 型，并累及多个导管、可见少数呈派杰样累及；小叶不典型增生中部分为重度不典型性增生；并见导管上皮旺炽性增生伴部分不典型增生；上述病变均伴不同程度的肌上皮增生；腺纤维瘤内间质中局灶区见散在分布的少量浸润性（小叶）癌成分－部分呈小管小叶癌改变，组织学以低级别为主（细胞符合低核级别）；腺纤维瘤内间质细胞较丰富生长较活跃；肿瘤边缘局灶与其旁乳腺组织分界欠清（肿瘤组织另一侧为断面）；少许小细胞派杰样累及腺纤维瘤内边缘的导管；腺纤维瘤旁个别小叶不典型增生累及紧邻瘤旁的导管。因镜下所见病变比较局限，建议临床行局部扩切。

2. 鉴别诊断　需要与本病相鉴别的疾病包括腺纤维瘤内导管上皮不典型增生、腺纤维瘤内低级别导管原位癌累及小叶、腺纤维瘤内小叶原位癌不伴浸润、腺肌上皮瘤等。

3. 补充后续情况　我院行左乳腺中下保乳术＋前哨淋巴结活检＋左乳腺中外肿物切除术。病理报告：左乳腺中下保乳标本切检术瘢痕局部未见明确癌组织，可见腺纤维瘤、导管内乳头状瘤、导管上皮增生；标本周切缘未见明确癌组织，可见导管上皮不典型增生、硬化性腺病、导管上皮乳头状增生、腺纤维瘤、黏液囊肿。前哨淋巴结未见转移癌 0/3。另外，左乳腺中外腺纤维瘤伴灶性导管上皮不典型增生、腺病。术后行内分泌治疗，随访 4 年余无复发。

四、病例讨论

1. 在腺纤维瘤内的上皮癌变如果仅仅是局限于瘤内的，临床上可以保守处理，但同时也提示可能／不除外伴有腺纤维瘤外的上皮肿瘤性病变，或者是瘤外非肿块型的病变累及到腺纤维瘤内。因为腺纤维瘤有临床可触及的或影像检查可显示的瘤体，成为首先治疗的目标，此时的病理检查应细致全面，切记不要先入为主地在低倍镜下一扫而过。临床医生得到了类似本病例的病理诊断后应做进一步检查。本病例在收检会诊材料有限的情况下，仅见到瘤旁个别小叶不典型增生累及导管，但无法观察腺纤维瘤瘤外乳腺组织中是否有更广泛的／更严重的病变，此时需要依靠临床特别是影像学的进一步检查。在一定的前提下，例如本病例，有瘤内浸润性癌成分，切片中瘤旁组织比较少，一侧肿瘤组织为断面，切缘情况未知，故建议做局部扩切是很有必要的。值得注意的是，病理医生在临床等情况尚不明确时，应尽量及时与临床主管医生取得沟通，避免行全乳切除等过度治疗（除非有同侧其他癌灶的证据）。如在局部扩切术标本又检出腺纤维瘤以外的浸润性癌，则其后续治疗和预后估测就要依据腺纤维瘤以外浸润性癌成分的临床病理学参数了。

2. 腺纤维瘤是继纤维囊性乳腺病变之后的第二常见乳腺疾病，是 40 岁以下女性乳腺肿块手术的最常见原因。腺纤维瘤是一种由上皮和非上皮成分组成的良性混合性肿瘤，可在雌激素、孕酮、妊娠和哺乳刺激下增长，并可能在绝经期发生萎缩。腺纤维瘤除了与叶状肿瘤有比较密切的关系外，是否是乳腺癌的一个危险因素目前仍存在一些争议。有文献报告，在长期随访中已显示腺纤维瘤患者发生浸润性癌的相对风险，是普通人群女性同年龄对照组中总体风险的 2.17 倍，如果腺纤维瘤有复杂的组织学结构，相对风险则上升到 3.6 倍以上，故尚不能否认它是浸润性乳腺癌的危险因素。因此在腺纤维瘤有临床症状时，如出现肿瘤增大或有不典型影像学表现，多需要手术治疗。

3. 学者 Krishnamurthy 等人（2019 年）对连续的 1523 例腺纤维瘤伴上皮增殖性病变进行研究，其结果显示腺纤维瘤的上皮成分可表现出的增殖性病变，包括不典型导管增生，也有小叶原位癌（8 例）、导管原位癌（10 例）和其他很少见类型的浸润性癌，这些病变通常是在切除腺纤维瘤后病理检查时偶然发现的。根据不同的研究报告，腺纤维瘤内乳腺癌的发病率为 0.02% ~ 0.125%。其构成比例如：一组病例中小叶原位癌占 66.9%、浸润性小叶癌占 3.4%，导管原位癌占 12.4%，其余是其他类型的癌；另一组病例中小叶原位癌占 16.7%、浸润性小叶癌占 13.3%、导管原位癌占 23.3%，其余是以浸润性导管癌为主的癌。在伴有小叶原位癌的腺纤维瘤病例中，62.5% 的小叶癌病变仅局限于腺纤维瘤内（这一发现可能与腺纤维瘤和小叶原位癌的共同小叶起源有关），而伴有导管原位癌的病例只有 10% 仅局限于腺纤维瘤内，其余 90% 的病例导管原位癌还累及了周围乳腺组织（注：实际上也或许是有瘤外的导管原位癌累及到腺纤维瘤）。另有文献报告，在筛查人群中显示，腺纤维瘤内发生癌的检出率为 0.1% ~ 0.3%。这些腺纤维瘤内的癌虽然占比少，但在目前庞大的腺纤维瘤病例基数中，这些少见病例就并不很少见了，应该引起重视。作为病理医生对腺纤维瘤也仍然要取材充分、观察仔细、不出遗漏。早期诊断出腺纤维瘤内的癌，进行早期干预，具有长期生存或得以治愈的临床意义。

4. 近年来学者们的研究证据已经表明，小叶性肿瘤是一种直接的癌前趋病变，但关于腺纤维瘤中伴小叶原位癌的详细个案研究报告为数很少。例如：学者 Limite 等人（2013 年）报道了 1 例 44 岁有家族史的女性，右乳腺可触及 1 个直径 1.5 cm、光滑、可移动的肿块，钼靶检查显示瘤内有一簇偏心"爆米花"样钙化（影像学考虑为良性钙化）。肿块切除术后病理检查确定为腺纤维瘤伴小叶原位癌和小叶不典型增生，腺纤维瘤周围可见小叶不典型增生。术后随访 5 年，无局部复发。学者 Limite 等人提出如果年龄超过 40 岁且有乳腺癌家族史时，强烈建议切除"陈旧性"腺纤维瘤，即使影像显示"良性钙化"。我国学者 Hua 等人（2015 年）报道了 1 例也是 44 岁的病例，双乳多发肿块史 20 年，因近期进行性增大行肿物切除术，组织学检查证实左乳腺纤维瘤内伴低级别小叶原位癌（范围最大径 5 mm）。又因这个病例有卵巢肿瘤史和肿瘤家族史等因素，故行左乳腺全乳切除术。免疫组化显示 ER、PR 阳性，HER2 阴性，术后内分泌治疗，随访 5 年无复发。学者 Hua 等人也认为，由于没有明确的临床或放射学标准进行术前诊断，腺纤维瘤中的癌通常是在腺纤维瘤切除后意外发现的，故应提高对腺纤维瘤的认识，并建议要对不同年龄阶段的腺纤维瘤采取不同临床处理。因已有文献研究数据显示，女性诊断腺纤维瘤时的高峰年龄是 20 岁，而含有癌的腺纤维瘤的高峰年龄是 40 岁，因此年龄也是临床对腺纤维瘤是否需要处理所依据的重要指标之一。

5. 文献中关于腺纤维瘤中伴浸润性小叶癌的报告更为少见。例如：学者 Hayes 等人（2013 年）报道了 1 例 51 岁女性，乳腺钼靶检查发现了 35 mm 范围的局限性钙化病变，穿刺活检仅显示了腺纤维瘤的典型特征，但可能因穿刺组织局限未见钙化灶。考虑病变的体积较大，故行病变手术切除。术后病理报告腺纤维瘤伴多发小叶瘤变病灶（包括小叶增生和经典型小叶原位癌）伴灶性微浸润性小叶癌（范围＜1 mm），之后术腔扩切和前哨淋巴结病理均为阴性。学者 Hayes 等人指出这种微浸润性小叶癌虽然是一种组织学上细微的病变，但它的检出则进一步强调了应将小叶瘤变作为癌前趋病变的理念。如前所述，腺纤维瘤内的癌通常发生在 40 岁以上的女性中，但学者 Wang 等人（2022 年）报道了 1 例年轻病例，在 26 岁时左乳腺肿物穿刺活检，组织学证实是腺纤维瘤，当时未做进一步干预治疗。随访 6 年后超声示肿物体积增大，轮廓不规则，行肿物切除活检，组织学检查腺纤维瘤中可见 5 mm 范围的经典型小叶原位癌和最大径 0.6 mm 的微浸润性小叶癌。免疫组化染色显示 ER、PR 阳性，HER2 阴性。该病例术后进行了放疗和内分泌治疗。由此强调，年轻患者腺纤维瘤内仍有发生癌的可能性，穿刺活检即使为良性也要保持警惕，持续监测具有重要性。由于腺纤维瘤内恶性病变往往很小，穿刺活检有可能遗漏，或者原位和浸润的发生发展需一定的累积时间，如随访发现新的可疑变化，应考虑切除活检。

（牛　昀）

参考文献

[1]Sokolova A, Lakhani SR.Lobular carcinoma in situ：Diagnostic criteria and molecular correlates[J].Mod Pathol, 2021, 34 (Suppl 1)：8-14.

[2]King TA, Pilewskie M, Muhsen S, et al.Lobular carcinoma in situ：A 29-year longitudinal experience evaluating clinicopathologic features and breast cancer risk[J].J Clin Oncol, 2015, 33 (33)：3945-3952.

[3]Krishnamurthy K, Alghamdi S, Gyapong S, et al.A clinicopathological study of fibroadenomas with epithelial proliferation including lobular carcinoma in-situ, atypical ductal hyperplasia, DCIS and invasive carcinoma[J].Breast Dis, 2019, 38 (3-4)：97-101.

[4]Gollapalli V, Bibi S, Shah AK, et al.DCIS breast arising in a fibroadenoma-case report of an uncommon condition[J].J Surg, 2017, 5 (1)：4.

[5]Hammood ZD, Mohammed SH, Abdulla BA, et al.Ductal carcinoma in situ arising from fibroadenoma：A rare case with review of literature[J].Ann Med Surg (Lond), 2022, 75：103449.

[6]Wu YT, Chen ST, Chen CJ, et al.Breast cancer arising within fibroadenoma：Collective analysis of case reports in the literature and hints on treatment policy[J].World J Surg Oncol, 2014, 10；12：335.

[7]Limite G, Esposito E, Sollazzo V, et al.Lobular intraepithelial neoplasia arising within breast fibroadenoma[J].BMC Res Notes, 2013, 6：267.

[8]Hua B, Xu JY, Jiang L, et al.Fibroadenoma with an unexpected lobular carcinoma in situ：A case report and review of the literature[J].Oncol Lett, 2015, 10 (3)：1397-1401.

[9] 张利静，杨光.乳腺纤维腺瘤伴多形性小叶原位癌一例 [J].放射学实践，2020，35（12）：1645-1646.

[10] 连渊娥，郑巧灵，蒋逸婷，等.乳腺纤维腺瘤内癌 20 例临床病理分析 [J].临床与实验病理学杂志，2018，34（2）：204-206.

[11]Fives C, O'Neill CJ, Murphy R, et al.When pathological and radiological correlation is achieved, excision of fibroadenoma with lobular neoplasia on core biopsy is not warranted[J].Breast, 2016, 30：125-129.

[12]Elfgen C, Tausch C, Rodewald AK, et al.Factors indicating surgical excision in classical type of lobular neoplasia of the breast[J].Breast Care (Basel), 2022, 17 (2)：121-128.

[13]Hayes BD，Quinn CM.Microinvasive lobular carcinoma arising in a fibroadenoma[J].
Int J Surg Pathol，2013，21（4）：419-421.

[14]Wang M，Leong MY，Tan QT.A case of fibroadenoma with lobular carcinoma in situ
and microinvasion in a young woman[J].J Surg Case Rep，2022，30（12）：602.

病例 20　腺样囊性癌——经典和实性

一、病历摘要

患者女性，55 岁，主因右乳腺肿物在外院就诊，临床查体可及乳头下肿物，不伴溢液、溢血。曾在我院门诊 B 超检查：见右乳腺内下回声欠均匀区，约 1.5 cm×1.6 cm×1.3 cm，部分边界欠清，部分形态欠规则，内部血流丰富，考虑为黏液癌，4C。在外院行肿物切除活检术，术后病理诊断未确定，仅对镜下形态进行了描述，建议做免疫组化和上级医院会诊。

二、病理学所见

大体：手术标本为 4.5 cm×2.5 cm×1.8 cm，其内见肿物大小为 1.5 cm×1.4 cm×1.1 cm，边界尚清，质地中等，切面实性，灰白、灰黄色。

镜下：肿瘤边界多较清楚，间质纤维化/透明变性，并可见与黏液样/淡蓝染基质交织混合。肿瘤细胞呈双相分化形态，即腺上皮、肌上皮，由后续免疫组化染色证实，不同分化不同区域两种细胞的分布占比不同。肿瘤组织呈浸润性生长，大部分区域多排列成筛状/筛网状、梁索状，也见腺管状、小囊状、乳头状，并见实性（实性区内含小的裂隙/腔隙），多个筛孔腺腔内可见少量/少许黏液，有的见少许红染物——基底膜样物质。肿瘤细胞部分呈轻度/轻至中度异型，核分裂数低；另一部分肿瘤细胞呈中度异型/中等～较明显的异型，有的胞质少、核仁不明显，有的则胞质相对丰富，核大、核染色质深/粗、可见核仁，可见/灶性较易见核分裂象，但未见明确坏死。肿瘤局部区域并可见排列成较小/小的巢团、腺管状、条索状，肿瘤细胞异型轻、低级别，细胞小、胞质少，核小、可见小核仁/不明显。一侧近组织边缘局灶区还可见乳头状瘤样结构改变，但也含有上述筛孔/腺腔结构。

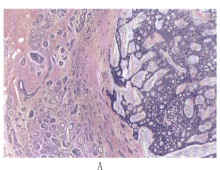
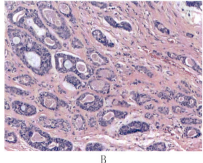

A　　　　　　　　　　　　　　　　B

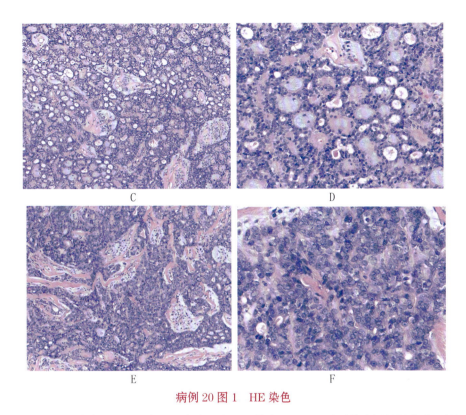

病例 20 图 1　HE 染色

注：A. 显示肿瘤组织局部全景，多种形态，HE 染色 ×4；B. 显示肿瘤组织经典型、低级别为主，HE 染色 ×20；C. 显示肿瘤组织典型的筛状 / 筛网状结构区域，HE 染色 ×8；D. 显示肿瘤组织典型筛状 / 筛网状结构（图 C 的局灶高倍镜），HE 染色 ×20；E. 显示肿瘤组织实性结构为主区域，HE 染色 ×8；F. 显示肿瘤组织实性结构为主区域，细胞异型较明显（图 E 的局灶高倍镜），HE 染色 ×40。

免疫组化染色显示：CK7 大部分（+），其中部分以中、强着色为主，部分以强为主；CK8/18 部分（+），弱、中着色，以弱为主；CK5/6 大部分（+），弱、中、强着色，以中、强为主；CD117 大部分（+），多较弱着色；MYB 大部分（+），中、强着色；p63 部分（+）；SMHC 少部分 / 少数（+）；Calponin（-）；CD10 个别细胞（+）；S-100 微少弱着色；Bcl-2 部分（+），弱着色；ER ＜ 1%；PR ＜ 1%；HER2 为（0）；ki67 部分区约 35%（+），部分区 5% ～ 15%（+）；p53 少部分区 30% ～ 40% 弱、中着色，其余区 5% ～ 15% 以弱为主着色。

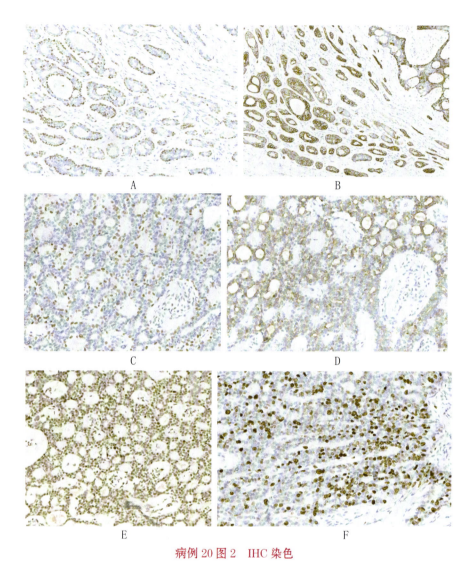

病例 20 图 2　IHC 染色

注：A. 显示低级别为主区 p63（+）（注：着色定位非导管周），IHC 染色 ×20；B. 显示低级别或低至中级别区 CK5/6 多数细胞（+），IHC 染色 ×10；C. 显示典型筛状 / 筛网状结构 p63（+）（注：着色定位非导管周），IHC 染色 ×20；D. 显示典型筛状 / 筛网状结构 CK8/18 部分（+），弱、中着色，IHC 染色 ×20；E. 显示典型筛状 / 筛网状结构 MYB（+），中、强着色，IHC 染色 ×20；F. 显示实性结构为主区域异型细胞 ki67 表达情况，IHC 染色 ×20。

三、诊断及鉴别诊断

1. 诊断　右乳腺腺样囊性癌，部分区为经典型（组织学部分呈Ⅰ级、部分呈Ⅰ～Ⅱ级）、部分区为实性基底样型（组织学符合Ⅱ级），间质浸润淋巴细胞约占＜ 5%。

2. 鉴别诊断　需要与本病相鉴别的疾病包括浸润性筛状癌、筛状导管原位癌、腺肌上皮肿瘤、腺泡细胞癌、多形性腺瘤、分泌型癌、多形态腺瘤、基底样（形态的）癌、神经内分泌癌、其他部位涎腺癌转移等。

四、病例讨论

1. 乳腺腺样囊性癌（adenoid cystic carcinoma，AdCC）概述　是一类少见的涎腺型乳腺癌，传统上被认为是惰性的癌，WHO 2012 版乳腺肿瘤分类定义 AdCC 为"一种具有低度恶性潜能的癌"，因此经常强调的是病理诊断后要与临床沟通，向临床医生表明尽管它是三阴性乳腺癌，但不要按一般概念上的三阴性乳腺癌处理，否则会过度治疗。但 2012 版分类也提到了具有基底样特征的实性亚型，有文献报告具有较高的转移复发率，但未做更多的描述。近 20 年来有多量的文献对 AdCC 的研究结果进行报告，学者们对这种乳腺特殊类型癌逐步有了更多的认识。WHO 2019 版分类定义不再提及"低度恶性潜能"，而是描述为"AdCC 是一种浸润性癌，由上皮和肌上皮肿瘤细胞组成，呈小管状、筛状和实体状，与嗜碱性基质和产生基底膜样物质相关，常与 *MYB-NFIB* 基因融合相关"。AdCC 可呈现多种形态特征，在之前多个研究的基础上 WHO 2019 版分类定义了三种亚型，经典型（classical-AdCC，C-AdCC）、实性基底样型（solid-basaloid-AdCC，SB-AdCC）、伴高级别转化（AdCC with high-grade transformation，AdCC-HGT）。后两者属于变异亚型，从组织形态、预后转归和分子遗传学都与经典型有较大的不同。因此，AdCC 病理亚型的划分有重要的临床意义，对于 SB-AdCC、AdCC-HGT 亚型，还是应该按生物学行为差的三阴性乳腺癌来进行临床治疗。

2. AdCC 在形态学上　C-AdCC 由上皮细胞和肌上皮细胞组成，以排列成小管状、筛状／筛网状或小梁状结构为特征，可见真假两种腺腔，分别含有黏液或基底膜样物质，癌细胞小、主要呈低级别，缺乏明显的核异型和坏死，核分裂数很低，偶有神经周侵犯。SB-AdCC 最早是在 2002 年由学者 Shin 和 Bosen 描述的，其特征是由基底样细胞组成的实性巢，间质可呈黏液样或透明状，肿瘤细胞具有中度至显著的核异型性，胞质少，核仁不明显，高核分裂计数（核分裂象＞5 个／10HFP），实性巢／岛内嵌有腔隙——多为真腺腔结构，构成腺腔的细胞具有丰富的嗜酸性胞质，偶见筛网状或不同形状的假腺腔，含有均匀的嗜酸性基底膜样物质，易见局灶性坏死，神经周侵犯是 SB-AdCC 亚型的常见发现。至少该亚型肿瘤中得具有或多或少的 AdCC 经典特征成分。AdCC 伴高级别转化，即部分肿瘤细胞失去原有的结构和功能，变为分化程度更低的细胞，肿瘤出现高级别区域并可多向分化（如小细胞癌、浸润性导管癌或恶性腺肌上皮瘤等）和（或）出现去分化，高级别区域及去分化区域具有相同的分子改变。

3．AdCC 的免疫组化表达　是比较复杂的和多指标组合的，SB-AdCC 的表达往往不那么典型，可能与构成肿瘤的细胞种类成分多少有关，可表现为基底细胞标志物表达为主，但总能找到腺腔和基底两类细胞都有表达的成分／区域。本文只讨论有特点的几个指标的意义：① CK5/6：已知 CK5/6 可作为基底／肌上皮标志物之一，但我们也常会看到，AdCC 中似乎 CK5/6 阳性的细胞远比 HE 观察到的基底／肌上皮细胞多，当用同区域同视野低分子量角蛋白和经典肌上皮指标染色相对照，会发现实际上在 AdCC 中 CK5/6 阳性着色的多是腺腔上皮，当然，也含有一些是基底／肌上皮细胞着色。学者 Nakai 等人（2016 年）报道，CK5/6 在乳腺 AdCC 的腺腔细胞中比在非腺腔细胞中表达更多，这种异常表达，是一种反向表达模式，这种独特的 CK5/6 腔内染色模式，可能有助于将其与类似的肿瘤／病变区分开来。我国学者 Wu 等人（2017 年）发现，在 1 例乳腺 SB-AdCC 中，与 p63、CK7 的表达相对比看，非腺腔和腺腔细胞中都出现了 CK5/6 的表达。而在少数筛状区，CK5/6 仅在腺腔细胞中表达。推测实型基底样细胞具有肿瘤干细胞（CSCs）的特征，具有多重分化潜能，导致 CK5/6 表达呈多样化；② SOX10：我国学者 Wu 等人（2017 年）的研究显示，在 1 例乳腺 SB-AdCC 中腺腔细胞和非腺腔细胞都弥漫性表达 SOX10，这个发现属于首次报告。另有学者 Yang 等人（2019 年）研究发现，在涎腺、乳腺和转移性 AdCC 中，SOX10 呈弥漫核染色，是敏感的诊断标志物，可有助于在有限的材料上诊断这些肿瘤。学者 Shamir 等人（2023 年）的 16 例研究显示，SB-AdCC 通常表达 SOX10，该组阳性率为 100%。目前认为，转录因子 SOX10 可调控 AdCC 的肿瘤干细胞，有待进一步探究其意义；③ AR（雄激素受体）：因为乳腺 AdCC 主要是 ER、PR、HER2 三阴性的，希望能探索出另外的治疗途径，学者 Yiğit 等人（2019 年）首次报道了 7 例 AdCC 中 AR 的表达，在 6/7（85.7%）的病例中有显著表达，唯一阴性病例是 SB-AdCC 的，但该组病例中的另 1 例 SB-AdCC 却强表达 AR，故建议考虑雄激素治疗作为 AdCC 的一种选择，当然还需连续的观察研究和加大样本量来进一步分析验证。

4．对于 SB-AdCC 的鉴别诊断补充　应与具有基底样形态的癌、小细胞神经内分泌癌（SCNEC）区分开来，因为这些病变具有相似的形态学特征，特别是 SB-

AdCC 和基底样形态的癌免疫表型有重叠，因此，找到具有 C-AdCC 的区域，是与基底样形态的癌和与小细胞神经内分泌癌鉴别诊断最重要的依据。与小细胞神经内分泌癌鉴别，还可用免疫组化检测，SB-AdCC 神经内分泌指标一般是阴性的。与基底样形态的癌进行鉴别有时需要通过分子遗传学的分析。乳腺 AdCC 的鉴别诊断还需注意与偶然出现的、但很重要的转移性癌做鉴别，特别是涎腺、汗腺、泪腺来源的 AdCC 形态学与乳腺原发性 AdCC 相同，两者免疫表型也一致。例如，学者 D'Alfonso 等人（2018 年）报道了 1 例颌下腺 AdCC 病例，在首次诊断后 5 年转移到乳腺，故应想到和乳腺外转移癌进行鉴别。除了结合临床病史外，已有研究显示可以用两者的 miRNA 表达谱进行鉴别。首先，乳腺 AdCC 与涎腺、汗腺、泪腺分别有各自对应的 miRNA 表达谱；其次，乳腺正常组织和乳腺 AdCC 肿瘤组织具有相同的 miRNA 表达谱，而涎腺、汗腺、和泪腺正常组织和 AdCC 肿瘤组织的 miRNA 表达谱则有不同。这些差别有助于鉴别诊断和理解涎腺型乳腺癌与涎腺等部位癌的生物学行为的差异。

5. SB-AdCC 与 C-AdCC 分子遗传学异同的研究　已知来自不同解剖部位的 AdCC 携带易位 t（6；9）(q22-23；p23-24)，导致 *MYB-NFIB* 基因融合。学者 D'Alfonso 等人（2014 年）采用 FISH 和 RT-PCR 技术，在乳腺 AdCC 中观察到 *MYB-NFIB* 基因融合和 *MYB* 基因重排，并首次证实了 SB-AdCC 中存在 *MYB* 的重排，但出现 *MYB* 重排的频率低于 C-AdCC。我国学者 Ji 等人（2022 年）采用 FISH 和免疫组化检测研究显示，C-AdCC 和 SB-AdCC 两组均出现 *MYB* 基因重排和 Myb 蛋白表达，而 SB-AdCC 重排出现的频率也是低于 C-AdCC 的。这些反映出，尽管 C-AdCC 和 SB-AdCC 具有一些共同的分子特征，但也还是存在一定的差异。我国学者 Lei 等人（2023 年）对于 SB-AdCC 成分研究报告，FISH 分析显示出 *EWSR1* 和 *MYB* 基因重排，免疫组化染色显示 Myb 蛋白过表达，并用二代测序技术发现并首次报告了一种新的 *EWSR1-MYB* 融合，拓展了对 AdCC 的遗传学认识，并有助于其分子诊断。学者 Massé 等人（2020 年）综合研究论证提出，SB-AdCC 不同于 C-AdCC 之处是既显示基底样的形态，也有较少的 *MYB* 重排和占优势的 Myb 蛋白弥漫过表达；SB-AdCC 还表现出与 C-AdCC 不同的转录组学特征，并且富含激活的 *Notch* 和 *CREBBP* 基因突变。这些更证实 SB-AdCC 是一个独特的实体，具有侵袭性的形态学和分子标准。学者 Shamir 等人（2023 年）通过 FISH 和（或）二代测序鉴定出 SB-AdCC 的 *MYB* 重排和扩增，但未发现 *MYB-NFIB* 融合，Shamir 等学者也证实了 SB-AdCC

通常在 *Notch* 通路和（或）染色质修饰因子（包括 *CREBBP*）基因上存在畸变。因为 SB-AdCC 的侵袭性行为和不良的治疗反应，需要开辟新的治疗方法，因 *Notch* 是一个新的治疗靶点，*Notch* 信号抑制剂将有望针对 *Notch* 有效基因激活突变进行靶向治疗。

6. SB-AdCC 与基底样型三阴性乳腺癌分子遗传学异同的研究　这两者有很多相似的形态学变化和一些重叠的分子改变，但目前的研究也发现有较多不同。例如学者 Massé 等人（2020 年）的研究显示，免疫组化染色仅在 3% 的三阴性乳腺癌中观察到 Myb 弱表达，而上段提到，SB-AdCC 是 Myb 蛋白弥漫强的过表达；通过微阵列比较基因组杂交，SB-AdCC 也不同于基底样型三阴性癌，其 *TP53* 突变率低，基因组谱系更稳定。学者 Shamir 等人（2023 年）的研究也证实了 SB-AdCC 中 *TP53* 突变相对较少（27%）。学者 Martelotto 等人（2015 年）采用了全外显子组测序等一系列分子遗传学技术，结果显示乳腺 AdCC 具有较低的突变率，缺乏在三阴性乳腺癌中常见的 *TP53* 和 *PIK3CA* 突变，并具有受到体细胞突变影响的一组已知多个癌基因的异质性改变，并且乳腺 AdCC 被发现含有针对染色质重塑、细胞黏附、RNA 生物学、泛素化和经典信号通路基因的突变，其突变负荷和突变库 / 谱与涎腺 AdCC 更为相似（相对于与其他三阴性乳腺癌比较）。这些研究数据提供了直接证据，强调了对乳腺 SB-AdCC 与其他三阴性乳腺癌进行鉴别的必要性和就此制定治疗策略的重要性。

7. AdCC 的预后转归　已有较多学者研究结果显示，C-AdCC 临床过程较慢，侵袭性较低，ki67 指数很低，淋巴结转移很少见，预后良好，所以对是否需要做腋淋巴结清扫还有待进一步观察讨论，术后辅助治疗也相对应该保守，甚至有学者认为前哨淋巴结切除没有必要，放疗似乎也是不合理的。而 SB-AdCC 病例的分布向年龄较大的人群倾斜，ki67 指数较高（超过 30%），淋巴结转移相对多见，并且远处转移相对更多见。有文献报告了一组 22 例 SB-AdCC 病例，22% 淋巴结转移、33% 远处转移，平均随访 35 个月，23% 死于该病。另外，据不完全统计，目前有文献个案报告 AdCC 的远处转移部位如肝脏及脾脏转移（Gillie 等人的报告，2020 年），肺、肾和脑转移（Mhamdi 等人的报告，2017 年），锁骨骨转移（Glover 等人的报告，2017 年），肺、脊柱、肋骨和头皮转移（Little、Monga 等人的报告，2016 年）等。因这些 AdCC 病例是在 2019 版 WHO 乳腺肿瘤分类之前的病理诊断，故本书笔者建议对这些出现远处转移的少见而预后差的病例，应追溯其原发灶具体是 AdCC 的哪个亚型，具体评估其预后，以及探究它们的分子遗传学的变化有何特征。

（牛　昀）

参考文献

[1]WHO Classification of Tumours Editorial Board.WHO classification of tumours. Breast tumours.4th edn[M].Lyon：IARC Press，2012.

[2]WHO Classification of Tumours Editorial Board.WHO classification of tumours. Breast tumours.5th edn[M].Lyon：IARC Press，2019.

[3]Treitl D，Radkani P，Rizer M，et al.Adenoid cystic carcinoma of the breast，20 years of experience in a single center with review of literature[J].Breast Cancer，2018，25（1）：28-33.

[4]Zhang M，Liu Y，Yang H，et al.Breast adenoid cystic carcinoma：A report of seven cases and literature review[J].BMC Surg，2022，22（1）：113.

[5]Kashiwagi S，Asano Y，Ishihara S，et al.Adenoid cystic carcinoma of the breast：A case report[J].Case Rep Oncol，2019，12（3）：698-703.

[6]Foschini MP，Rizzo A，De Leo A，et al.Solid variant of adenoid cystic carcinoma of the breast：A case series with proposal of a new grading system[J].Int J Surg Pathol，2016，24（2）：97-102.

[7]Hara Y，Yamaguchi R，Yano H，et al.Adenoid cystic carcinoma，solid-basaloid subtype of the breast：A case report[J].Int J Surg Pathol，2023，31（4）：460-463.

[8]Nakai T，Ichihara S，Kada A，et al.The unique luminal staining pattern of cytokeratin 5/6 in adenoid cystic carcinoma of the breast may aid in differentiating it from its mimickers[J].Virchows Arch，2016，469（2）：213-222.

[9]Wu H.CK5/6 expression based on morphological components in adenoid cystic carcinoma of the breast[J].Pol J Pathol，2017，68（4）：352-353.

[10]Yang C，Zhang L，Sanati S.SOX10 is a sensitive marker for breast and salivary gland adenoid cystic carcinoma：Immunohistochemical characterization of adenoid cystic carcinomas SOX10[J].Breast Cancer（Auckl），2019，13：1178223419842185.

[11]Yiğit S，Etit D，Hayrullah L，et al.Androgen receptor expression in adenoid cystic carcinoma of breast：A subset of seven cases[J].Eur J Breast Health，2019，16（1）：44-47.

[12]Krucoff KB，Shammas RL，Stoecker M，et al.Rare breast metastasis from adenoid cystic carcinoma of the submandibular gland[J].BMJ Case Rep，2018，2018：bcr2017223345.

[13]D'Alfonso TM，Mosquera JM，MacDonald TY，et al.MYB-NFIB gene fusion in adenoid cystic carcinoma of the breast with special focus paid to the solid variant

with basaloid features MYB-NFIB[J].Hum Pathol, 2014, 45（11）: 2270-2280.

[14]Ji J, Zhang F, Duan F, et al.Distinct clinicopathological and genomic features in solid and basaloid adenoid cystic carcinoma of the breast[J].Sci Rep, 2022, 12（1）: 8504.

[15]Lei T, Shi Y, Da W, et al.A novel EWSR1-MYB fusion in an aggressive advanced breast adenoid cystic carcinoma with mixed classical and solid-basaloid components[J].Virchows Arch, 2023, 483（5）: 717-722.

[16]Massé J, Truntzer C, Boidot R, et al.Solid-type adenoid cystic carcinoma of the breast, a distinct molecular entity enriched in NOTCH and CREBBP mutations[J]. Mod Pathol, 2020, 33（6）: 1041-1055.

[17]Shamir ER, Bean GR, Schwartz CJ, et al.Solid-basaloid adenoid cystic carcinoma of the breast: An aggressive subtype enriched for notch pathway and chromatin modifier mutations with MYB overexpression[J].Mod Pathol, 2023, 36（12）: 100324.

[18]Martelotto LG, De Filippo MR, Ng CK, et al.Genomic landscape of adenoid cystic carcinoma of the breast[J].J Pathol, 2015, 237（2）: 179-189.

[19]Marco V, Garcia F, Rubio IT, et al.Adenoid cystic carcinoma and basaloid carcinoma of the breast: A clinicopathological study[J].Rev Esp Patol, 2021, 54（4）: 242-249.

[20]Butcher MR, White MJ, Rooper LM, et al.MYB RNA in situ hybridization is a useful diagnostic tool to distinguish breast adenoid cystic carcinoma from other triple-negative breast carcinomas [J].Am J Surg Pathol, 2022, 46（7）: 878-888.

[21]Yao Q, Hou W, Chen J, et al.Comparative proteomic and clinicopathological analysis of breast adenoid cystic carcinoma and basal-like triple-negative breast cancer[J].Front Med (Lausanne), 2022, 9: 943887.

[22]Gillie B, Kmeid M, Asarian A, et al.Adenoid cystic carcinoma of the breast with distant metastasis to the liver and spleen: A case report[J].J Surg Case Rep, 2020, 2020（11）: 483.

[23]Mhamdi HA, Kourie HR, Jungels C, et al.Adenoid cystic carcinoma of the breast- an aggressive presentation with pulmonary, kidney, and brain metastases: A case report[J].J Med Case Rep, 2017, 11（1）: 303.

[24]Glover TE, Butel R, Bhuller CM, et al.An unusual presentation of adenoid cystic carcinoma of the breast with metastatic disease in the clavicle[J].BJR Case Rep, 2017, 3（2）: 20160119.

[25]Little AJ, Seline AE, Swick BL, et al.Cutaneous metastasis of breast adenoid

cystic carcinoma to the scalp[J].J Cutan Pathol，2016，43（8）：684-687.

[26]Monga V，Leone JP.Etastatic adenoid cystic carcinoma of the breast[J].Breast J，
2016，22（2）：239-240.

病例 21　腺泡细胞癌伴其他浸润性癌

一、病历摘要

患者女性，46 岁，主因右乳腺肿物在外院就诊。B 超检查示：右乳腺内上、乳头深面、外上多发囊性无回声及低弱回声结节及肿物，较大者位于右乳腺外上，大小为 2.9 cm×2.5 cm×2 cm，边界清楚、形态欠规则，内部见弱回声区，后壁回声稍强，周围可见较丰富血流信号，考虑良性，符合囊肿？4A；双腋下未见肿大淋巴结。在外院行肿物及周围组织切除术，术中冰冻病理报告，考虑乳头状肿瘤。冰余标本多块取材做石蜡切片，外院常规病理诊断为浸润性癌，特殊类型待除外，建议来我院会诊。

二、病理学所见

大体：右乳腺标本大小 7.5 cm×6 cm×3 cm，其内见直径 3 cm 的囊腔，囊内壁灰红色，内壁厚 0.1 cm，囊周围组织灰白灰粉色，质地较韧。

镜下：冰对切片中病变组织主要呈实性乳头状样结构，但形态学符合呈中至高级别异型改变。其他多张切片中可见主要病变区域细胞呈密集弥漫的、有张力的团巢状排列，部分巢团小／较小呈比较典型的腺泡状结构，单层细胞或数层细胞，部分巢团较大、多层细胞，巢团外形轮廓圆形和（或）多边形，巢团之间间质很少或只是纤维间隔，肿瘤组织浸润性生长，并较多累及其旁脂肪组织。少数细胞巢团中可见小腺腔，有的腔内含少许红染物，大多数巢团似为实性、腺腔不明显，细胞核多与巢团基底垂直，或少数见楔形排列。细胞多为中等大小，少部分较大，有一定的异型性，胞质嗜酸，可见丰富的较粗糙／明显颗粒状物，少部分细胞胞质较空或透明。细胞核位于细胞中央，中等或较大，核仁可见增大，有 1～2 个核仁，核分裂象可见，并可见单细胞坏死。另见少部分区病变组织呈不规则片块状或实性乳头状，浸润性生长，细胞异型明显／很明显，核分裂象易见，伴小片状坏死。可见个别较大的实性伴少许筛孔的细胞团（后续免疫组化证实为导管原位癌成分）。紧邻上述主要病变旁见弥漫腺病、不典型腺病（注：后续免疫组化证实这些腺病肌上皮完整）。除了冰对切片以外，送检会诊的切片中有 1 张边缘可见不规则的纤维化囊壁样组织，但无被覆上皮，上述所描述的主要病变是在"囊壁"以外的乳腺组织中。

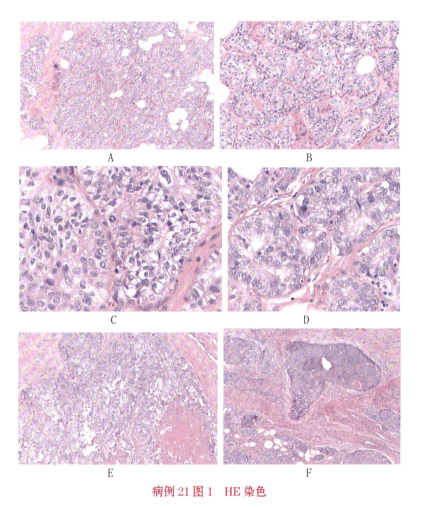

病例 21 图 1　HE 染色

注：A. 显示腺泡状巢团状结构，HE 染色 ×8；B. 显示腺泡状巢团，HE 染色 ×20；C. 显示较大实性巢团细胞异型性较大，HE 染色 ×40；D. 显示另一视野腺泡状巢团细胞异型性较大，HE 染色 ×40；E. 显示不规则片块状区域细胞异型伴坏死，HE 染色 ×20；F. 显示个别异型的实性伴少许筛孔的较大细胞团（后续免疫组化证实为导管原位癌成分），HE 染色 ×4。

免疫组化染色显示：巢团呈实性腺泡状排列成分：CK8/18（+），中、强着色，以强为主；CK（+），弱、中着色，以弱为主；CK14（-）；CK5/6（-）；34βE12（-）；溶菌酶多数（+），较强着色；EMA 多数（+），弱、中着色；S-100（+），部分以中着色为主；Syn（-）；CgA（-）；CD56 小灶（+）；ER ＜ 1%，偶见弱着色细胞；PR 约 3%（+），弱着色；HER2 为（0）；ki67 10% ～ 25%（+）；EGFR 约 90%（+），弱、中、强着色，以中、强为主；AR 异质性着色，从 ＜ 1% 至 30%（+），弱、中着色，以弱为主；E-cadherin（+）；p120 膜（+）；GCDFP-15 部分（+）；SMHC、p63（-）。

其余成分：CK8/18（+），弱、中着色；CK5/6（-）；CK14（-）；34βE12（-）；溶菌酶（-）；EMA多为（-）；S-100（+），弱、中着色，部分以中为主；Syn（-）；CgA（-）；CD56（-）；ER＜1%；PR＜1%；HER2为（0）；ki67热点区约60%（+）；SMHC、p63（-）。

个别较大细胞团（管壁）SMHC、p63（+）。

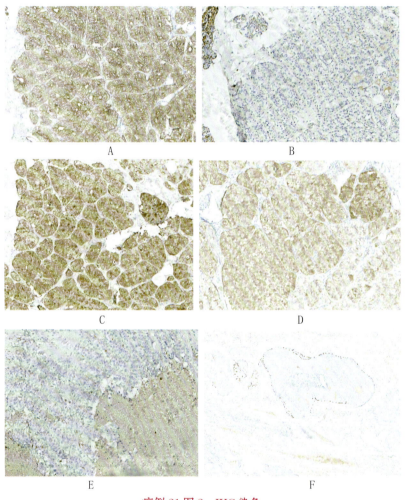

病例21图2　IHC染色

注：A. 显示腺泡状巢团状结构CK8/18(+)，IHC染色×10；B. 显示腺泡状巢团状结构CK14(-)（旁有正常小叶对照），IHC染色×10；C. 显示腺泡状巢团状结构溶菌酶（+），IHC染色×8；D. 显示腺泡状巢团状结构S-100（+），IHC染色×8；E. 显示不规则片块状细胞异型区域溶菌酶（-）；IHC染色×8；F. 显示个别异型的实性伴少许筛孔的较大细胞团（管壁）肌上皮p63（+），IHC染色×4。

三、诊断及鉴别诊断

1. 诊断　右乳腺浸润性癌，形态学结合免疫组化染色结果，大部分为腺泡细胞癌，组织学部分Ⅱ级、部分Ⅱ~Ⅲ级，癌组织累及脂肪，间质浸润淋巴细胞占＜5%；伴局灶区/少部分浸润性导管癌成分（组织学Ⅲ级）和浸润性乳头状癌成分（组织学符合Ⅱ~Ⅲ级），可见伴坏死，间质浸润淋巴细胞约占 5%。可见个别导管原位癌成分。

2. 鉴别诊断　需要与本病相鉴别的疾病包括纯的浸润性导管癌、神经内分泌癌、基底细胞/基底细胞样的癌、极性翻转的高细胞乳头状癌、转移癌（如甲状腺、涎腺、卵巢来源）等。

四、病例讨论

1. 乳腺腺泡细胞癌（acinic cell carcinoma，AcCC）2003 年即被列入 WHO 乳腺肿瘤分类。WHO 2019 版乳腺肿瘤分类将 AcCC 归类于罕见和涎腺型肿瘤，被定义为："一种恶性上皮肿瘤，包括透明和颗粒状上皮细胞，其中一些包含胞质内酶原颗粒，呈微腺状和实体状排列"。AcCC 是乳腺涎腺型肿瘤的一种独特的类型，关于乳腺 AcCC 发表的文献已不是很少，但大多是个案报告和小样本的研究，至今中英文文献报告数量可能不足 100 例，英文文献中来自中国病例最大样本量（11 例）的研究是上海复旦 Zhong 等学者的文章（2014 年）。文献报告更为特殊的病例分别是 1 例男性、1 例发现于妊娠期、1 例发生于腺纤维瘤内。最初是由 Roncaroli 等学者于 1996 年首次报道了这种肿瘤类型 AcCC，当时将它描述为一种罕见的乳腺癌变异型，并首次确定为一个独立的实体。然后由 Damiani 等学者在 2000 年发表的文章中，具体描述了 6 例具有腺泡细胞分化特征的乳腺癌的临床病理、免疫组化和超微结构等。而学者 Rosen 经过多年观察研究，质疑 AcCC 作为一个独立病理类型的存在，而倾向于微腺性腺病中出现的呈腺泡细胞分化的浸润性癌（注：关于 AcCC 和微腺性腺病的关系请详见本书例 22 的讨论部分）。

2. 乳腺 AcCC 镜下见癌组织呈现弥漫性浸润生长，经典的具有特征性的形态是腺泡样分化，但大多数病例可表现为多种结构模式，从微小腺体腺泡样结构，到无规则的被覆多层细胞，到实性巢团，还可伴坏死，也可见到少数/灶性呈筛状、乳头状等形态；腺泡状和实性巢团结构模式常混合存在，不同的病例两种成分占比不同。识别细胞学特征对于针对性选择检测指标和正确诊断很重要，腺泡细胞癌的细胞常具有特征性改变，由浆液分化细胞组成，主要是丰富的粗大颗粒状胞质（含酶原颗粒），有的嗜酸性明显，故有文章称类似于潘氏细胞。但实际上胞质内颗粒并不都是像潘氏细胞那么"鲜红"醒目，还有的呈嗜碱性或嗜双色颗粒性胞质，另还有少数细胞呈空泡状，类似"肾上腺样"透明胞质。胞核位于细胞的中央、圆形或椭圆形，有明显的核仁，也可有细胞核偏心的空泡细胞。细胞从分化良好至中级别，可见核分裂象，但通常不是很多见，也可有高级别去分化区域，细胞异型较明显或很明显，异型性通常在实性区域更为突出，甚至核分裂象多见。在肿瘤的实性区域，是腺泡细胞癌的实性巢团还是伴发的浸润性导管癌／伴特殊模式或分化的癌／特殊型癌，细胞学特征和免疫组化表达可起到辅助鉴别诊断作用。AcCC 中也可能存在原位成分，由此可提示肿瘤的乳腺原发性起源。

3. AcCC 免疫组化检测和组化特染，通常是 ER、PR、HER2 三阴性的，在少数的报告中观察到 ER 和 /PR 阳性病例（少许／个别病例，着色细胞＜10%）；高分子量细胞角蛋白如 CK5/6 可在一部分病例中检测到，EGFR 可有表达，AR 偶见阳性；广谱细胞角蛋白和低分子量细胞角蛋白如 CK7、CK18 呈阳性，S-100 和 EMA 强阳性也是 AcCC 的一致特征；浆液和腺泡分化的标志物例如溶菌酶、α_1- 抗胰凝乳蛋白酶／胰蛋白酶和 PAS（过碘酸－雪夫染色）-PASD（过碘酸－雪夫加淀粉酶染色）染色一般呈明显阳性；肌上皮标志物如 Calponin 和 p63 呈阴性；ki67 显示出广泛可变的阳性率为 5% ～ 70%，但大多数研究报告显示 ki67 表达范围为 5% ～ 30%；有研究显示约 50% 病例 GATA3 阳性，GCDFP-15 局部呈阳性，SOX10 阳性。TRPS1 在 AcCC 中的表达目前尚未见文献报告，仅我国学者徐程等人在中华病理学杂志（2023 年）上报告，涎腺型乳腺癌 30 例（其中分泌性癌 10 例、腺样囊性癌 20 例，但未含 AcCC），TRPS1 表达率 100%，灵敏度显著高于 GATA3。但是由于 TRPS1 在对照组腮腺分泌性癌、腺样囊性癌中也呈阳性表达，故使用免疫组化检测 TRPS1 还是无法与涎腺来源的癌鉴别，需要借助分子检测的方法。

4. 关于乳腺 AcCC 基因组特征的研究还比较少，虽然已知乳腺 AcCC 与涎腺 AcCC 表现出广泛的形态重叠，且乳腺 AcCC 的超微结构和免疫组化特征与涎腺的 AcCC 具有独特的相似性，但值得注意的是，目前的研究还表明乳腺 AcCC 的突变谱与涎腺 AcCC 的突变谱是不同的，涎腺 AcCC 的典型分子遗传学特征例如反复出现的高频的（t[4；9][q13；q31]）基因组重排，在乳腺 AcCC 中通常是不存在的，这表明与乳腺的 AcCC 不像乳腺其他的涎腺样肿瘤，它是与涎腺 AcCC 不相关的实体。乳腺 AcCC 中尚无被描述的特征性基因组改变，它的分子谱与三阴性乳腺癌相似，*TP53* 突变似乎是它们两者最一致的分子事件。三阴性乳腺癌其他基因改变如 *PIK3CA* 突变也见于乳腺 AcCC 的部分病例，而在涎腺 AcCC 检测 *TP53* 和 *PIK3CA* 这两个基因均无体细胞突变。另外 *BRCA1* 突变、基因缺失和局灶扩增是部分乳腺癌尤其是高级别乳腺癌的特征，已有多篇文章报告携带 *BRCA1* 突变的乳腺 AcCC；还有另外一些基础研究的结果，例如 Beca（2019）等学者对 3 例乳腺 AcCC 进行了全外显子组和 RNA 测序，在 2 例中检出了同源重组和 DNA 修复相关基因突变，在 3 例中检出了致病性 *MLH1* 种系突变。尽管尚无法在 *BRCA1* 突变或 *MLH1* 种系突变与乳腺 AcCC 发生发展进程之间建立明确的因果关系，但这些已有的结果表明 AcCC 具有高水平的遗传不稳定性，有必要对乳腺 AcCC 的遗传或表观遗传学基础进行进一步研究，进而探究更为相关的治疗靶点。

5. 目前对乳腺 AcCC 治疗和预后的研究已有一些，但仍还有限。早期的病例报告和综述文章称 AcCC 是一种预后良好 / 较好的肿瘤，临床病程似乎比通常的三阴性乳腺癌侵袭性小，甚至于有术后不加以辅助治疗的主张。然而，最近数年来的回顾研究和个案报告发现情况并非总是如此，有越来越多的证据表明，乳腺 AcCC 并不总是与良好的预后相关，大多是一种具有中等侵袭潜能的三阴性乳腺癌，不只是低分级癌，还有中和高分级，并显示有的高级别肿瘤患者预后非常的差。例如 Sarsiat 等学者（2022 年）总结的 52 例病例中，9 例在辅助治疗后出现局部复发、远处转移（肝、肺、骨、腹膜）等并发症或继而死亡。因此，需要有进一步的研究来明确不良预后的预测因子 / 指标。本病例还伴有高级别特殊和非特殊型乳腺癌成分且为三阴性，强调治疗和预后要按高级别浸润性癌去考虑。乳腺 AcCC 治疗过程一般需遵循浸润性乳腺癌指南，包括保乳 / 全乳＋腋窝淋巴结清扫术（有些做前哨淋巴结活检），很多病例还使用了辅助化疗和放疗，如果激素受体有阳性表达，加用内分泌治疗。当 ki67 增殖率较低时，新辅助化疗不应是 AcCC 病例的首选，尽管 AcCC 免疫表型主要是三阴性，但似乎对化疗并不非常敏感，影像学显示的肿瘤退变体积减小与实际肿瘤情况并不相符，对治疗的积极应答可能并不总是获益情况的真实代表。需要注意的是，在临床工作中，穿刺活检往往因病理仅报告出浸润性癌但未能诊断出 AcCC 这种特殊类型，故仍然进行了新辅助化疗。所以病理医生观察穿刺活检切片时应尽可能捕捉特殊的形态学信息，及时与临床沟通，试加做进一步工作，尽可能为临床提供组织学分型＋分子分型信息。组织学分级是制订辅助治疗方案的主要依据之一，对低级别 AcCC 病例，仍可能避免化疗，中、高级别病例则反之。最近的临床数据已表明，靶向治疗对乳腺AcCC有潜在效果，例如EGFR抑制剂、PIK3CA抑制剂和PARP抑制剂等，相应分子靶点可以指导针对晚期和（或）难治性AcCC个体病例的定制治疗，而重要的前提还得是提供精准的病理诊断和提供相关分子遗传学检测结果。

（牛　昀）

参考文献

[1]WHO Classification of Tumours Editorial Board.WHO classification of tumours. Breast tumours.3rd edn[M].Lyon：IARC Press，2003.

[2]WHO Classification of Tumours Editorial Board.WHO classification of tumours. Breast tumours.5th edn[M].Lyon：IARC Press，2019.

[3]Deng ZM，Gong YP，Yao F，et al.Primary acinic cell carcinoma of the breast：A case report and literature review[J].Heliyon，2023，9（9）：e20160.

[4]Zhong F，Bi R，Yu B，et al.Carcinoma arising in microglandular adenosis of the breast：Triple negative phenotype with variable morphology[J].Int J Clin Exp Pathol，2014，7（9）：6149-6156.

[5]Limite G，Di Micco R，Esposito E，et al.The first case of acinic cell carcinoma of the breast within a fibroadenoma：Case report[J].Int J Surg，2014，12 Suppl 1：S232-235.

[6]Limite G，Di Micco R，Esposito E，et al.Acinic cell carcinoma of the breast：Review of the literature[J].Int J Surg，2014，12 Suppl 1：35-39.

[7]Weaver KD，Isom J，Esnakula A，et al.Acinic cell carcinoma of the breast：Report of a case with immunohistochemical and next-generation sequencing studies[J].Int J Surg Pathol，2021，29（8）：882-886.

[8]Ajkunic A，Skenderi F，Shaker N，et al.Acinic cell carcinoma of the breast：A comprehensive review[J].Breast，2022，66：208-216.

[9]Sarsiat L，Watkinson G，Turnbull A，et al.Primary acinic cell carcinoma of the breast is associated with a poor outcome：A case report and literature review[J]. Mol Clin Oncol，2022，16（2）：43.

[10]Conlon N，Sadri N，Corben AD，et al.Acinic cell carcinoma of breast：Morphologic and immunohistochemical review of a rare breast cancer subtype[J].Hum Pathol，2016，51：16-24.

[11]Sen R，Bhutani N，Kamboj J，et al.Primary acinic cell carcinoma of the breast：A case report with a clinicopathological and immunohistochemical study of a rare breast cancer subtype[J].Ann Med Surg (Lond)，2018，35：137-140.

[12]Shingu K，Ito T，Kaneko G，et al.Primary acinic cell carcinoma of the breast：A clinicopathological and immunohistochemical study[J].Case Rep Oncol Med，2013，2013：372947.

[13]徐程,韩雪,徐静纯,等.TRPS1在涎腺型乳腺癌中的表达及其应用价值[J].中华病理学杂志，2023，52（12）：1261-1265.

[14]Kawai H，Sugimoto R，Iga N，et al.[A case of primary acinic cell carcinoma（ACC）of the breast][J].Gan To Kagaku Ryoho，2016，43（12）：2019-2021.

[15]Makino Y，Kawamata A，Hikino H，et al.[A case of primary acinic cell carcinoma of the breast][J].Gan To Kagaku Ryoho，2020，47（13）：1945-1947.

[16]张嘉峻，李志高.乳腺腺泡细胞癌的研究进展[J].现代肿瘤医学，2017，25（19）：3195-3197.

[17]张和平，解正新，曹登峰，等.乳腺原发性腺泡细胞癌临床病理观察[J].诊断病理学杂志，2014，21（2）：76-79.

[18]吴娟，何惠华，余鑫鑫，等.乳腺原发性腺泡细胞癌的临床病理观察及文献复习[J].临床与病理杂志，2019，39（10）：2315-2320.

[19]Beca F，Lee SSK，Pareja F，et al.Whole-exome sequencing and RNA sequencing analyses of acinic cell carcinomas of the breast[J].Histopathology,2019,75（6）：931-937.

[20]Geyer FC，Berman SH，Marchiò C，et al.Genetic analysis of microglandular adenosis and acinic cell carcinomas of the breast provides evidence for the existence of a low-grade triple-negative breast neoplasia family[J].Mod Pathol，2017，30（1）：69-84.

[21]Min L，Qiao H，Hongkai Z.High grade acinic cell carcinoma of the breast with clear cytoplasm mimics clear cell carcinoma in a BRCA1 mutation carrier：A case report and review of the literature on the molecular analysis[J].Histol Histopathol，2023，38（1）：91-97.

病例 22　腺泡细胞癌、化生性癌和微腺性腺病

一、病历摘要

患者女性，55 岁，主因右乳腺肿物在外院就诊，行肿物＋小区段切除术，外院病理报告浸润性导管癌，组织学Ⅲ级，可见导管原位癌成分。患者为进一步诊疗，来我院会诊病理切片。但未提供相关病史病历和术前影像学检查结果。

二、病理学所见

大体：灰白灰褐色不整形组织一块，大小为 3.5 cm×3 cm×1 cm，切面实性，灰白灰褐色，灰褐色病变区域约 1.8 cm×1.5 cm，质地较硬，边界欠清。

镜下：会诊该病例有一个观察的过程：镜下首先见明显异型的区域、多种成分形态结构混合，癌组织排列成大小不等的巢团状、小片块、腺泡状、小梁索状、乳头状，实性的癌细胞巢团似与小片块、小梁索状、乳头状结构相移行。癌组织呈浸润性生长，部分背景为软骨黏液样基质，部分可见囊性变，还可见灶性坏死。癌细胞部分胞质嗜酸含红染粗颗粒，少部分胞质淡染，仍可见颗粒，另少部分胞质较空。癌细胞多数核大异型明显，核仁明显增大，核染色质粗，核分裂较易见。软骨黏液样基质背景区域癌细胞较小，胞质红染，核深染、核质比仍大。浸润性癌旁见一个扩张的导管，内有乳头状样成分，中间可见粗大的纤维血管轴心，被覆细胞异型明显。镜下进一步全面观察切片，紧邻上述主瘤灶旁近切片组织边缘局部，见小／微腺管样结构呈簇状／散在分布，有的可见明显的小腺腔，含少许红染分泌物，细胞呈立方状／矮立方状，胞质红染，有的见不到腺腔呈实性，细胞透明／略嗜碱。部分小／微腺管样结构显示细胞不典型性，灶性与上述癌细胞巢团似有移行。

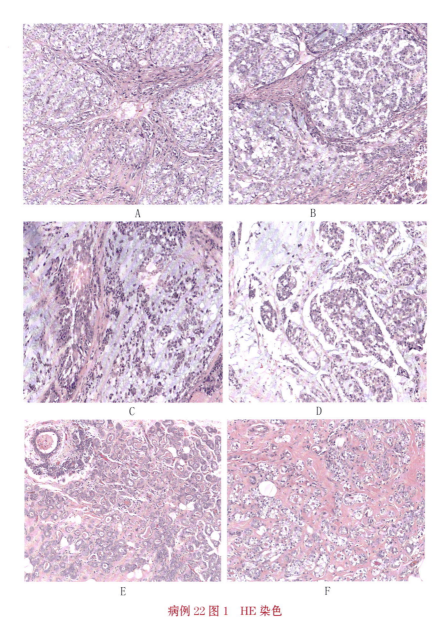

病例22图1 HE染色

注：A. 显示实性癌细胞巢团，HE 染色 ×8；B. 显示腺泡状 / 实性癌细胞巢团，HE 染色 ×10；C. 显示软骨黏液样基质背景中的癌细胞小条索巢团，HE 染色 ×8；D. 显示另一视野软骨黏液样基质背景中的癌细胞巢团 / 小片块，HE 染色 ×8；E. 显示小 / 微腺管样结构成分，HE 染色 ×10；F. 显示小 / 微腺管样结构伴细胞不典型性成分，HE 染色 ×10。

免疫组化染色显示：请详见病例 22 图 2 和病例 22 表 1。

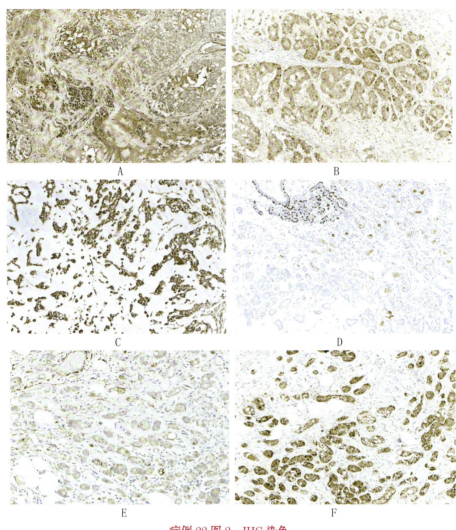

病例 22 图 2　IHC 染色

注：A. 显示癌细胞巢团 AACT（α1-抗胰糜蛋白酶）（+），IHC 染色 ×8；B. 显示癌细胞巢团 S-100（+），IHC 染色 ×10；C. 显示软骨黏液样基质背景中的癌细胞小条索巢团 Vimentin（+），IHC 染色 ×8；D. 显示小／微腺管样结构成分 p63 肌上皮（-）；IHC 染色 ×10；E. 显示小／微腺管样结构成分 Calponin 肌上皮（-）；上皮弱着色，IHC 染色 ×10；F. 显示小／微腺管样结构成分 S-100（+），IHC 染色 ×10。

病例 22 表 1　免疫组化染色结果

指标	部分成分（腺泡细胞癌成分为主）	部分成分（化生性癌成分为主）	少部分／局部成分（微腺性腺病成分）
CK7	（+）	多数（+）、部分降表达	（+），均质着色
CK8/18	（+）	（+）、部分降表达	（+），均质着色
34βE12	（+），局部降表达	部分（+），部分降表达	（+），部分略降表达
EMA	部分（+），弱、中、强着色	大部分（+），弱、中着色	（+），弱、中、强着色
S-100	（+），弱、中、强着色、部分弱、中为主	（+），弱、中、强着色，以中、强为主	（+），部分以强着色为主，部分弱、中着色，以中为主
AACT（α1-抗胰糜蛋白酶）	部分（+）、中等着色，部分较弱着色	多数（+），弱、中、强着色	多数（+），部分中、强着色，以中为主，部分弱着色
Lysozyme（溶菌酶）	少数（+），以弱为主	个别细胞（+）	少数（+），弱、中着色，以中为主
CD117	少许微弱着色	部分（+），弱着色	部分（+），弱着色
Vimentin	部分（+），以强着色为主	（+），以强着色为主	部分至大部分（+），中、强着色为主
p63	肌上皮（-）	肌上皮（-）；少部分至部分肿瘤细胞（+）	肌上皮（-）
SMHC	肌上皮（-）	肌上皮（-）	肌上皮（-）
Calponin	肌上皮（-）；部分肿瘤细胞弱、很弱着色	肌上皮（-）；部分肿瘤细胞弱着色	肌上皮（-）；部分上皮弱着色
CD10	肌上皮（-）	肌上皮（-）；少许至少数肿瘤细胞着色	肌上皮（-）；少许至少数上皮弱着色
BCL-2	（-）	（-）	（-）
ER	＜1%	＜1%	＜1%
PR	＜1%	＜1%	＜1%
HER2	（0）	（0）	（0）
ki67	30%～40%（+）	约50%（+）	热点区约30%（+）
p53	10%～25%弱着色	热点约40%弱、中着色，以弱为主，其余10%～25%弱着色	部分弱、微弱着色
CK5/6	约1%（+）	3%～5%（+）	肌上皮（-）；上皮＜1%
EGFR	约85%（+），以中着色为主	约85%（+），以弱、中着色为主	约85%（+），以中着色为主
AR	＜1%	＜1%	＜1%
E-cadherin	（+）	（+）	（+）
p120	膜（+）	膜（+）	膜（+）

三、诊断及鉴别诊断

1. 诊断　右乳腺形态学综合免疫组化染色结果，为混合型浸润性癌，部分浸润性癌为腺泡细胞癌，形态学结合免疫组化染色结果符合为起源于微腺性腺病的癌，组织学分级部分Ⅱ级、部分Ⅲ级（实性区），另部分浸润性癌为伴间叶分化的化生性癌（部分癌细胞伴腺泡细胞分化改变），其中可见部分软骨黏液样基质特征，形态学结合免疫组化染色结果支持为微腺性腺病相关的癌，组织学分级Ⅲ级。浸润性癌旁可见扩张的导管内原位癌成分（呈乳头状、高核级）。紧邻癌组织旁近切片组织边缘局部可见微腺性腺病和不典型微腺性腺病（灶性与癌组织似有移行）。

2. 鉴别诊断　需要与本病相鉴别的疾病包括：①浸润性导管癌；②浸润性导管癌伴腺病；③纯的化生性癌，等。

四、病例讨论

1. WHO 2019版乳腺肿瘤分类定义　微腺性腺病（也译为微腺体腺病）（microglandular adenosis，MGA）是一种小圆形腺体的随机增生，由单层上皮细胞组成，不伴有肌上皮细胞层。典型的诊断描述为：一种小、圆、一致均匀的腺管随机增生，浸润到乳腺实质和脂肪组织，但不破坏已存在的正常腺体。这些小、圆腺管由一层立方状细胞被覆，缺乏不典型性。MGA是一种极为少见的乳腺腺体病变，在 *Armed Forces Institute of Pathology*（分册，1968年）一书中首次给出了MGA的镜下图，并在图解中进行了描述，但是正文中并未提及该病变。在1983年首次有文献报告MGA。MGA的特征形态是均匀的小、圆形腺体，具有开放的管腔，呈随机的非小叶性的增殖，可弥漫也可灶性，缺乏肌上皮细胞层，但存在基底膜。最初，MGA被当作仅仅是"良性增生性"乳腺病变、被称为"无辜的旁观者"，但近年来多个学者的研究挑战反驳了这种观点。该病变具有独特的免疫组化特征即表达CK系列和S-100，HER2阴性，ER、PR常为阴性。分子分析研究表明MGA在基因水平上是异质性的，其中有一部分MGA在遗传学上是进展性的、是克隆性和肿瘤性的，并有基因拷贝数的改变，在MGA中 *TP53* 和其他一些癌基因有高频的突变。这些遗传学改变已被证明与在同步出现的浸润性癌（多为三阴性）中的发现相似（例如2013学者Wen等人和2016学者Guerini-Rocco等人的研究）。"MGA是三阴性乳腺癌非专属性前驱病变"这一推论，已经被不断涌现的研究结果所支持和证实。

2. 本书曾在病例21中具体讨论了腺泡细胞癌（acinic cell carcinoma，AcCC），现从本病例角度继续讨论MGA与AcCC的内在联系。起初MGA和AcCC被认为是两种各自独立的"实体",追溯截至 2013 年的英文文献中共报告了 27 例 AcCC,其中仅 2 例 AcCC 被描述是在 MGA 背景下的(如 2013 年 Falleti 等学者的病例)。当时虽然有一些研究报告了在 MGA 基础上发生的浸润性癌,有的也含有 AcCC 的形态和具有相同的免疫反应,但未把 AcCC 与 MGA 直接联系起来,或者处于尚有争议的状态。Choi 等学者(2013 年)初步病理诊断了 2 例 AcCC,在经与 2003 版 WHO 乳腺肿瘤分类主编 Tavassoli 讨论后,修订诊断为起源于非典型 MGA 的癌,认为这种癌的一些细胞本身对淀粉酶、溶菌酶和 α_1- 抗胰凝乳蛋白酶也可以具有免疫反应性,而这些酶的免疫反应表明具有腺泡细胞的分化。为了进一步探究 MGA 和 AcCC 的内在关系,Geyer 等多国学者合作将 8 例癌相关的 MGA 和 8 例 AcCC 的数据进行比较,采用针对乳腺癌和(或)DNA 修复相关的 236 个高频突变基因全外显子的靶向大规模平行测序,结果数据支持了以下观点:MGA 与所谓的 AcCC 是同一谱系病变中的组成部分,多数可能代表低级别的三阴性疾病,没有或只有很小的转移潜力,但是其中一个亚群可发展为高级别三阴性乳腺癌(该研究结果 2017 年发表于 Mod Pathol)。目前多数学者已经比较认同 MGA 与 AcCC 的关联了。

3. 被病理界熟知的著名学者 Rosen 在 2017 年写给 Mod Pathol 杂志的信中回顾了他的研究经历:基于他 1978 年撰写的第一份关于 MGA 病例报告,曾在 1983 年发表了论文,首次按良性的形式全面描述了这种病变;到 1986 年 Rosen 发表了第一篇关于浸润性乳腺癌起源于 MGA 的研究;接下来他的另一篇关于 MGA 引起的浸润性癌论文发表于 1993 年。在之后的临床实践中不断发现和诊断这类病例,鉴于那些颗粒状胞质的特性,Rosen 认为更合适地将其称为"腺泡细胞分化"——这只是"化生"现象中许多令人惊奇的形式之一,如同骨和软骨分化、黑色素分化、神经内分泌分化,甚至绒癌分化。自从最早的报告称发现乳腺"原发性腺泡细胞癌"以来,Rosen 从已发表的和会诊的材料中都观察到和证明为是 MGA 引起的具有腺泡细胞分化的癌。所以,基于上述 2017 年一篇 Mod Pathol 文章的数据,Rosen 总结和再次强调"乳腺腺泡细胞癌并不是一个独特的实体,实际上就是在 MGA 中发生的呈腺泡细胞分化的浸润性癌"。

4. MGA 被业内称为"具有欺骗性"且"神秘"的病变(如 Almahari 等学者,2023 年;Foschini 等学者,2018 年),因此本书笔者提出:①在穿刺活检中需想到和提防 MGA 误诊为低级别浸润性癌,加做 S-100、ER、PR、EMA 等指标有助于鉴别诊断;②MGA 常与其他增生性病变如囊肿、硬化性腺病、浸润性上皮病等伴随存在,注意不要漏诊;③MGA特别是不典型MGA可能与分子进展转化为多种恶性肿瘤有关,在穿刺活检见到MGA时要结合影像学发现,在报告中给临床以提示,在切检标本时要充分取材病理分析,以防漏掉该重要病变;④在癌旁发现MGA要想到可能与癌是同一个病变,经过免疫组化和有条件时做分子检测,以探讨和证实为起源于MGA的癌或相关的癌。MGA中发生的/相关的癌不仅限于AcCC,可显示有多种组织学类型和模式(Foschini等学者,2018),如产生基质的化生性癌(有多篇个例报告,如2014年我国学者Zhong等、2016年学者Conlon等)、基底样癌、透明细胞癌、腺样囊性癌,还有梭形细胞癌甚至浸润性导管癌。形态学常常是从典型MGA区域过渡到不典型MGA区域,再到在逐渐变化中移行为癌,免疫组化检测常可很好地显示这种移行变化的过程。本病例浸润性癌的部分成分即为伴间叶分化的化生性癌,可见明显的软骨黏液样基质特征。虽然从形态学上MGA、AcCC和化生性癌的差别比较大,但免疫组化表达显示有明显的交叉重叠现象。

5. 对于仅有MGA的病例,可通过病变完整切除活检同时起到治疗作用,但如果存在上皮的不典型性或具有异型性,则应考虑可能需要局部广泛切除,特别注意的是上述两种情况都必须达到阴性切缘,术后进行密切随诊。如果是MGA起源/相关的癌,要根据癌组织的病理类型、组织学分级、免疫表型等,针对性采用手术和术后辅助综合治疗。如果行保乳手术,当然更要保证阴性切缘。如果切缘存在MGA,应把它作为是该肿瘤的一个残留成分,还要将切缘再扩切以达到真正的阴性。据学者Grabenstetter等人(2021年)文献报告的临床数据显示,与常规传统三阴性乳腺癌的高反应率相比,MGA起源/相关的癌对新辅助治疗后应答是不敏感的,由此更要强调注意在穿刺活检诊断时面临的挑战,因为这很可能导致在并无常规三阴性乳腺癌的情况下使用不适合的新辅助治疗。MGA起源/相关的癌大部分免疫表型是三阴性的,也有很少数病例出现ER和(或)PR阳性。有研究提示,这类独特病例在进展过程中既具有腔面型又有基底样型分化的潜力(Damron等学者,2019年),可以适当加用内分泌治疗。本病例溶菌酶检测显示很少数的细胞阳性,但胰糜蛋白酶大部分/部分阳性,可能与胞质内蛋白酶活性和降解的调节有关,有待从肿瘤标志物角度和靶向治疗途径进一步的研究。MGA起源/相关的癌的预后还有待观察,其中有些类型的预后相对优于常规的三阴性乳腺癌,不过也有出现复发转移的病例,而高级别化生性癌会有更差的预后。

(牛 昀)

参考文献

[1]WHO Classification of Tumours Editorial Board.WHO classification of tumours. Breast tumours.5th edn[M].Lyon：IARC Press，2019.

[2]Foschini MP, Eusebi V.Microglandular adenosis of the breast：A deceptive and still mysterious benign lesion[J].Hum Pathol，2018，82：1-9.

[3]Geyer FC, Berman SH, Marchiò C, et al.Genetic analysis of microglandular adenosis and acinic cell carcinomas of the breast provides evidence for the existence of a low-grade triple-negative breast neoplasia family[J].Mod Pathol，2017，30（1）：69-84.

[4]Rosen PP. So-called acinic cell carcinoma of the breast arises from microgladular adenosis and is not a distinct entity[J].Mod Pathol，2017，30（10）：1504.

[5]Wen YH, Weigelt B, Reis-Filho JS.Microglandular adenosis：A non-obligate precursor of triple-negative breast cancer[J]? Histol Histopathol，2013，28（9）：1099-1108.

[6]Guerini-Rocco E, Piscuoglio S, Ng CK, et al.Microglandular adenosis associated with triple-negative breast cancer is a neoplastic lesion of triple-negative phenotype harbouring TP53 somatic mutations[J].J Pathol，2016，238（5）：677-688.

[7]Tsang JY, Tse GM.Microglandular adenosis：A prime suspect in triple-negative breast cancer development[J].J Pathol，2016，239（2）：129-132.

[8]Falleti J, Coletti G, Rispoli E, et al.Acinic cell carcinoma of the breast arising in microglandular adenosis[J].Case Rep Pathol，2013，2013：736048.

[9]Choi JE, Bae YK.Invasive breast carcinoma arising in microglandular adenosis：Two case reports[J].J Breast Cancer，2013，16（4）：432-437.

[10]Zhong F, Bi R, Yu B, et al.Carcinoma arising in microglandular adenosis of the breast：Triple negative phenotype with variable morphology[J].Int J Clin Exp Pathol，2014，7（9）：6149-6156.

[11]Conlon N, Sadri N, Corben AD, et al.Acinic cell carcinoma of breast：Morphologic and immunohistochemical review of a rare breast cancer subtype[J].Hum Pathol，2016，51：16-24.

[12]Almahari SAI, Chandran N, Maki RJ.Deceptive triple-negative breast cancer of intermediate grade：A Case of rare microglandular adenosis-associated carcinoma[J].Cureus，2023，15（5）：e39531.

[13]Grabenstetter A, Alfonso TM, Wen HY, et al.Morphologic and immunohistochemical features of carcinoma involving microglandular adenosis of the breast following

neoadjuvant chemotherapy[J].Mod Pathol，2021，34（7）：1310-1319.

[14]Damron AT, Korhonen K, Zuckerman S, et al.Microglandular adenosis：A possible non-obligate precursor to breast carcinoma with potential to either luminal-type or basal-type differentiation[J].Int J Surg Pathol，2019，27（7）：781-787.

[15]Kim M, Kim M, Chung YR, et al.Mammary carcinoma arising in microglandular adenosis：A report of five cases[J].J Pathol Transl Med，2017，51（4）：422-427.

[16]Choi JE, Bae YK.Invasive breast carcinoma arising in microglandular adenosis：Two case reports[J].J Breast Cancer，2013，16（4）：432-437.

[17]宋福勤，韩影，张月．双侧异时发生起源于微腺体腺病的乳腺腺泡细胞癌和浸润性导管癌的临床病理观察［J］.临床与实验病理学杂志，2023，39（8）：985-987.

[18]何银环，汪稳庚，程平，等．伴微腺体腺病的乳腺产基质化生性癌1例［J］.临床与实验病理学杂志，2023，39（7）：893-894.

[19]李静，王丽霞，李鹏．乳腺微腺体腺病伴相关性癌1例并文献复习［J］.肿瘤研究与临床，2022，34（6）：458-460.

[20]刘红胜，陈晓丹，黄斌．乳腺微腺体腺病相关产基质的癌1例病理特征并文献复习［J］.浙江实用医学，2022，27（01）：78-82，84.

[21]赵婧，侯英勇，罗荣奎．起源于乳腺微腺体腺病的化生性癌的病理诊断及疾病谱系［J］.诊断病理学杂志，2022，9（6）：568-569.

病例 23　在硬化性病变中的低级别 腺鳞癌

一、病历摘要

患者女性，69 岁，主因发现右乳腺肿物到我院就诊。钼靶显示：双乳不均匀致密型腺体，影响微小肿物观察，右乳腺斜位（MLO）上方稍高密度肿物大小 2.0 cm×1.8 cm，边缘毛糙，形态欠规则，考虑癌；左乳腺外侧等密度肿物大小 1.0 cm×0.7 cm，考虑良性。超声显示：双乳呈均质背景回声，纤维型腺体，腺体饱满，回声欠均匀，可见多发片状及索条状低回声区，右乳腺外侧临床触及肿物处 2.1 cm×2.0 cm×1.8 cm 低回声结节，边缘不清，形态不规则，内部回声不均匀，周围组织回声增强，可见粗大血流信号，考虑乳腺癌，4C；双乳腺体增生，左乳腺含囊性增生。在外院行右乳腺包括肿物在内的区段切除术，术后外院病理：考虑乳腺硬化性腺病、周围伴低级别导管原位癌，建议会诊。

追溯病史，患者自述 30 年前曾因右乳腺外侧同一部位小囊肿行手术切除，病理不详。

二、病理学所见

大体：标本大小 7.0 cm×4.0 cm×2.5 cm，梭形皮瓣大小 5.5 cm×1.0 cm，标本内可见肿物大小 1.8 cm×1.6 cm×1.3 cm，大部分边界尚清，切面实性，灰白色，质地硬韧。

镜下：病变组织大部分区与周围组织分界尚清，纤维化硬化性甚或胶原化间质和部分呈纤维黏液样基质（部分区似复杂型腺纤维瘤样）背景中，广泛上皮增生／呈旺炽性增生、乳头状增生，部分呈不典型增生，弥漫／散在多个比较温和的腺管状和实性细胞小团。部分腺管状结构为圆形、部分扭曲变形拉长，有的一端形成尖角，被覆细胞多为单层，也有少数为多层或一侧单层另一侧多层，有的管腔内有少许红染物／角化物。实性细胞小团呈圆形、椭圆形、梭形，少许呈拉长的索条状，缺乏管壁和肌上皮层，似与间质相移行（上皮似与间质分开的不那么清晰），这些细胞小团比腺管状的细胞胞质染色浅，有的略呈梭形／为梭形，似呈鳞状分化。上述细胞部分有一定的异型性，有的可见小核仁，但总体以异型轻为主，少数细胞异型稍／较明显，可见核分裂象，灶性区较易见核分裂象。数处局灶间质胶原化硬化明显，上述腺管状和实性细胞小团受挤压明显。也有数处灶性／局灶呈细胞性"间质"，细胞多为梭形（注：后续免疫组化染色仍表达上皮标志物），围绕着腺管和上皮细胞团呈"袖套"状。病变周边见多灶／小灶淋巴细胞团簇，有的聚集似呈或略似"炮弹样"形状。病变数处边缘向其旁乳腺组织呈侵袭性生长，病变其余边缘轮廓尚清（与其旁正常乳腺组织分界较清）。

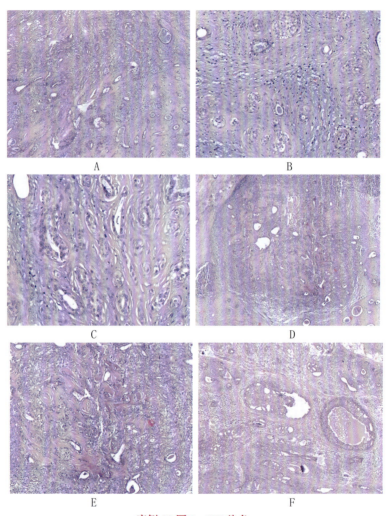

病例 23 图 1　HE 染色

注：A. 显示纤维化硬化性病变背景中弥漫／散在多个腺管状结构和实性细胞小团，HE 染色 ×4；B. 另一视野，显示纤维化硬化性背景中不太规则的腺管状结构和实性细胞小团，HE 染色 ×10；C. 显示腺管状结构和细胞小团的部分上皮有异型，HE 染色 ×20；D. 显示局灶胶原化硬化上皮受挤压、且呈细胞性"间质"，HE 染色 ×4；E. 显示局灶胶原化硬化上皮受挤压明显、灶性细胞性"间质"（注：图 D 的局部放大），HE 染色 ×8；F. 显示伴多个导管内上皮增生性病变，HE 染色 ×4。

免疫组化染色显示：目标病变 / 细胞：CK8/18 大部分弱、中（+）、以弱为主，少部分（−）；CK7 中等（+）；34βE12 部分中等（+），部分中、强（+），以中为主；CK（+）；CK5/6（+）强着色（包括局灶 / 灶性"间质"细胞着色）；p63（+），其中：部分"腺管"的管周着色、部分"腺管"着色，大部分细胞小团着色，局灶 / 灶性"间质"细胞着色；p40 同 p63，且似着色细胞略多；EGFR 部分区中等（+），其余弱、中着色；CD117 部分弱、微弱着色；SMHC 部分（+）、但有的不完整，其余（−）；Calponin 少许弱（+），其余（−）；CD10 少许（+），较弱着色，其余（−）；ER 少数弱（+），其余＜1%；PR＜1%；HER2 为（0）；ki67 热点约 30%（+）；p53 5%～10% 弱或微弱着色；AR 部分区＜1%、部分区约 2%（+），弱、中、强着色。

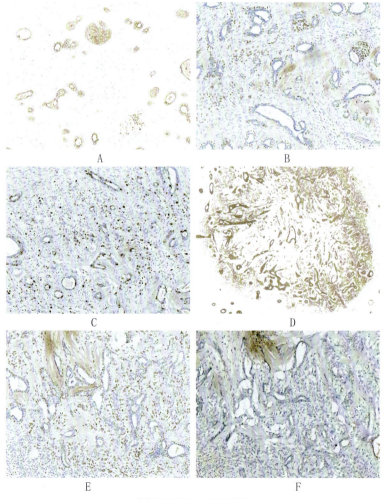

病例 23 图 2 IHC 染色

注：A. 显示小腺管状结构和实性细胞团 34βE12（+）、背景散在细胞弱着色，IHC 染色 ×10；B. 显示小腺管状结构和实性细胞团 p63 部分（+），IHC 染色 ×10；C. 显示热点 ki67 阳性表达，IHC 染色 ×10；D. 显示不规则腺管周围细胞性"间质"CK5/6（+）细胞，IHC 染色 ×4；E. 显示不规则腺管周围细胞性"间质"p63（+）细胞，IHC 染色 ×8；F. 显示不规则腺管上皮 ER 基本（-）、背景中细胞性"间质"细胞（-）；IHC 染色 ×10。

三、诊断及鉴别诊断

1. 诊断　右乳腺（复杂）硬化性病变背景中多个导管上皮鳞化，部分细胞和结构呈不典型性、部分不典型腺鳞增生，局灶性和散在分布，核分裂可见，局灶核分裂较易见，结合免疫组化表达，局灶低级别腺鳞癌，并见小灶上皮细胞团周围梭形细胞生长活跃（这些梭形细胞 CK 弱阳性，CK5/6、p63 阳性），核分裂象较易见，小灶呈梭形细胞化生性癌分化［符合低级别和（或）低至中级别］。鉴于病变形态学和免疫组化表达的特殊性，请结合临床情况，建议结合本次手术情况、需要时做局部扩切（因本次为区段切除术，与其标本内病变体积相比，手术范围已相对较大了，但是缺少手术切缘的病理检查）。

上述主要病变内并见导管上皮旺炽性增生，乳头状瘤样上皮细胞增生伴旺炽性增生，角化囊肿；上述主要病变旁见角化囊肿、小灶导管上皮不典型增生，小导管钙化、灶性大汗腺乳头状增生。

2. 鉴别诊断　需要与本病相鉴别的疾病包括复杂硬化性病变伴导管上皮增生和不典型增生、复杂型腺纤维瘤伴导管上皮增生和不典型增生、硬化性病变伴不典型腺鳞增生、硬化性乳头状瘤伴不典型腺鳞增生、腺肌上皮肿瘤等。

四、病例讨论

1. 乳腺低级别腺鳞癌（low-grade adenosquamous，LGASC）在 2003 版 WHO 乳腺肿瘤分类已被纳入，认为是化生性癌的一种变异，其形态学相似于皮肤的腺鳞癌和汗管瘤样肿瘤，2012 版和 2019 版 WHO 乳腺肿瘤分类继续将其归类为化生性癌，是一种非常少见的化生性癌变异亚型。据文献所述，早在 1912 年曾有关于这种肿瘤的描述报告。但直到 1987 年学者 Rosen 和 Ernsberger 发表论文首次具体描述了 11 个病例之后，LGASC 才得以被正式承认，因此该文章被称为"里程碑"式的论文。1993 年，学者 Van Hoeven 等延长了上述原始病例的临床随访，并将所观察的病例增加到 32 例。迄今为止，英文文献中仅报告了约 160 例乳腺 LGASC 病例，其中大多数是小样本组病例和个案报告。学者 Lewis 等人（2023 年）发表在

Histopathology 文章有 25 例，属于样本量相对较大的报告之一。据不完全统计，我国近 10 余年来有 9 篇中文文献报告了共约 20 例乳腺 LGASC，其中最大样本组 6 例是李静等学者报告的（2012 年）。

2. 本病例镜下观察时，首先感觉到的是形态多样复杂加之纤维化硬化背景，容易简单地进入仅仅是复杂硬化性病变或复杂腺纤维瘤伴导管上皮增生和不典型增生的误区，这也是因为同道们往往接受的告诫是硬化性病变不要误诊为浸润性癌。然而，对于本病例，要仔细观察其形态特征，会察觉到这些腺管状结构、被覆上皮，虽然相对比较温和，但有些与普通型导管内增生性病变不同，并还有很多具有轻度异型性或一定异型性的实性细胞小团和腺管样结构（具体形态结构改变请见前一部分的镜下描述和图片），埋在或嵌入在纤维化胶原化间质中，病变周边还有引人关注的淋巴细胞团簇聚集，就此要想到去排除 LGASC 的可能。尽管从总体上说 LGASC 很少见，但它恰恰也会发生在这些硬化性病变中，此时的概率并不是非常低。

3. LGASC 经常和复杂硬化性病变、放射状瘢痕、硬化性乳头状瘤、复杂型腺纤维瘤、也可与良性叶状肿瘤、腺肌上皮瘤等相共存相移行，或隐含在这些病变背景中，需注意不要被肌上皮指标染色阳性所迷惑。p63 经常在小管状小团状结构外周着色，但其实这不是真正意义上的肌上皮，可能代表具有鳞状分化的肿瘤细胞，叫作"模仿肌上皮"的染色模式，可呈连续和环形表达，易导致诊断混淆和误读，但要注意到 p63 部分可表达不完整，呈跳跃性着色，也有少数 / 少许呈阴性。而 SMA、SMHC、Calponin 可能是阴性或少数不完整着色 / 层状染色（即不是锯齿状的），这种表达的不一致性是 LGASC 的一个明显特征。病变中含有鳞状分化的差异很大，占比从最小到丰富，故当样本很有限和破碎时（如粗针穿刺活检或微创术），可能会漏掉鳞状成分，需要仔细观察和借助免疫组化（如 p63、p40、CK5/6 阳性）显示鳞状成分。有时腺管周围出现"袖套" / 分层状细胞性（多呈小梭形）"间质"，高分子量细胞角蛋白如 CK5/6 常阳性、与中间的腺管相移行，其实此处也是上皮性肿瘤成分，而不是反应性的间质细胞。用低分子量角蛋白染色可出现一种独特的中间腺管强、外周细胞（实际是基底鳞状细胞，也可以呈梭形细胞化生性癌分化）弱的"核心染色"现象，即腺腔细胞的染色强度明显高于周围的细胞，这种上皮表达的不一致是又一个特征。大多数 LGASC 是 ER、PR、HER2 三阴性，并缺乏 AR 表达。文献报告只有很少数病例 ER 和 PR 有局灶和弱表达，个别病例如我国学者 Wu 等人

（2017 年）报告的，ER、PR 在 LGASC 的小管状上皮强表达，被认为是激素受体被重新激活。也有报告 HER2 过表达的病例，被认为 LGASC 表达谱具有异质性。文献中报告的 ki67 指数为 2% ～ 20%。在这里本书笔者强调判读 ER、PR、HER2、ki67 应是针对目标病变（LGASC），注意不要把伴随的增生和（或）不典型增生上皮的表达计入。

4. LGASC 重要的是要与各类的硬化性病变鉴别（腺上皮和肌上皮各自具有表达的一致性），也需要与小管癌（ER、PR 强阳性）、乳头汗管瘤样瘤（发生的部位在乳头内）、肌样错构瘤 [有数量不等的平滑肌（分化的）细胞 / 肌样细胞]、多形性腺瘤（常有骨或软骨分化）相鉴别，要抓住这些主要的鉴别要点。要注意肌上皮等免疫组化指标不能仅做一项，最好用连续切片同时染 p63、p40、SMA/SMHC、Calponin，并同时染高低分子量角蛋白如 CK5/6、CK8/18。病理医生不要勉强对这种穿刺活检样本做诊断，最好建议临床将病变完整切除活检，在一般情况下，病变的体积不会很大，完整切除活检具有可行性。不过，即使完整切除，有时仍然是诊断难题，需有经验的病理医生们会诊讨论。

5. 需提到一些更为罕见的特殊情况，例如：①学者 Yan 等人（2020 年）报告 1 例 52 岁男性右腋窝 LGASC，经手术病理证实诊断前病史长达 20 年。因几乎没有异型性和位于特殊的部位，术中冰冻曾考虑为汗管瘤样瘤。本书笔者认为这个男性病例还是应进一步排除皮肤附属器源性肿瘤；②学者 Yang 等人（2020 年）报道了 1 例 42 岁女性左乳腺肌纤维母细胞瘤和 LGASC 碰撞，其梭形细胞 CD34、SMA、Desmin、ER、PR 呈弥漫强阳性，上皮细胞 CK、EMA 阳性，ER、PR 阴性，CK5/6、p63 在小管状结构的外层和几乎所有实性细胞巢中均呈阳性。尽管肌纤维母细胞瘤和 LGASC 是混合存在的，但由于没有证据证明两种成分起源于同一来源，因此该病例报告者还是将其命名为碰撞瘤而不称为混合瘤。本书笔者认为在有条件的情况下，还有必要对这类罕见的肿瘤的组织学起源演变进行探讨；③学者 Senger 等人（2015 年）报道了 1 例 68 岁女性，有双侧乳头内陷史 3 年，在切检时诊为乳头汗管瘤样瘤，行双乳中央区切除术后，病理检查证实了双侧同步 LGASC 的诊断。LGASC 和汗管瘤样瘤之间的区分和关系仍然存在一些争议，被推测两者或许代表一个持续的谱系，也或许是两个独立的进行性增殖性病变。本书笔者认为当病变涉及乳头乳晕复合体时，病理诊断必须要结合临床首发症状和影像学所见，先排除汗管瘤样瘤。不过本文病例并不涉及这种争议。

6. 已有一些学者探讨了致癌机制，提出与硬化性病变／放射状瘢痕和硬化性乳头状瘤等相关的腺鳞增生可能是 LGASC 的前驱病变；LGASC 也可能继发于梗死后或既往组织损伤或粗针穿刺活检后上皮愈合修复性改变；还有认为 LGASC 可能与先前放置定位金属物残留碎片引发的化生有关（因为致癌作用与长期金属暴露之间的关系已在体外和体内模型中得到证实），属于 DNA 损伤修复抑制和遗传／表观遗传改变。然而，在病理诊断中腺鳞增殖性病变常被解释为反应性细胞增生伴良性鳞状分化，最多被认为是不典型鳞状增生／不典型腺鳞增生，但实际上还是需要有足够的重视。因此，既要小心不要过度诊断，也要注意避免漏诊低诊，如尚达不到诊断 LGASC 时，也至少应提示给临床密切随诊、必要情况下行局部扩切。

7. 虽然 LGASC 一般是临床病程缓慢而惰性的化生性癌，也有文献报告少数 LGASC 病例具有高级别转化（文献中有 10 例报告）。其中学者 Bataillon 等人（2018 年）进行研究，通过测序分析显示 LGASC 中尚未见 *TP53* 突变的报告，但约过半数的病例携带 *PIK3CA* 突变且全部为错义突变，大多数涉及 *PI3K-AKT* 通路的遗传改变，具基底样表型。学者 Kawachi 等人（2023 年）针对 LGASC 进展为高级别化生性乳腺癌（metaplastic breast carcinoma，MBC）的病例进行了遗传学分析，也发现 LGASC 及其相关间充质干细胞未显示 *TP53* 突变，而高级别 MBC 却常常携带 *TP53* 突变。LGASC 和相关化生性鳞癌中均存在潜在的 18q 杂合性缺失，由于缺失导致的 SMAD4：DCC 融合频率，随着进展为高级别 MBC 而增加。因此 LGASC 和其相关的高级别 MBC 在遗传上可能与一开始即为高级别 MBC 不同，其进展机制可能涉及由克隆选择（GNAS 基因突变）和肿瘤抑制基因失活引起的驱动突变累积浓度的变化。其他学者的研究还显示，进展为高级别 MBC 的 LGASC 病例显示出高度的基因组复杂性，并具有 7p11.2（包括 EGFR）和 7q11.21 的高水平扩增等变化。

8. 虽然 LGASC 常常是三阴性的，但其生物学行为主要为惰性的，病理医生一定要与临床医生做好沟通。曾有 1993 年文献报告中 LGASC 有 2 例转移，其中 1 例转移至淋巴结、1 例转移至肺，但那是早年的报告，此后在 Lewis 等人（2023 年）报道的一组 25 个病例中，有 1 例仅做穿刺活检未做病变切除，随访中这个病例出现了淋巴结转移。目前主张如没有腋淋巴结转移的证据，仅做病变及其周围组织切除，切除范围达到 1 mm 阴性切缘即可。前哨淋巴结活检或腋窝清扫术可以免去。辅助放疗或化疗并没有明显的获益，或只应考虑用于大于 3 cm 的肿瘤或病理学证实淋巴血管侵犯或淋巴结转移的病例。也有首选保乳手术加局部放疗的主张。对于前述 1993 年文献中曾报告出现复发转移的病例，根据本书笔者经验，可能因为以下几点影响了预后：①早年影像学检查技术的局限，其旁多灶 / 范围更大的病变未被检出；②初次手术治疗时，没有达到阴性切缘；③早年的病例缺少免疫组化指标的辅助，病理诊断有一定的误差；④同时伴随有性质更恶的肿瘤类型 / 高级别转化。总之，对于 LGASC 在严格的病理诊断和附加备注的基础上，有待学者们积累更多的临床病例和探讨基础研究。

（牛　昀）

参考文献

[1]WHO Classification of Tumours Editorial Board.WHO classification of tumours. Breast tumours.3rd edn[M].Lyon：IARC Press，2003.

[2]WHO Classification of Tumours Editorial Board.WHO classification of tumours. Breast tumours.5th edn[M].Lyon：IARC Press，2019.

[3]Soo K, Tan PH.Low grade adenosquamous carcinoma of the breast[J].J Clin Pathol， 2013，66（6）：506-511.

[4]Lewis G, Fong N, Gjeorgjievski SG, et al.Low grade adenosquamous carcinoma of the breast：A clinical, morphological and immunohistochemical analysis of 25 patients[J].Histopathology，2023，83（2）：252-263.

[5]李静，杨光之，金华，等 . 乳腺低级别腺鳞癌与乳头汗管瘤样腺瘤的病理诊断及鉴别诊断 [J]. 中华病理学杂志，2012，41（05）：301-304.

[6]毛昕，李红娜，胡倩岚，等 . 乳腺硬化性腺病伴低级别腺鳞癌 1 例并文献复习 [J]. 癌症进展，2023，21（3）：345-347.

[7]刘倩，郑研，丁兀兀，等 . 乳腺低级别腺鳞癌临床病理分析及文献复习 [J]. 诊断病理学杂志，2022，29（12）：1140-1143.

[8]蔡秀虹，卢梅，李国平，等 . 乳腺低级别腺鳞癌合并导管内乳头状瘤 1 例 [J]. 临床与实验病理学杂志，2021，37（7）：882-883.

[9]罗斌，何惠华，黄文先，等 . 乳腺低级别腺鳞癌临床病理分析 [J]. 诊断病理学杂志，2021，28（9）：756-758，762.

[10]付丽梅，孙向洁，吕泓，等 . 乳腺硬化性腺病基础上的低级别腺鳞癌一例 [J]. 中华病理学杂志，2019，48（5）：415-417.

[11]刘洪博,王文智,邱雷,等 . 乳腺低级别腺鳞癌 1 例 [J]. 临床与实验病理学杂志,2016,32（8）：

956-957.

[12] 孙百臣. 乳腺低级别腺鳞癌的病理学特征、诊断与鉴别诊断分析［J］. 现代诊断与治疗，
　　2015，26（6）：1324-1325.

[13] 陈椿林，孙峰，陈荣建，等. 乳腺低级别腺鳞癌 3 例临床病理分析［J］. 中国现代医生，
　　2013，51（8）：70-73.

[14] Abrari A，Shehwar D，Akhtar K. Low grade adenosquamous carcinoma of the breast：
　　A rare case presentation［J］. J Cancer Res Ther，2023，19（2）：480-483.

[15] Tan QT，Chuwa EW，Chew SH，et al. Low grade adenosquamous carcinoma of the
　　breast：A diagnostic and clinical challenge［J］. Int J Surg，2015，19：22-26.

[16] Cha YJ，Kim GJ，Park BW，et al. Low grade adenosquamous carcinoma of the
　　breast with diverse expression patterns of myoepithelial cell markers on
　　immunohistochemistry：A case study［J］. Korean J Pathol，2014，48（3）：229-233.

[17] Wu HB，Zhang AL，Wang W，et al. Expression of hormone receptors in low grade
　　adenosquamous carcinoma of the breast：A case report［J］. Medicine（Baltimore），
　　2017，96（46）：e8785.

[18] Yan X，Zhu F，Wang Q，et al. Low-grade adenosquamous carcinoma of the axilla of
　　breast origin in a male：A case report and literature review［J］. Front Oncol，
　　2020，10：1714.

[19] Yang GZ，Liang SH，Shi XH. A novel collision tumour of myofibroblastoma and low
　　grade adenosquamous carcinoma in breast［J］. Diagn Pathol，2020，15（1）：76.

[20] Senger JL，Meiers P，Kanthan R. Bilateral synchronous low grade adenosquamous
　　carcinoma of the breast：A Case report with review of the current literature［J］.
　　Int J Surg Case Rep，2015，14：53-57.

[21] Wilsher MJ. Adenosquamous proliferation of the breast and low grade adenosquamous
　　carcinoma：A common precursor of an uncommon cancer［J］？Pathology，2014，46（5）：
　　402-410.

[22] Romanucci G，Mercogliano S，Carucci E，et al. Low grade adenosquamous carcinoma
　　of the breast：A review with focus on imaging and management［J］. Acta Radiol
　　Open，2021，10（4）：20584601211013501.

[23] Handa P，Khader SN，Buchbinder SS. Low grade adenosquamous carcinoma of the
　　breast developing around a localization wire fragment［J］. Lab Med，2015，46（3）：
　　241-247.

[24] Scali EP，Ali RH，Hayes M，et al. Low grade adenosquamous carcinoma of the
　　breast：Imaging and histopathologic characteristics of this rare disease［J］. Can
　　Assoc Radiol J，2013，64（4）：339-344.

[25] Bataillon G，Fuhrmann L，Girard E，et al. High rate of PIK3CA mutations but

no TP53 mutations in low grade adenosquamous carcinoma of the breast[J]. Histopathology, 2018, 73 (2): 273-283.

[26]Kawachi K, Tang X, Kasajima R, et al.Genetic analysis of low grade adenosquamous carcinoma of the breast progressing to high-grade metaplastic carcinoma[J]. Breast Cancer Res Treat, 2023, 202 (3): 563-573.

[27]Kashu N, Oura S, Yoshida H, et al.A case of squamous cell carcinoma of the breast with low grade adenosquamous carcinoma[J].Case Rep Oncol, 2020, 13 (3): 1152-1157.

[28]Delgado Hardegree LA, Ferguson PE, Gulla S.Low grade adenosquamous carcinoma of the breast: A case report[J].Semin Roentgenol, 2018, 53 (4): 249-251.

[29] Thornley L, Nayler S, Benn CA.Low grade adenosquamous carcinoma of the breast[J].Breast J, 2020, 26 (9): 1845-1846.

病例 24　微创术组织中的黏液表皮样癌

一、病历摘要

患者女性，57 岁，主因自觉右乳腺肿物来院就诊。彩超显示：右乳腺外上腺体边缘可见大小 1.2 cm×0.9 cm 的低回声结节，边界尚清，内可见分隔样弱回声，后壁回声稍强，未见明显血流信号，考虑：①符合性囊肿；②不除外囊内乳头状瘤，4A。钼靶检查：右乳腺考虑良性可能性大。于门诊行肿物微创旋切术。

二、病理学所见

大体：数条组织一堆，体积共约 4 cm×3 cm×0.5 cm。

镜下：破碎组织中显得病变组织杂乱，可见混合多种成分／结构，有部分不规则囊腔、囊壁组织，被覆囊壁有嗜酸性表皮样细胞（复层鳞状细胞），具有一定的异型性和（或）异型性不很明显，被覆囊壁还有少量中间型细胞（基底样细胞），形态相对比较温和，未见真正角化和角化珠形成，移行层次逐步变少，被覆囊壁的这些细胞中可见含少许黏液的小腺管结构和少数～部分含有黏液胞质和透明的细胞；表皮样细胞、中间型细胞和含有黏液的细胞群逐渐合并，逐渐过渡到被覆的是柱状细胞（有些是杯状细胞）、核在基底部、胞质空（含黏液);囊腔内含黏液，其中也有表皮样细胞团中伴有小黏液腺结构；囊壁和腺管样结构大部分肌上皮缺失，间质中见少许呈筛状的（腺）上皮细胞团，亦呈浸润性生长。上述病变旁可见成片的小涎腺样腺泡小叶，以黏液腺为主也有黏液浆液混合腺（注：后续免疫组化证实肌上皮完整）。另可见伴数处灶性导管上皮细胞不典型增生。因送检是微创术破碎组织，故病变不连续，无法观察病变原有的整体结构（为病理诊断带来一定困难），需加做免疫组化和组化特染辅助进一步诊断。

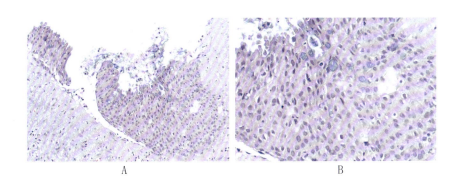

A　　　　　　　　　　　　B

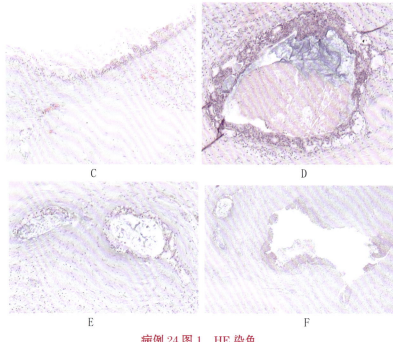

病例 24 图 1　HE 染色

注：A. 显示被覆囊壁的表皮样细胞（复层鳞状细胞）成分为主，并见含有少许黏液的小腺管结构，HE 染色 ×20；B. 显示被覆表皮样细胞（复层鳞状细胞）成分、具有一定的异型性，并见含有少许黏液的小腺管结构，HE 染色 ×40；C. 显示被覆囊壁为胞质空（含黏液）的柱状 / 杯状细胞为主，少数中间型（基底样）细胞，HE 染色 ×8；D. 显示被覆囊壁为含黏液的小腺管和柱状 / 杯状细胞 - 中间型（基底样）成分混合，HE 染色 ×10；E. 显示呈杯状 / 柱状细胞和含黏液小腺管为主的成分［后续免疫组化证实肌上皮（-）］，HE 染色 ×8；F. 显示表皮样细胞（复层鳞状细胞）为主成分［后续免疫组化证实肌上皮（-）］，HE 染色 ×4。

免疫组化染色和组化特染显示：ER 5%～20%（+）；PR＜1%；HER2 为（0）～（1+）；ki67 20%～30%（+）；CK5/6 多数强（+），肌上皮（-）；CK8/18 部分（+）；p63 多数（+），肌上皮（-）（注：CK5/6、CK8/18、p63 显示分区阳性染色的特征表现）；CK14 少部分（+）；EMA 多数（+）；EGFR 多数（+）；SMHC 肌上皮（-）；溶菌酶（-）；S-100（-）；PAS 和 PASD 相应细胞内和腺腔内（+）；黏液染色相应细胞内和腺腔内（+）。

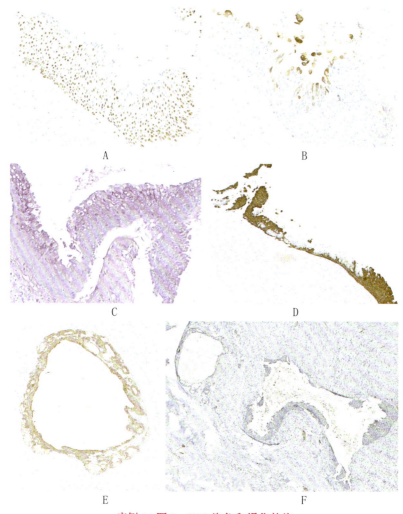

病例 24 图 2　IHC 染色和组化特染

注：A. 显示表皮样（复层鳞状）细胞成分为主的多数细胞 p63（+），IHC 染色 ×20；B. 显示表皮样（复层鳞状）细胞成分为主的多数细胞 CK8/18（−）、少数细胞（+），IHC 染色 ×20；C. 显示黏液细胞和小腺腔内 PAS（+），组化特染 ×20[PASD 也为（+），图片未显示]；D. 显示表皮样 – 中间型 – 黏液柱状细胞移行、多数细胞 CK5/6（+）、少数（−）；IHC 染色 ×8；E. 显示黏液腺样 – 中间型细胞成分混合，多数细胞 CK8/18（+）、少部分（−）；IHC 染色 ×10；F. 显示表皮样（复层鳞状）细胞成分为主的浸润成分 SMHC 示肌上皮（−）；IHC 染色 ×4。

三、诊断及鉴别诊断

1. 诊断　右乳腺肿瘤性病变，形态学结合现有免疫组化染色和组化特染结果支持为黏液表皮样癌（符合中级别）。（备注：因送检组织为微创术少量破碎组织，缺乏完整组织结构，无法观察病变整体情况，且该类肿瘤非常少见，建议临床综合多方面意见后行局部扩切。）

2. 鉴别诊断　需要与本病相鉴别的疾病包括囊肿被覆上皮增生伴鳞化、导管原位癌、鳞状细胞癌、黏液性囊腺癌、分泌型癌、腺肌上皮肿瘤、透明细胞汗腺瘤等。

3. 补充后续情况　我院行右乳腺保乳术＋前哨淋巴结活检。术后病理：右乳腺外上保乳手术标本，切口瘢痕局部见上皮细胞不典型增生，周切缘未见明确癌组织，前哨淋巴结 0/3。

四、病例讨论

1. 本病例的诊断难点在于病检材料是微创术碎组织，在肉眼观察和镜下观察中均无法复原该病例的病变整体结构，镜下所见的病变组织杂乱、混合多种细胞成分和形态结构，似乎是由囊性和实性成分组成的。而大部分文献报告的黏液表皮样癌病例均是经过肿物完整切除活检后确定诊断的，即使有少数病例术前做过穿刺活检，对最后诊断有所提示，但后续也多是完整切除活检加免疫组化，甚或加做基因检测确定诊断的。本病例组织破碎不连续，判读免疫组化结果也比较困难，现有形态学结合免疫组化染色结果，达到了该肿瘤的基本诊断条件，即"三种细胞、两种结构"以及免疫表型，但（因情况所限）不具备做相关基因如 *MAML2*（策划者样转录共激活因子 2）的检测条件，故报告"现有结果支持……"。即使病理报告"符合……"也已经是尽可能地为临床提供了病理信息和下一步治疗的建议。

2. 黏液表皮样癌（mucoepidermoid carcinoma，MEC）早在 20 世纪 50 年代由 Foote 等学者报道，认为是一种起源于大、小涎腺的恶性上皮肿瘤。也可发生于肺、支气管、食管、甲状腺等部位。曾被很早年的 WHO 涎腺肿瘤分类定名为黏液表皮样肿瘤，1991 年 WHO 涎腺肿瘤分类中更名确定为癌——MEC。乳腺的 MEC 是 1979 年由 Patchefsky 等学者首次报道的（两个病例）。2003 版 WHO 乳腺肿瘤分类在化生性癌项下的腺鳞癌中提及了 MEC，认为是一种相似于涎腺 MEC 的低级别浸润性癌；2012 版分类将 MEC 归类于特殊类型浸润性癌章节中，定义为"组织学类似于涎腺 MEC 的乳腺原发癌，同时具有基底样、中间型、表皮样和黏液性细胞"；2019 版分类将 MEC 归入涎腺型肿瘤章节，定义更进一步明确为"是一种浸润性癌，由黏液、中间（过渡性）和鳞状肿瘤细胞混合组成，呈实性和囊性排列"。涎腺 MEC 是比较常见的涎腺肿瘤，已有大量的病例报告和实验研究文章，但乳腺的 MEC 发病率仅约占所有乳腺癌的 0.3%，迄今为止，据不完全统计在英文文献中总共报告了 64 例，检索到的中文文献报告仅 4 例（分别是 1987 年李美忠、2007 年刘光、2017 年刘仕程、2023 年杨丽娟等学者的报告），而在英文文献中报告的来自中国内地病例尚不足 10 例（如 2017 年 Cheng、2020 年 Ye、2022 年 Chen、2023 年 He 等学者的报告）。真实发病率可能高于文献报告的发病率，因为一些病例或被误为鳞状分化的癌，另一些病例或未成文发表。即便如此，MEC 仍是乳腺癌中的一种罕见病理类型，需要加强认识，避免遗漏或误诊。

3. 经典的 MEC 形态主要可归结为"三种细胞、两种结构"，即由黏液细胞、中间型细胞（基底样细胞）和表皮样细胞（鳞状细胞）不同比例的混合构成，呈不规则的囊性和实性生长排列，表皮样细胞体积较大，呈多边形，边界尚清晰，胞质嗜酸丰富，缺乏真正的角化珠和单细胞角化，中间型细胞相对少、小、圆形，边界不清，胞核椭圆形，核仁小，黏液细胞呈圆形至椭圆形，细胞质中含有黏液样空泡，可有或不易见杯状细胞，胞核呈圆形，或挤到一边 / 基底部。黏液细胞可以覆盖表皮样细胞或与表皮样细胞混合。有的病例亦可见透明细胞和嗜酸性细胞。囊腔结构可大小不等，内含多量或多少不等的黏液样物质，有时混合少量似为嗜酸性物质（但黏液染色亦呈阳性）。实性细胞巢团或片块不规则，呈浸润性生长，也可见少许 / 少数筛状、腺管样结构。高级别 MEC 多由中间型细胞和表皮样细胞组成，黏液细胞很少，通常只占肿瘤成分的 10% 以下，肿瘤细胞表现出明显的异型性，核分裂较多，还可见浸润到周围组织，以及侵犯脉管。低级别 MEC 有较多黏液细胞，可占肿瘤成分的 50% 以上，几种肿瘤细胞均缺乏异型性，核分裂很少，没有坏死出现。中级别 MEC 形态居于上两者之间。本病例因总体上表皮样和中间型成分相对稍多，黏液腺样成分相对较少，细胞具有一定的异型性，浸润性生长，但核分裂不易见，ki67 增殖指数 20% ～ 30%，细胞异型不是特别大，也没有明显的坏死，故组织学分级适合评分为中级别。关于 MEC 的鉴别诊断，丁华野等学者在《乳腺组织病理学图谱》（2023 年）一书中归纳为主要需与鳞状细胞癌 / 腺鳞癌、混合型黏液癌、腺样囊性癌、腺肌上皮瘤相鉴别。

4. 免疫组化染色有助于识别 MEC 不同的细胞类型，也勾画出病变的特殊排列结构。大多数中间型细胞和表皮样细胞 p63 阳性，高分子量细胞角蛋白如 CK5/6、CK14 阳性，表皮样细胞 CK7 可阳性（但染色弱于黏液细胞的表达）、而 CK8/18 阴性，中间型细胞 CK7、CK8/18 均阴性；大多数黏液细胞低分子量细胞角蛋白如 CK8/18、CK7 染色强阳性，但 p63、CK5/6、CK14 阴性。这形成了一种特殊的阳性分区模式，类似于在涎腺 MEC 中所观察到的。肌上皮标志物如 Calponin、SMA、SMHC 均呈阴性，S-100 阴性。学者 Palermo 等人（2013 年）对乳腺 MEC 黏蛋白谱进行研究，证实 MUC5AC 在超过 50% 的高级别肿瘤中表达（可以与鳞癌鉴别）。乳腺 MEC 保留了在其他乳腺肿瘤中观察到的 GATA3 和 MG 阳性。先前的文献认为乳腺 MEC 一般为三阴性（ER、PR、HER2）免疫表型，但之后不断有 ER（+）和（或）PR（+）的报告，ER/PR 的表达往往是低水平，但也有 ER 阳性细胞占 25%（杨丽娟等学者的文章），甚至达到 60%（Cheng 等学者的文章）的个例报告。HER2 表达评分一般情况是（1+）或（0），也有 HER2 扩增的个例报告（Mura 等学者的报告）。学者 Mura 等的病例有 20 年前非特殊型乳腺癌接受保乳术和放化疗的病史，局部复发肿物具有典型的高级别 MEC 形态特征，ER 和 AR 弱阳性，PR 阴性，HER2 基因扩增，但 FISH 未检测到 *MAML2* 基因重排。但学者 Mura 等认为这并不妨碍认诊断，因为形态学明确，而且并不一定所有的乳腺 MEC 都具有 *MAML2* 基因的重排。对于这样的特殊病例，还有待于学者们进一步的探讨。ki67 增殖指数一般在低级别病例 5% ～ 10%，但中、高级别的病例会相应增高。另外，一些学者用组化特染显示黏液，比如阿辛蓝染色、黏液卡红、PAS、PASD 等，可见不同程度的肿瘤细胞内外的黏液和填充囊腔的黏液样物质呈阳性染色。

5. 目前涎腺 MEC 的生物学已比较明确，乳腺 MEC 正在被更多的探索。至 2023 年的文献有 21 例乳腺 MEC 进行了分子遗传学分析，其中 7 例携带 *CRTC1-MAML2* 易位、1 例携带 *CRTC3-MAML2* 易位，*MAML2* 易位似乎是乳腺 MEC 中最常见的遗传学改变，但阳性病例主要是低级别或是中级别的。一些个例报告了用 FISH 检测到了乳腺 MEC 的 *MAML2* 基因重排。*MAML2* 重排特别是 *CRTC1-MAML2* 融合，曾在许多器官（包括涎腺、甲状腺、支气管、肺和胸部）的 MEC 中被报告。这种融合与 MEC 的一个独特亚群相关，该亚群被认为具有良好的临床病理特征和缓慢的临床病程。学者 Bean 等人（2019 年）曾对乳腺 MEG 分子特征进行全基因组研究，通过用涵盖 479 个癌相关基因的二代测序和用 RT-PCR 检测融合转录物等技术，也发现乳腺 MEC 存在 *MAML2* 部分缺失和 *CRTC1-MAML2* 融合。乳腺 MEC 与涎腺 MEC 的分子免疫图谱有重叠性，不过，两者不完全相同。但与大多数三阴性乳腺癌相比，乳腺 MEC 的突变率非常低，其中仅 1 例显示 *SETD2* 失活突变，而另 1 例没有体细胞变异和拷贝数改变。由此推测乳腺 MEC 与其对应的涎腺 MEC 的关系比与基底样 / 三阴性乳腺癌的关系更密切。学者 Venetis 等人（2023 年）进一步研究，对一组乳腺 MEC 进行了含 161 个基因靶向二代测序和 PD-L1（程序性死亡配体 1）联合评分等，结果显示乳腺 MEC 缺乏高级别三阴性乳腺癌常见的 *TP53* 突变、但具有涎腺 MEC 常见的 *MAML2* 或 *EWSR1* 重排，PD-L1 阳性提示这些病例有机会进行免疫治疗。并且，值得注意的是，因为发现了 EGFR/AREG（表皮生长因子受体 / 双调节蛋白）轴的激活和 *PI3K/AKT/mTOR* 及细胞周期通路的突变模式，提示尚需要谨慎定义乳腺 MEC 是低风险肿瘤。

6. 在 WHO 2019 版乳腺肿瘤分类——罕见和涎腺型肿瘤章节的概述中有这样一段表述：正常乳腺和涎腺具有相似的结构（都是小管腺体）和相似的细胞组成（都由肌上皮细胞包围的腺腔上皮细胞组成）。此外，乳腺可以含有显示纯腺泡分化的小叶，类似于在涎腺中看到的浆液性腺泡细胞。这两个腺体的管腔上皮细胞具有相似的免疫图谱。这些在结构上的相似性导致了类似的肿瘤性病变的发生。本病例在主要病变旁灶性区可见有较多的小涎腺样的结构，肌上皮均存在，为本病例的组织发生基础提示了一种可能性。对于乳腺 MEC 的组织发生，目前没有统一的认识，有认为因是和涎腺同源的组织，可能受到与涎腺相同的基因改变所致，也有认为是腺上皮发生鳞状化生分化的基础上癌变。因为已知发生在涎腺的继发性癌通常与既往的头颈部照射有关，MEC 又是头颈部照射后最常见的主要涎腺癌类型。（2016 年）有个例报告推测 1 例乳腺的 MEC 可能继发于该病例 3 年前的淋巴瘤放化疗后，即可能与涎腺继发性 MEC 的发病诱因类似。（2022 年）另有文献报告 1 例原发性乳腺浸润性 MEC 起源于腺肌上皮瘤，其作者推测该 MEC 很可能是在腺肌上皮瘤中通过黏液表皮样化生的中间步骤引起的。这为乳腺 MEC 的组织起源提出了另一条路径，即涎腺型肿瘤间或和双相肿瘤间的相互转化 / 恶性转化。这些都有待于同道们进一步的观察研究。

7. 已得到多个学者共识的是，组织学分级是乳腺 MEC 最重要的临床病理预后因素，各个级别的 MEC 均可出现区域淋巴结转移，但远处转移仅见于高级别病例。低级别乳腺 MEC 常表现为惰性，低、中级别的病例，即使是三阴性的，也与其他高度恶性三阴性乳腺癌不同，预后相对较好，而伴有远处转移的高级别 MEC 可导致死亡。由于乳腺 MEC 属于非常少见肿瘤，目前缺乏标准的治疗方案，既往病例的治疗包括手术切除和放疗 / 化疗，对于高级别肿瘤和具强侵袭性的病例，应进行全乳切除和腋窝淋巴结清扫，如不是高级别的 MEC，采用相对保守的治疗策略比较合适。本病例在诊断后加做了保乳术（标本切缘阴性）和前哨活检（阴性），随访 > 5 年无复发生存，提示中级别的 MEC 也可以选择保乳治疗。激素类因素可能对肿瘤的生物学行为有影响，但 ER 和（或）PR 低、弱阳性表达的 MEC 是否可获益于内分泌治疗，目前尚缺乏临床研究数据，相关病例数太少，需要进一步的观察总结。

（牛　昀）

参考文献

[1]WHO Classification of Tumours Editorial Board.WHO classification of tumours. Breast tumours.5th edn[M].Lyon：IARC Press，2019.

[2]WHO Classification of Tumours Editorial Board.WHO classification of tumours. Breast tumours.3rd edn[M].Lyon：IARC Press，2003.

[3]WHO Classification of Tumours Editorial Board.WHO classification of tumours. Breast tumours.4th edn[M].Lyon：IARC Press，2012.

[4]丁华野，杨文涛，石慧娟.乳腺特殊类型浸润性癌[M]//丁华野.乳腺组织病理学图谱.北京：北京科学技术出版社，2023：509-511.

[5]刘仕程，毛梦轩，李云涛.乳腺黏液表皮样癌一例[J].中华普通外科杂志，2017，32（6）：492-492.

[6]杨丽娟，曾祥菲，于佳秀，等.乳腺黏液表皮样癌1例[J].中华病理学杂志，2023，52（2）：172-174.

[7]Cheng M，Geng C，Tang T，et al.Mucoepidermoid carcinoma of the breast：Four case reports and review of the literature[J].Medicine（Baltimore），2017，96（51）：e9385.

[8]Ye RP，Liao YH，Xia T，et al.Breast mucoepidermoid carcinoma：A case report and review of literature[J].Int J Clin Exp Pathol，2020，13（12）：3192-3199.

[9]Chen G，Liu W，Liao X，et al.Imaging findings of the primary mucoepidermoid carcinoma of the breast[J].Clin Case Rep，2022，10（2）：e05449.

[10]He X，You J，Chen Y，et al.Mucoepidermoid carcinoma of the breast，3 cases report and literature review[J].Medicine（Baltimore），2023，102（18）：e33707.

[11]Turk E，Karagulle E，Erinanc OH，et al.Mucoepidermoid carcinoma of the breast[J].Breast J，2013，19（2）：206-208.

[12]Sherwell-Cabello S，Maffuz-Aziz A，Ríos-Luna NP，et al.Primary mucoepidermoid carcinoma of the breast[J].Breast J，2017，23（6）：753-755.

[13]Palermo MH，Pinto MB，Zanetti JS，et al.Primary mucoepidermoid carcinoma of the breast：A case report with immunohistochemical analysis and comparison with

salivary gland mucoepidermoid carcinomas[J].Pol J Pathol, 2013, 64 (3): 210-215.

[14]Mura MD, Clement C, Foschini MP, et al.High-grade HER2-positive mucoepidermoid carcinoma of the breast: A case report and review of the literature[J].J Med Case Rep, 2023, 17 (1): 527.

[15]Bean GR, Krings G, Otis CN, et al.CRTC1-MAML2 fusion inmucoepidermoid carcinoma of the breast[J].Histopathology, 2019, 4 (3): 463-473.

[16]Yan M, Gilmore H, Harbhajanka A.Mucoepidermoid carcinoma of the breast with MAML2 rearrangement: A case report and literature review[J].Int J Surg Pathol, 2020, 28 (7): 787-792.

[17]Venetis K, Sajjadi E, Ivanova M, et al.The molecular landscape of breast mucoepidermoid carcinoma[J].Cancer Med, 2023, 12 (9): 10725-10737.

[18]Burghel GJ, Abu-Dayyeh I, Babouq N, et al.Mutational screen of a panel of tumor genes in a case report of mucoepidermoid carcinoma of the breast from jordan[J].Breast J, 2018, 24 (6): 1102-1104.

[19]Fujino M, Mori D, Akashi M, et al.Mucoepidermoid carcinoma of the breast found during treatment of lymphoma[J].Case Rep Oncol, 2016, 9 (3): 806-814.

[20]Bui CM, Bose S.Primary mucoepidermoid carcinoma of the breast arising in adenomyoepithelioma[J].BMJ Case Rep, 2022, 15 (3): e247281.

病例 25 腺肌上皮瘤与恶变

一、病历摘要

患者女性，51岁，主因左乳腺肿物就诊。钼靶结合加压断层摄影显示：左乳腺稍外下等密度肿物 1.6 cm×1.5 cm，形态欠规则，边缘光滑，考虑良性可能性大。超声检查左乳腺外下 1.9 cm×1.3 cm×1.9 cm 低回声肿物，形态不规则，边缘尚光整，呈分叶状，回声不均匀，其周围组织回声稍增强，可见周边血流信号，考虑良性可能性大，4A，建议必要时切检。在外院行左乳腺肿物切检，病理检查不除外为恶性腺肌上皮瘤，建议会诊。患者为进一步诊疗来我院会诊。

二、病理学所见

大体：标本大小 5 cm×3 cm×2.5 cm，临床已切开，其内见一肿物，大小为 1.8 cm×1.5 cm×1.5 cm，切面部分灰白色、部分灰红色，质地中等，边界欠清。

镜下：肿瘤组织呈大小不等的多结节状，部分边界清楚圆滑，部分边缘不够规整，部分区似乳头状瘤样，部分呈腺管状／小腺管结构，小灶排列呈筛状结构，可见多伴有大汗腺化生、胞质红染较丰富，多位于肿瘤组织周边。部分肿瘤细胞小、无异型性，部分细胞较大，具有一定的不典型性，其余细胞大多呈梭形／小梭形（这些梭形细胞多可见 CK7、CK8/18 阳性，但与腺管结构相比，着色弱或弱、中，详见免疫组化部分）。呈梭形／小梭形的细胞温和，核染色质细颗粒状，核仁不太明显，细胞密集呈实性生长，推挤上述腺管成分或与腺管成分混杂。数处灶性细胞较大（且 ki67 指数增高，多表达 p63、p40、CK5/6 和肌上皮指标，详见免疫组化部分），或呈小条索状，或比较稀疏散在，呈侵袭性生长方式，细胞多呈多边形、具有异型性，胞质较空／淡染，核仁较明显，有的见 1～2 个核仁，并较易见核分裂象。肿瘤组织中心区域多见纤维化胶原化，部分区可见出血，可见小灶坏死，并见伴有多种上皮增生性病变改变（详见诊断部分）。

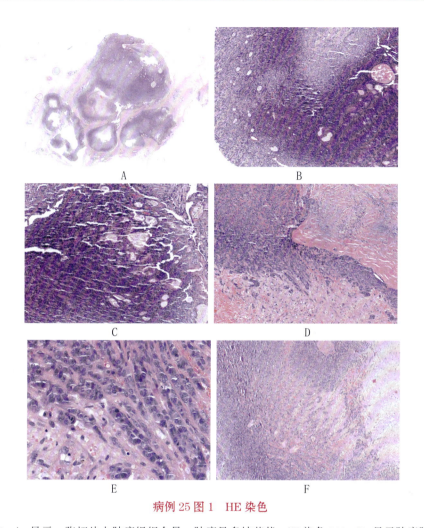

病例 25 图 1　HE 染色

注：A. 显示一张切片上肿瘤组织全景，肿瘤呈多结节状，HE 染色 ×1；B. 显示肿瘤腺肌上皮成分，HE 染色 ×8；C. 显示肿瘤腺肌上皮成分（伴大汗腺化生），HE 染色 ×10；D. 显示腺肌上皮成分灶性恶变，HE 染色 ×10；E. 显示腺肌上皮（注：后面免疫组化染色显示主要的是肌上皮）成分灶性恶变，HE 染色 ×40；F. 显示腺肌上皮成分另一处灶性恶变，HE 染色 ×8。

免疫组化染色显示：ER 3%～10%（+），弱、中、强着色，部分以中、强为主；PR 2%～5%（+），部分弱着色，部分弱、中着色；HER2 为（0～1+），灶性（2+）较弱；ki67 热点 30%～40%（+），其余 1%～5%（+）；p53 热点约 15% 弱、中着色，以弱为主；CK5/6 大多数（+），少数（-）；CK（+）；CK8/18 大部分（+），部分弱、中着色，部分中等着色，少部分强着色；CK7 大部分（+），部分弱、中着色，部分中等着色，少部分强着色；E-cadherin（+）；SMHC 部分（+）；SMA 部分（+）；Calponin 大部分（+），较弱；CD10 少部分（+），弱 / 较弱；p63 呈灶性（+）至少许散在（+）；

p40 灶性（+）至少许/微少（+）；S-100 大多数（+）；GCDFP-15 少部分至局灶（+）；Calretinin 个别着色至微少弱着色；SOX10 多数（+）；CD117 极微少着色至基本（-）；Vimentin 部分（+）；Syn（-）；CgA（-）；CD56 数小灶（+）。

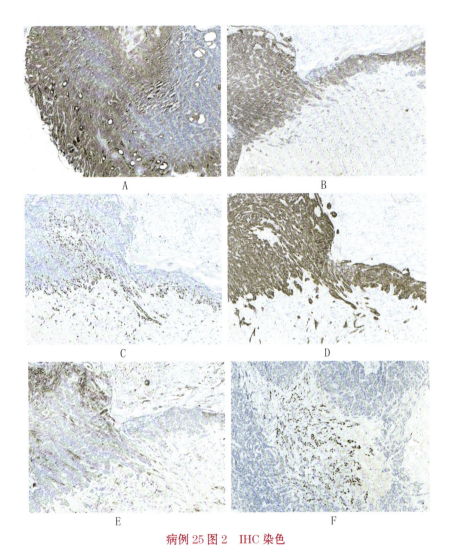

病例 25 图 2　IHC 染色

注：A.CK8/18 显示腺肌两种成分，腺上皮强（+）、肌上皮弱、中（+），免疫组化染色 ×8；B.CK8/18 腺上皮（+）、肌上皮（-）/很弱着色，免疫组化染色 ×8（与图 1D 对应的区域）；C.ki67 主要在肌上皮高表达，免疫组化染色 ×8（与图 1D 对应的区域）；D.CK5/6 腺肌上皮均（+），免疫组化染色 ×8（与图 1D 对应的区域）；E.SMHC 肌上皮（+），免疫组化染色 ×8（与图 1D 对应的区域）；F.p63 肌上皮（+），免疫组化染色 ×8（与图 1F 对应的区域）。

三、诊断及鉴别诊断

1. 诊断　左乳腺腺肌上皮瘤，局部细胞生长活跃，呈交界性腺肌上皮瘤改变，数处灶性腺肌上皮成分（以肌上皮为主）有一定的异型性，灶性核分裂增多，小灶侵袭性生长，呈腺肌上皮瘤数处灶性恶变改变。建议行局部扩切（因病变局限等），请结合临床。

瘤内腺上皮成分伴多灶大汗腺不典型增生和大汗腺化生、小灶符合中至重度大汗腺不典型增生；瘤旁局灶和数处小灶导管上皮不典型增生，其中 1 个小灶呈中至重度不典型增生改变，并见大汗腺囊肿、上皮细胞大汗腺不典型增生，平坦型上皮不典型性，腺病伴腺肌上皮腺病，柱状细胞变，灶性柱状细胞增生，导管上皮乳头状增生，灶性导管上皮增生，黏液囊肿，小囊。

2. 鉴别诊断　需要与本病相鉴别的疾病包括乳头状瘤、肌上皮肿瘤、化生性癌、多形性腺瘤、复杂硬化性病变伴上皮不典型增生等。

四、病例讨论

1. 乳腺腺肌上皮瘤（adenomyoepithelioma，AME）是一种很少见的肿瘤，早在 1970 年由 Hamperl 首次描述。WHO 2019 版乳腺肿瘤分类的定义为：AME 是一种双相性肿瘤（通常为良性），其特征是小的导管被覆腺上皮细胞和可变化的增大明显的肌上皮细胞增生。AME 恶性转化可发生在腺上皮或肌上皮成分。对于恶性腺肌上皮瘤（恶性 AME）的定义为：是一种伴有癌的 AME，其恶性肿瘤可能来自腺上皮或肌上皮成分或两种细胞类型。当腺上皮和肌上皮成分都是恶性的，使用术语：上皮 - 肌上皮癌。通过学者们多年来的观察和研究，已知乳腺 AME 是一个从良性到恶性的肿瘤性病变谱系，其形态是复杂多样化的。Rakha 等学者在 2021 年提出了进一步分类的标准，建议分为良性 AME、非典型性 AME 和恶性 AME（注：本书笔者提出，为了容易与临床医生沟通并与患者解释，"非典型性 AME"是否可以用"交界性 AME"这一名称替代？我们业内可以讨论）。基于组织学特征，恶性 AME 又被更进一步分为原位 AME、浸润性 AME 和伴有浸润性癌的 AME 三种类型 / 变体，这对于该类肿瘤的精准诊断、估测预后和决定临床处理方案是非常重要。

2. 1991 年，Tavassoli 等学者根据肿瘤的生长方式或细胞类型描述了 AME 的 3 种组织学亚型：小管型、梭形细胞型和分叶型。此后又有学者和 WHO 2012 版乳腺肿瘤分类进一步将 AME 分为乳头状型、小管型、分叶型、实体型、混合型。2017 年我国陈卉娇等学者依据文献和诊断病例回顾，提出 AME 可以按照肿瘤结构模式分为乳头状瘤型、腺病型、实体分叶型和混合型，其肌上皮成分包括多角／多边形细胞和梭形细胞两种形态。2019 版乳腺肿瘤分类描述 AME 表现出各种结构模式，归纳为分叶状（结节状）、乳头状和小管状，在同一病例中经常混合存在。在实际工作中，我们确实看到在同一个肿瘤中这些模式常出现混合重叠现象，完全分开比较困难，而且也没必要，也不是必须把这些结构模式／亚型在诊断报告中注明，关键是病理医生要知晓 AME 存在这些形态表现，以便与其他病变鉴别。

3. 腺上皮和肌上皮构成的经典型良性腺肌上皮瘤相对比较易识别，近年来病理同道们也已积累了很多诊断经验。但由于腺肌上皮肿瘤常常是多变的、具有特殊的令人迷惑的形态学改变，尤其肿瘤处于交界性／是否恶变时，决定诊断常面临困难，需要观察和综合一组形态学指标主要如：①细胞过度生长；②侵袭性；③异型性；④核分裂象；⑤坏死。目前，恶性 AME 的核分裂标准尚未统一，Tavassol 等学者（2009年）提出将核分裂象＞ 3/10 HPF 作为恶性 AME 的诊断标准之一，此后陆续有学者提出更新的标准。例如，2021 年 Rakha 等学者将核分裂象（3 ～ 10）/10 HPF 归类为非典型 AME，核分裂象＞ 10/10 HPF 才归入恶性 AME。2019 版 WHO 乳腺肿瘤分类提到，经典的 AME 很难直接通过核分裂活性和恶性 AME 区分。本书笔者根据经验认为，有的 AME 病例用高倍镜观察，5 个核分裂象 /10 HPF 的区域并不是很难见到，因此必须结合其他特征，除非有明确的恶变／恶性形态学改变，否则还只是适合给一个交界性肿瘤的诊断。2017 年陈卉娇等学者的文章主张对腺肌上皮瘤中出现的导管上皮不典型增生和导管原位癌，按传统的导管上皮增生判读标准进行诊断较为合适，此时（如低级别导管原位癌）不一定依赖细胞异型性和核分裂象计数。因此，针对腺肌上皮瘤中的肌上皮才按上述恶变的那几个标准判定。不过，在实际诊断工作中，有时镜下见细胞很拥挤呈实性时，到底是腺上皮还是肌上皮异型／恶变，或腺上皮肌上皮均有之，并不太好区分，即使借助于免疫组化对照也很困难，因为免疫组化表达可有交叉、细胞形态有重叠，肌上皮细胞和腺上皮细胞之间的区别和分界不那么清晰明显。所以，如果是管腔内腺上皮细胞和结构能分辨清楚的（如筛状结构、乳头状结构等），可以按导管内增生性病变来诊断癌变，如果是腺上皮和肌上皮成分混杂在一起辨别困难时，也不一定有必要勉强分开，还是综合目标病变区域整体的上述①至⑤这 5 个方面形态学改变，再结合免疫组化等结果进行病理诊断，也可以基本解决临床问题了。

4. 一般情况下，免疫组化染色显示腺上皮细胞呈低分子量角蛋白 CK8/18、

CK7 和 EMA 等阳性，主要为强着色，高分子量 CK5/6、CK14、34βE12 则表达较弱 / 弱，腺上皮伴鳞化时和基底样细胞 CK5/6 和 p63 等可呈强阳性。高分子量细胞角蛋白在 AME 也可能表现出一种独特的矛盾染色模式，即内层上皮细胞呈弥漫性阳性，外层肌上皮细胞呈阴性。肌上皮细胞的免疫表型倾向于多变的和无法预测变化的模式。肌上皮细胞标志物包括 SMHC、SMA、Calponin、CK5/6、CK14、p63、CD10、SOX10、S-100 等。S-100 的表达强度差别较大，或者极弱或者强着色，例如梭形的肌上皮细胞常显示 S-100 强阳性染色。本病例的肌上皮成分有 CK7、CK8/18、E-cadherin 的表达，但弱 / 明显弱于腺管状结构，有 SMHC 的表达，但弱于 S-100，这些可能是反映了该例肿瘤肌上皮分化的变异性、多样性，或者是具有腺上皮分化表型（称之为与细胞类型形态不一致的异常表达），还有待于探讨。现已知 AME 有 ER、PR 阳性和阴性两大类，ER 和（或）PR 的阳性过去被认为通常是在腺上皮成分中表达，但有文献报告以及本书笔者均见到，ER 仅在肌上皮表达或是在腺上皮肌上皮都有表达。ER 和 PR 阴性的 AME，常与核多形性、核分裂象增加和 ki67 指数升高等恶性特征显著相关。Rakha 等学者认为肌上皮中 ki67 指数 > 10% 支持非典型 AME 的诊断。在恶性、复发、转移病例中 ki67 常有明显增高。学者 Haque 等（2020 年）分析了 110 例 AME 病例，约 55% 的病例 ER 阴性，只有 1 例 HER2 阳性表达。学者 Alqudaihi 等（2022 年）研究来自单一机构的恶性 AME 病例 11 例，做了 ER、PR、HER2 检测的病例中，5 例（45.5%）为三阴性。我国学者也有多篇关于 AME 的个例 / 小样本组报告，大多是 ER、PR 阴性病例。例如，2016 年学者郁敏等人总结了 5 例 AME 病例，ER 和 PR 均阴性，其中 2 例为肌上皮成分恶性变；2022 年学者胡敏等人报道了 2 例恶性 AME，其中 1 例 ER、PR 阴性，ki67 指数约 30%，HER2 为（2+），FISH 显示 HER2 基因扩增，另 1 例 ER、PR 和 HER2 阴性，良性区域 ki67 阳性约 5%，非典型结节状区域及恶性浸润性区域 ki67 阳性 15% ~ 30%。

5. 已有研究发现 AME 的遗传驱动因素因 ER 状态的不同而异。*PIK3CA* 热点突变在 ER 阳性和阴性的病例中均可出现（> 50%）。ER 阳性 AME 经常携带影响 *PIK3CA* 或 *AKT1* 的突变，*AKT1* 热点突变可能仅限于 ER 阳性病例，而高频率出现的（> 60%）*HRAS* p.Gln61 热点突变却可能仅限于 ER 阴性的病例。*PIK3CA* 和 *HRAS* p.Gln61 热点突变在恶性 AME 中均可被发现，且 *HRAS* p.Gln61 突变与 ER 阴性的非典型 AME 相关。在 ER 阴性乳腺癌中通常出现的 *TP53* 突变在恶性 AME 中没有发现，而 *MAPK* 通路的 *HRAS Q61R* 热点突变会导致 *TP53* 野生型 ER 阴性的腺上皮获得致癌特性和异常肌上皮样表型分化，并激活 *PI3K-AKT* 和 *MAPK* 信号通路，由此提示这可能是 ER 阴性 AME 的驱动因素。另外的研究还发现，虽然 AME 和腺样囊性癌都可以表达 Myb 蛋白，但在腺样囊性癌中常见的 *MYB* 基因重排在 AME 中并没有检出。其他研究人员进一步探究和报道了 *TERT* 基因的热点突变、*CDKN2A*（*p16INK4a*）的纯合性缺失、*MYC* 基因的扩增，提示都可能参与了 AME 的恶性转化。

6. 尽管 AME 缺乏系统的治疗指南，但目前的证据表明，大多数经典型 AME 呈良性临床过程，完整手术切除可治愈，只有少数报告出现局部复发。伴有腺肌上皮腺病模式的 AME 通常范围广泛，复发相对更多一些。近年来观察到的病例复发率低很可能与早期诊断、病变较小和阴性切缘的全面评估有关。经典型 AME 复发后可能表现出非典型或恶性特征，具有更高的进展性生物学行为的可能性。需要注意的是，已有个例报告经典型 AME 出现远处转移，说明转移潜能不仅仅限于非典型 AME 和恶性 AME，并推测初始诊断为经典型 AME 时，也很可能有未被观察到 / 未被认识到的异型成分和异常的核分裂活性。恶性 AME 据文献报告有 16% ~ 32% 会涉及肺、脑、骨、甲状腺、肝脏转移，也有转移到淋巴结的报告。出现转移的病例似乎仅限于＞ 2 cm 的肿瘤，从就诊到远处转移的时间 3 周至 12 年。已发表的文献建议对 AME 伴小且很局限 / 早期原位恶变的病例，采取完整的局部广泛切除即可，对恶性 AME 和有明显恶变成分的 AME 应按照标准乳腺癌方案进行管理。目前虽尚无辅助治疗能被证明对恶性 AME 有效，但还是推荐做术后辅助化疗。现在已有一些针对治疗靶点的基础转化临床研究，例如以 *HRAS* 突变作为靶点的 MEK 抑制剂，有望成为治疗恶性 AME 的一个重要新途径。

（牛　昀）

参考文献

[1]WHO Classification of Tumours Editorial Board.WHO classification of tumours. Breast tumours.5th edn[M].Lyon：IARC Press，2019.

[2]WHO Classification of Tumours Editorial Board.WHO classification of tumours. Breast tumours.4th edn[M].Lyon：IARC Press，2012.

[3]Rakha E，Tan PH，Ellis I，et al.Adenomyoepithelioma of the breast：A proposal for classification[J].Histopathology，2021，79（4）：465-479.

[4] 王璐，王聪.乳腺腺肌上皮瘤的研究进展 [J].中华乳腺病杂志（电子版），2023，17（2）：107-110.

[5] 陈卉娇，卫亚妮，景秋洋，等.乳腺含有浸润性癌的恶性实体分叶型腺肌上皮瘤 [J].临床与实验病理学杂志，2017，33（3）：303-306.

[6] Tavassoli FA, Eusebi V.Tumors of the mammary gland(AFIP atlas of tumor pathology：Series 4)[M].Washington DC：American Regist Pathol，2009：249 -261.

[7] Foschini MP, Morandi L, Asioli S, et al.The morphological spectrum of salivary gland type tumours of the breast[J].Pathology，2017，49（2）：215-227.

[8] Moro K, Sakata E, Nakahara A, et al.Malignant adenomyoepithelioma of the breast[J].Surg Case Rep，2020，6（1）：118.

[9] Wiens N, Hoffman DI, Huang CY, et al.Clinical characteristics and outcomes of benign, atypical, and malignant breast adenomyoepithelioma：A single institution's experience[J].Am J Surg，2020，219（4）：651-654.

[10] Moritani S, Ichihara S, Yatabe Y, et al.Immunohistochemical expression of myoepithelial markers in adenomyoepithelioma of the breast：A unique paradoxical staining pattern of high-molecular weight cytokeratins[J].Virchows Arch，2015，466（2）：191-198.

[11] Papazian M, Kalantzis I, Galanopoulos G, et al.Malignant myoepithelioma of the breast:A case report and review of the literature[J].Mol Clin Oncol,2016,4（5）：723-727.

[12] Liang YF, Zeng JC, Ruan JB, et al.Malignant myoepithelioma of the breast：A case report and review of literature[J].Int J Clin Exp Pathol，2014，7（5）：2654-2657.

[13] Rakha EA, Badve S, Eusebi V, et al.Breast lesions of uncertain malignant nature and limited metastatic potential：Proposals to improve their recognition and clinical management[J].Histopathology，2016，68（1）：45-56.

[14] Haque W, Verma V, Suzanne Klimberg V, et al.Clinical presentation, national practice patterns, and outcomes of breast adenomyoepithelioma[J].Breast J，2020，26（4）：653-660.

[15] Alqudaihi HMA, Lee SB, Son BH, et al.Clinicopathological characteristics and outcomes of malignant adenomyoepithelioma of the breast：A single institution's experience[J].World J Surg Oncol，2022，20（1）：128.

[16] 郁敏，李小强，李英凤，等.乳腺腺肌上皮瘤 5 例并临床病理分析 [J].临床与实验病理学杂志，2016，32（9）：1044-1046.

[17] 胡敏，岳君秋，郭芳，等.乳腺恶性腺肌上皮瘤 2 例 [J].中华病理学杂志，2022，51（9）：890-892.

[18] 赫淑倩，成玉霞，可雪璇，等．乳腺恶性腺肌上皮瘤1例 [J]. 临床与实验病理学杂志，2023，39（8）：1019-1020.

[19] Lubin D, Toorens E, Zhang PJ, et al. Adenomyoepitheliomas of the breast frequently harbor recurrent hotspot mutations in PIK3-AKT pathway-related genes and a subset show genetic similarity to salivary gland epithelial-myoepithelial carcinoma[J]. Am J Surg Pathol, 2019, 43（7）：1005-1013.

[20] Baraban E, Zhang PJ, Jaffer S, et al. MYB rearrangement and immunohistochemical expression in adenomyoepithelioma of the breast：A comparison with adenoid cystic carcinoma[J]. Histopathology, 2018, 73（6）：897-903.

[21] Febres-Aldana CA, Mejia-Mejia O, Krishnamurthy K, et al. Malignant transformation in a breast adenomyoepithelioma caused by amplification of c-MYC：A common pathway to cancer in a rare entity[J]. J Breast Cancer, 2020, 23（1）：93-99.

[22] Felipe C. Geyer, Kathleen A. Burke, Anqi Li, et al. Massively parallel sequencing analysis of breast adenomyoepitheliomas reveals the heterogeneity of the disease and identifies a subset driven by HRAS hotspot mutations[J]. Cancer Res, 2017, 77（13 Suppl）：3379-3379.

[23] Pareja F, Toss MS, Geyer FC, et al. Immunohistochemical assessment of HRAS Q61R mutations in breast adenomyoepitheliomas[J]. Histopathology, 2020, 76（6）：865-874.

[24] Watanabe S, Otani T, Iwasa T, et al. A case of metastatic malignant breast adenomyoepithelioma with a codon-61 mutation of HRAS[J]. Clin Breast Cancer, 2019, 19（5）：e589-e592.

[25] Lee S, Oh SY, Kim SH, et al. Malignant adenomyoepithelioma of the breast and responsiveness to Eribulin[J]. J Breast Cancer, 2015, 18（4）：400-403.

[26] Bièche I, Coussy F, El-Botty R, et al. HRAS is a therapeutic target in malignant chemo-resistant adenomyoepithelioma of the breast[J]. J Hematol Oncol, 2021, 14（1）：143.

[27] Yuan Z, Qu X, Zhang ZT, er al. Lessons from managing the breast malignant adenomyoepithelioma and the discussion on treatment strategy[J]. World J Oncol, 2017, 8（4）：126-131.

病例 26　乳头状样的脉管肿瘤

一、病历摘要

患者女性，35 岁，主因左乳腺肿物 1 年来院就诊。临床查体：左乳腺上方距乳头 3 cm 处肿物大小 10.0 cm×6.5 cm，质地硬，边界不清，活动差，轻压痛，皮肤 3 cm×2 cm 区域青紫、按压有波动感，左腋下可及 3 cm×2 cm 结节。超声检查：左乳腺囊实性肿物大小 9.7 cm×3.1 cm×6.5 cm，部分不规则，边界欠清，内部以液性成分为主，左腋下低回声肿物大小 3.3 cm×1.8 cm×1.3 cm，考虑淋巴管瘤术后复发；钼靶检查：左乳腺外上 11.8 cm×7.2 cm 范围形态不规则，边界欠清，MLO 位上方局限致密、与皮肤关系密切，结合病史考虑淋巴管瘤。行左全乳＋低腋窝清扫术。术中送检的左腋下淋巴结冰冻检查未见明确肿瘤组织 0/2。

查询病史，本次手术前 2 年 8 个月曾主因左乳腺增厚 4 个月，行区段切除手术，术后病理：弥漫性淋巴管瘤，呈浸润性生长，生物学行为属于低度恶性［免疫组化：D2-40（＋），CD34（＋），CD31（－）；Ⅷ因子（－）；SMA（－）；CK（－）；ki67 约 15%（＋）］。

二、病理学所见

大体：左乳腺全乳＋低腋窝清扫标本 18.0 cm×15.0 cm×2.5 cm，皮瓣 7.5 cm×7.0 cm，皮肤表面呈暗紫色区域范围约 2 cm×2 cm，乳头未见明显异常，内上 11 点至外下 5 点乳头旁可见 7 cm 切口，深面及周围组织呈暗棕色，质地软韧不均；腋淋巴结直径 0.4～3.0 cm。另送检左乳腺肿物表面皮肤标本大小 4.2 cm×3.0 cm×0.5 cm、4.3 cm×3.5 cm×0.5 cm，左乳腺房后间隙结节大小 0.5 cm×0.5 cm×0.3 cm。

镜下：左乳腺镜下见病变广泛，多张切片可见肿瘤组织。肿瘤组织弥漫，多呈不规则相互沟通的隧道状、裂隙状、相连成网状，在乳腺小叶中穿插，破坏冲散小叶内腺泡和末梢导管；并累及纤维化胶原化间质（把胶原切割成小碎块状）、累及脂肪组织；隧道状、裂隙状、网状腔隙内多见红细胞，可见血湖背景，并可见淋巴细胞和少量浆细胞浸润的背景；肿瘤细胞多排列成细碎的乳头状异型结构，还有呈"鞋钉"状，细胞增大核深染，染色质颗粒粗，有的可见核仁，核分裂较易见。少部分相对实性区细胞异型更明显，少数细胞略呈梭形，核大异型，可见有数个核的细胞，核仁明显，核分裂易见，可见单细胞坏死，也可见血湖背景。肿瘤组织累及深面骨骼肌和表面皮肤真皮层。左腋下多枚淋巴结内见肿瘤组织。

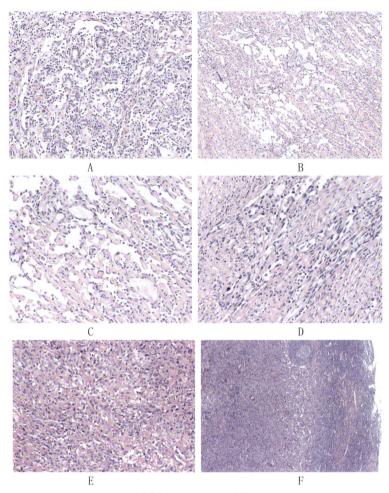

病例 26 图 1　HE 染色

注：A. 显示不规则肿瘤组织在小叶内穿插（小叶被冲散），HE 染色 ×10；B. 显示肿瘤组织不规则相互沟通的隧道状、裂隙状结构，肿瘤细胞排列成细碎的乳头状异型结构，HE 染色 ×8；C. 显示肿瘤细胞排列成乳头状异型结构（图 B 的局灶高倍镜下病理图），HE 染色 ×20；D. 显示肿瘤组织相对实性区细胞略呈梭形、异型明显，HE 染色 ×20；E. 显示肿瘤组织另一相对实性区细胞异型明显，HE 染色 ×10；F. 显示淋巴结内转移性肿瘤组织，形态同乳腺的肿瘤组织，HE 染色 ×4。

免疫组化染色显示：

左乳肿瘤组织：CK8/18（－）；CK（－）；CD31（＋）；CD34（＋）；D2-40（＋）；Ⅷ因子（±）；Vimentin（＋）；ki67 约 50%（＋）。

左腋下淋巴结内肿瘤组织：CK（－）；CK8/18（－）；CK5/6（－）；CD31（＋）；CD34 强（＋）；D2-40 弱（＋）；Vimentin（＋）；ki67 约 75%（＋）。

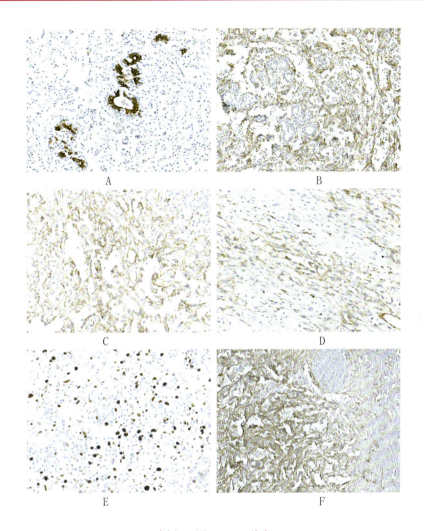

病例 26 图 2　IHC 染色

注：A. 显示 CK8/18（−）的不规则肿瘤组织在小叶内穿插，残存的小叶小导管 CK8/18（+），IHC 染色 ×10；B. 显示 CD31（+）的肿瘤组织不规则乳头状结构在小叶内穿插，小叶导管 CD31（−）；IHC 染色 ×10；C. 显示肿瘤组织乳头状异型结构 CD31（+），IHC 染色 ×20；D. 显示肿瘤组织相对实性区梭形细胞 CD31（+），IHC 染色 ×20；E. 显示肿瘤组织乳头状异型区细胞 ki67 指数增高，IHC 染色 ×20；F. 显示淋巴结内转移性肿瘤组织 CD31（+），IHC 染色 ×8。

三、诊断及鉴别诊断

1. 诊断　左乳腺中上、乳晕区至外下见脉管肉瘤（含血管肉瘤、淋巴管肉瘤成分），高级别，累及深面骨骼肌，累及表面皮肤真皮层、累及乳头深面。区域淋巴结：腋下（冰对组织）深切后见 1/2，腋下 8/15 伴结外软组织（+），为转移性脉管肉瘤组织；乳房后间隙 0/1。

2. 鉴别诊断　需要与本病相鉴别的疾病包括棘层松解型化生性鳞癌、其他特殊型乳腺浸润性癌（如浸润性乳头状癌、梭形细胞癌）、其他软组织肉瘤、脉管瘤病（弥漫性脉管瘤）、乳头状血管内皮增生（血管内乳头状内皮细胞增生／血管内乳头状血管内皮细胞瘤）、不典型血管病变、乳头状瘤等。

四、病例讨论

1. 对于原发性乳腺血管肉瘤（primary breast angiosarcoma, PBA），几乎所有的文献都叙述为是一种非常少见的肉瘤，仅占所有乳腺恶性肿瘤的 0.04% ～ 0.05%，检索近 10 年的文献，报告该肿瘤的文章篇数很多，但多为个案报告。原发性乳腺血管肉瘤诊断时的年龄大多数是 30 ～ 45 岁的女性，各个学者的报告不完全一样。WHO 2019 版乳腺肿瘤分类：中位年龄为 40 岁，学者 Kim 等人（2022 年）一组 15 例的报告：平均年龄 33 岁（范围为 14 ～ 63 岁）；但也有绝经期后的甚至 75 岁、80 岁的老年个例报告（killoran 等学者 2023 年、Vohra 等学者 2023 年），也有 17 岁年轻女性（我国 Meng 等学者 2022 年、He 等学者 2023 年）和青春期早期女孩的个例报告（Lee 等学者 2023 年）。多数病例病程较短、进展较迅速，有一个快速生长的无触痛的乳腺肿块，或肿块不明显而是乳房弥漫性肿胀呈不对称状。动态增强的 MRI 检查显示出典型的恶性增强特征，此时有经验的影像学医生会提示给临床有脉管肿瘤的可能。该类肿瘤最初的病理诊断多是困难的，因为在大多数个案病例中先经历了粗针穿刺活检作为首选方式，这对病理医生是一个比较大的挑战。有时会因穿刺组织中病变过少或分化很好或伴炎细胞浸润的"遮盖"等而被忽略。当常规 HE 染色阅片形态学提示脉管肿瘤的可能性时，需做免疫组化染色进行标记和鉴别诊断，结合影像检查、临床情况，综合各种组织学线索和多学科讨论，才可做出诊断。对于一些仍然困难的病例，应采取切检＋常规 HE 染色＋免疫组化＋回到影像和临床这样的路径以确认诊断。我们病理同道们也多会面临另一种困难，即术前未做穿刺活检、影像学检查不完善，却直接做术中冰冻的情况，这是比穿刺活检更大的挑战，尤其是遇到分化差的、上皮样的血管肉瘤，冰冻片中与癌很难辨别，所以应当提高警惕。

2. 高级别低分化／上皮样血管肉瘤需要与高级别分化差的癌进行鉴别，但只要想得到，在石蜡切片检测一组免疫组化指标基本就可以鉴别出来。而更为关键的鉴别难点问题是低级别高分化血管肉瘤和血管瘤病（又称弥漫性血管瘤）的鉴别。血管瘤病可形成大的肿块，病变通常可完全位于乳腺实质内，大体表现为囊性，呈红色、暗红色，也有黄褐色、淡黄色（含淋巴管成分多时），海绵状、广泛的病变类似于血管肉瘤，镜下可见不同大小管径的、一定程度吻合的血管间隙在乳腺实质内弥漫性生长，边界不清呈浸润性，可延伸到被覆皮肤或深面的胸肌。但血管瘤病的血管分布均匀，内衬内皮细胞扁平、不明显，无异型性或核分裂，胞核温和、无深染，未见内皮细胞乳头状、簇状排列，未见血湖或坏死。内皮细胞 ki67 增殖指数低（常＜ 2%）。低级别高分化血管肉瘤可呈吻合性不规则成角的血管腔隙 / 通道浸润性生长，内皮细胞有一定程度的异型性，胞核深染。ki67 增殖指数＞ 20%。两者最重要的鉴别点是血管瘤病的病变，在终末导管小叶单位之间及小叶周围的乳腺间质内生长，未进入小叶和未破坏小叶结构，而低级别高分化血管肉瘤的病变穿插进入乳腺小叶内并使小叶扩大、结构破坏，脂肪也可能被浸润。关于这种难点问题病理医生要加强与临床医生的沟通，促使及时的临床处理和加强随诊。

3. 血管肉瘤表达内皮免疫组化标志物，对于血管肉瘤具有特异性的是 CD31 呈较强的膜染色和 ERG 呈较强的核表达，而 CD34、FLI1 和 D2-40 阳性着色是可变的。FLI1 是一种血管内皮标志物，有研究认为，敏感性、特异性优于 CD31、CD34，但由于它也可在其他多种肿瘤中表达，因此需要与 CD31 等一组指标联合使用。血管肉瘤特别是上皮样型，常或多或少表达上皮标志物如 CK、CK5/6、CK8/18、EMA 等，但 ER、PR、HER2 均为阴性，可有 Kit、Syn、CgA 和 CD30 的异常表达，大多数缺乏 Myc 蛋白的表达。在分子遗传学基础研究方面，已有学者在血管肉瘤中发现了与恶性肿瘤相关的几种种系突变，如 *KDR*（激酶插入结构域受体基因，其抗体又称血管内皮生长因子受体 2 即 VEGFR2）、*PIK3CA* 基因、纤维母细胞生长因子受体 4（*FGFR4*）和 *TP53* 的单核苷酸多态性，但在基因突变分析中发现缺乏共同的特征和突变。另外，有研究发现了血管肉瘤中免疫相关基因 CD68 分子、CD45 分子等的富集。有待于进一步研究和探索靶向治疗的途径。

4. 传统上，血管肉瘤的组织学分级使用的是 Rosen 三层分级系统，即高分化（低级别）、中分化（中级别）、低分化（高级别），但如果依据这个系统估测预后，会存在形态分级与预后不一致的问题，中级别也有预后相对较好的病例，也可遇到低级别的但仍有远处转移的病例。学者 Kuba 等人（2022 年）通过回顾性研究单机构 49 例原发性乳腺血管肉瘤病例的长期随访资料，重新评估组织学分级的影响。该研究纳入了 1994—2022 年诊断的 49 个病例，根据原有的形态学分级观察指标核分裂计数、实性成分的范围和坏死的程度，29% 的病例被分为低级别、20% 的病例被分为中级别、51% 的病例被分为高级别。中位随访时间 33 个月（相对长期），结果显示，22% 的病例发生局部复发，63% 发生远处转移，47% 死于该肿瘤。由于低级别和中级别血管肉瘤患者的预后相对相似，该研究进一步使用了 2 级系统即低级别（合并低级别和中级别的病例为一组）和高级别进行分析。通过靶向 DNA 二代测序发现，78% 的高级别病变检测到 *KDR* 突变，44% 的高级别病变出现 *PIK3CA* 突变。基于 2 级分级系统，高级别血管肉瘤的 5 年总生存率为 38%，而低级别血管肉瘤的 5 年总生存率为 74%，2 级分级系统是血管肉瘤特异性生存和总生存的独立预测指标。在预后较差的血管肉瘤中发现了单独的 *PIK3CA* 突变或合并 *KDR* 突变，因此测定 *PIK3CA* 和 *KDR* 突变可以更加客观地估测预后。因为前述 Kuba 等学者的病例组以及 Gutkin 等学者（2020 年）的 58 例大样本的病例组，其生存率比多篇个案报告汇总的生存率要高（一般个案均报告预后很差），故考虑精准诊断和恰当的治疗是对生存率有影响的重要因素。本书笔者建议要结合我国的实践经验和临床情况对预后进行评估。而恰当有效的估测预后，必须要在具备诊断分级准确、处理及时得当的前提下进行，使用原有的 3 级系统似乎相对更适合我们目前的临床实际，先不要急于跟进国外学者提出的分级标准的更改。我国的病例尚需进一步随访总结和基础研究。

5. 血管肉瘤是具有很强侵袭性的恶性肿瘤，但目前没有达成共识的标准的治疗循证指南。全乳切除术一直是主要的治疗方法。保守手术由于局部复发率高，效果不是很好，仅可考虑用于低级别的小肿瘤，但要达到阴性切缘（R0）。虽然有作者认为血管肉瘤的一线治疗是根治性手术，但多数作者认为由于淋巴结转移的发生率总体上较低，不需要常规进行腋窝淋巴结清扫，如有淋巴结受累的证据，再考虑进行腋窝淋巴结清扫。本病例多个淋巴结出现转移瘤，并经过免疫组化证实是脉管肉瘤的转移，这是非常罕见的。大部分病例在术后进行了辅助化疗，蒽环类药物和紫杉类药物为基础的治疗方案一直是软组织血管肉瘤的一线化疗方案。实际上，与三阴性乳腺癌辅助化疗的一线用药有相似之处。用阿霉素和异环磷酰胺联合化疗可以稍改善局部晚期或转移性血管肉瘤病例的无进展生存期和总生存期。还有 2 个个例报告，新辅助化疗分别联合抗血管生成治疗／阻断 β - 肾上腺素受体，对于局部晚期但级别低的病例可达完全缓解／部分缓解。也有研究结果显示，辅助放疗可以减少局部复发，对肿瘤＞ 5 cm 局部复发风险较高者有可能从辅助放疗中获益。目前对于血管肉瘤新辅助治疗、辅助化疗和放疗的作用尚未完全确认，尤其是新辅助化疗得以获益的报告尚更少，作为病理学科应在疗效评价和基础研究方面做进一步观察、探索和验证。

（牛　昀）

参考文献

[1]WHO Classification of Tumours Editorial Board.WHO classification of tumours. Breast tumours.5th edn[M].Lyon：IARC Press，2019.

[2]Kim YJ, Ryu JM, Lee SK, et al.Primary angiosarcoma of the breast：A single-center retrospective study in Korea[J].Curr Oncol, 2022, 29（5）：3272-3281.

[3]Zghal M, Triki M, Khanfir F, et al.Concomitant primary angiosarcoma and invasive carcinoma of the breast：A case report[J].Pan Afr Med J, 2022, 42：70.

[4]He Y, Qian L, Chen L, et al.Primary breast angiosarcoma：A case report[J].Front Surg, 2023, 9：966792.

[5]Li M, Yin K, Chen L, et al.Primary angiosarcoma of breast：A case report and literature review[J].Int J Surg Case Rep, 2023, 106：108219.

[6]Tang C, Zhan C, Qin Y, et al.Primary angiosarcoma of the breast：Two case reports and brief review of the literature[J].Radiol Case Rep, 2023, 18（5）：1671-1675.

[7]Yang Y, Dong Y, Wu J, et al.Primary angiosarcoma of the breast diagnosed on core needle biopsy：A diagnostic challenge[J].Int J Surg Pathol, 2024, 32（2）：368-373.

[8]Issar PMR, Dewangan M, et al.Primary angiosarcoma of the breast：A rare case report in postmenopausal women[J].Indian J Radiol Imaging, 2022, 32（4）：607-610.

[9]Killoran C, Dissanayake T.Primary breast angiosarcoma in a postmenopausal woman：A case report[J].Int J Surg Case Rep, 2023, 110：108700.

[10]Vohra LM, Jabeen D, Idrees R.Primary angiosarcoma of breast in an octogenarian woman：A case report with literature review[J].Int J Surg Case Rep, 2023, 107：108163.

[11]Meng T, Zhou Y, Ye MN, et al.Primary highly differentiated breast angiosarcoma in an adolescent girl[J].Eur Rev Med Pharmacol Sci, 2022, 26（4）：1299-1303.

[12]Lee C, Falkner N, Kamyab R, et al.Primary angiosarcoma of the breast in an early

adolescent female[J].BMJ Case Rep, 2023, 16 (3): e254283.

[13]WHO Classification of Tumours Editorial Board.WHO classification of tumours of soft tissue and bone.5th edn[M].Lyon: IARC Press, 2020.

[14]Ginter PS, McIntire PJ, Irshaid L, et al.Angiomatosis of the breast: A clinicopathological and immunophenotypical characterisation of seven cases[J].J Clin Pathol, 2019, 72 (9): 597-602.

[15]Mendoza R, Loukeris K.Primary epithelioid angiosarcoma of the breast: A rare and challenging biopsy diagnosis[J].Am J Case Rep, 2019 , 20: 437-440.

[16]Kuba MG, Dermawan JK, Xu B, et al.Histopathologic grading is of prognostic significance in primary angiosarcoma of breast: Proposal of a simplified 2-tier grading system[J].Am J Surg Pathol, 2023, 47 (3): 307-317.

[17]Matsunuma R, Sato S, Chan JY, et al.Enrichment of immune-related genes in aggressive primary breast angiosarcoma: A case report[J].Case Rep Oncol, 2023, J16 (1): 455-464.

[18]Teruyama F, Kuno A, Murata Y, et al.Mutational landscape of primary breast angiosarcoma with repeated resection and recurrence over a 15-year period: A case report[J].Pathol Int, 2022, 72 (9): 457-463.

[19]Young RJ, Natukunda A, Litière S, et al.First-line anthracycline-based chemotherapy for angiosarcoma and other soft tissue sarcoma subtypes: Pooled analysis of eleven European Organisation for Research and Treatment of Cancer Soft Tissue and Bone Sarcoma Group trials[J].Eur J Cancer, 2014, 50 (18): 3178-3186.

[20]Gutkin PM, Ganjoo KN, Lohman M, et al.Angiosarcoma of the breast: Management and outcomes[J].Am J Clin Oncol, 2020, 43 (11): 820-825.

[21]Cannella L, Perri F, Clemente O, et al.The complex management of the breast angiosarcoma: A retrospective study[J].Oncology, 2023, 101 (4): 234-239.

[22]Alvarado-Miranda A, Bacon-Fonseca L, Ulises Lara-Medina F, et al.Thalidomide combined with neoadjuvant chemotherapy in angiosarcoma of the breast with complete pathologic response: Case report and review of literature[J].Breast Care (Basel), 2013, 8 (1): 74-76.

[23]Luczynska E, Rudnicki W, Kargol J, et al.Primary bilateral angiosarcoma of the breast treated with neoadjuvant chemotherapy combined with propranolol[J].Breast J, 2021, 27 (10): 781-786.

病例 27 血管肉瘤样的化生性癌

一、病历摘要

患者女性,43岁,主因右乳腺肿物在外院就诊,行粗针穿刺活检。外院病理报告:结合免疫组化及形态学特征,符合化生性癌(考虑为低级别肿瘤)。在另一外院行右乳腺全乳切除加右腋淋巴结清扫术,术后病理考虑"恶性肿瘤,镜下见异型梭形细胞,核分裂象多见,见较多脉管、导管,腋下淋巴结未见病变(0/10),建议会诊。患者为进一步诊疗,前来会诊术后病理切片。

二、病理学所见

大体:全乳切除标本内见肿物,最大径约 4.5 cm,质硬,边界尚清。

镜下:低倍镜下整体观察,肿瘤似呈纤维性的间质背景中,布满梭形为主的细胞,部分细胞排列成乳头状/乳头状样、隧道样,形成很多大小不等以小为主、形状很不规则的腔隙,或像网状,部分细胞形成编织状、花斑状、束状排列的结构。高倍镜观察,这些腔隙或网状结构中散在少许组织细胞、浆细胞、退变的细胞碎屑,未见明显的红细胞,仅在其旁间质中见散在小、微血管。梭形为主的肿瘤细胞异型性从较明显到明显,细胞多为中等大小,胞质淡嗜酸,核大小不等,核仁清楚,部分区核分裂象易见。肿瘤中心局部区可见片状凝固性坏死。在乳头状/乳头状样结构中和梭形细胞背景中还可见散在少数不规则"小腺管"结构,被覆细胞多为单层,也可见多层,有的可见顶浆分泌,胞质嗜酸,细胞单一较小,但核质比增大,核染色质稍粗,核仁较明显。肿瘤组织边缘局灶累及其旁脂肪组织。肿瘤组织内可见灶性导管上皮不典型增生,并可见少许上皮增生的和正常的导管小叶。

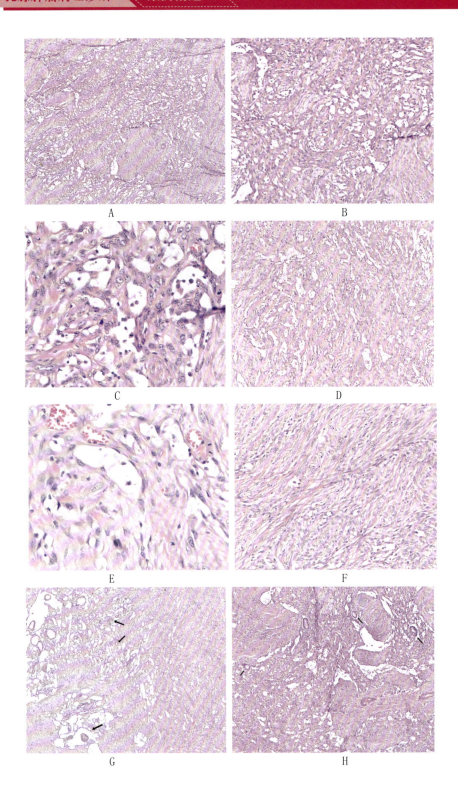

A

B

C

D

E

F

G

H

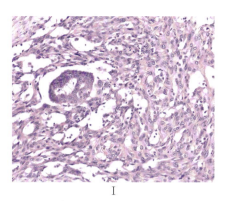

I

病例 27 图 1　HE 染色

注：A. 显示低倍镜下局部全景 – 乳头状为主的结构，HE 染色 ×4；B. 显示图 A 的局部放大中倍镜下乳头状结构和细胞形态，HE 染色 ×10；C. 显示图 A 乳头状区的局灶高倍镜下结构和细胞异型、可见核分裂，HE 染色 ×40；D. 显示另一视野乳头状腔隙状隧道样结构，HE 染色 ×8；E. 显示高倍镜下结构和细胞异型，其旁见间质内小血管可作对照，HE 染色 ×40；F. 显示梭形细胞束状编织状区和细胞形态，HE 染色 ×20；G. 显示乳头状腔隙状隧道样结构中散在多个小"腺管"（如图中箭头所示），HE 染色 ×4；H. 显示另一视野乳头状腔隙状隧道样结构和梭形细胞背景中数个小"腺管"（如图中箭头所示），HE 染色 ×4；I. 显示高倍镜下梭形细胞背景中可见小"腺管"结构和细胞形态，HE 染色 ×20。

免疫组化染色显示：

各种排列结构的梭形细胞为主的肿瘤成分：CK（+）；CK14（+）；34βE12（+）；p63（+）；p40（+）；Vimentin（+）；CD10 较弱（+）；SMHC 部分弱（+）；GATA3 多数（+）；Calponin（-）；S-100 散在少数细胞着色；CK8/18（-）；CD34（-）；CD31（-）；Desmin（-）；ER＜1%；PR＜1%；HER2 为（0）；ki67 约 40%（+）；热点约 50%；p53 约 40% 弱、中、强着色；CK5/6 约＞90%（+）；EGFR 约 90%（+）；AR＜1%。

散在少数小"腺管"结构：CK（+）；CK8/18 强（+）；GATA3（+）；CK5/6（-）；p40、p63、SMHC、Calponin、CD10、S-100 管周肌上皮（-）；ER 约 40%（+），弱、中、强着色；PR＜1%，偶见弱着色细胞；HER2 为（0）；ki67 约 2%（+）。

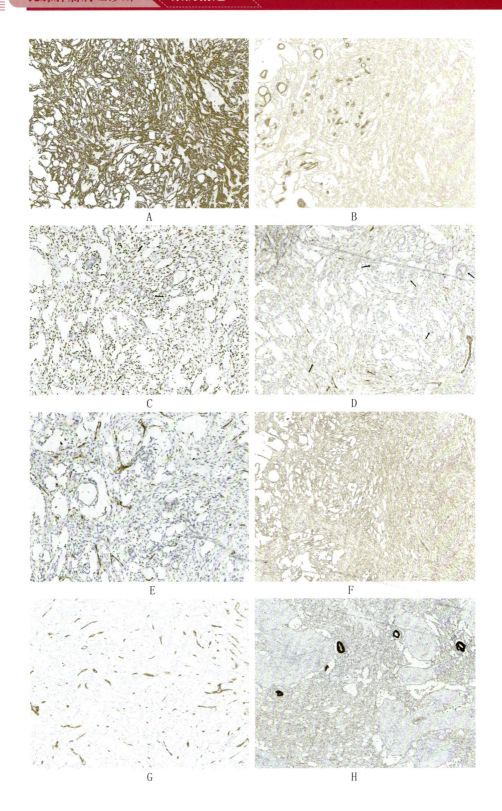

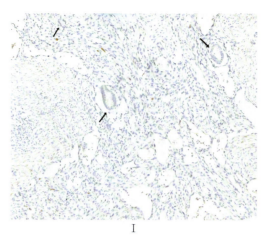

I

病例 27 图 2　IHC 染色

注：A. 显示乳头状腔隙状隧道样结构梭形肿瘤细胞 CK5/6 强（+），IHC 染色 ×4；B. 显示乳头状腔隙状隧道样结构肿瘤细胞 CK（+），比 CK5/6 着色明显弱，但可见散在多个小"腺管"相对强着色，IHC 染色 ×2；C. 显示乳头状腔隙状隧道样结构肿瘤细胞 p63（+），但散在小"腺管"肌上皮（-）（如图中箭头所示），IHC 染色 ×8；D. 显示乳头状腔隙状隧道样结构肿瘤细胞 SMHC 部分弱着色，散在小"腺管"肌上皮（-）（如图中箭头所示），（有内对照），IHC 染色 ×8；E. 显示乳头状腔隙状隧道样结构肿瘤细胞 CD31（-）；多个小微血管（+）作为内对照，IHC 染色 ×8；F. 显示乳头状腔隙状隧道样结构肿瘤细胞 Vimentin（+），IHC 染色 ×4；G. 显示另一区域梭形束状编织状结构肿瘤细胞 CD34（-）；多个小微血管（+）作为内对照，IHC 染色 ×4；H. 显示另一区域乳头状腔隙状隧道样结构中数个小"腺管"CK8/18 强（+），IHC 染色 ×4；I. 显示与图 H 同一区域（局部稍放大）乳头状腔隙状隧道样结构中数个小"腺管"肌上皮 Calponin（-）（如图中箭头所示），IHC 染色 ×10。

三、诊断及鉴别诊断

1. 诊断　右乳腺恶性肿瘤，形态学结合免疫组化染色结果为化生性癌——棘层松解型鳞癌伴部分梭形细胞鳞癌及伴呈间叶分化成分，并见伴散在少许浸润性腺癌成分（主要呈腺管状，组织学 I 级及 I～II 级）；右腋下淋巴结未见明确癌组织 0/10。

2. 鉴别诊断　需要与本病相鉴别的疾病包括脉管肉瘤、恶性叶状肿瘤、乳头状肿瘤、分泌型癌、浸润性导管癌、其他间叶组织恶性肿瘤、转移性肿瘤等。

四、病例讨论

1. 乳腺化生性癌中纯的鳞状细胞癌相对少见，文献中描述为占 < 0.1% 的原发性浸润性乳腺癌，其中棘层松解型就更为少见了。棘层松解型于 1947 年首次被定义，为鳞状细胞癌的一种特定的和罕见变异型。由于棘层松解型的肿瘤细胞明

显丧失黏附性，细胞变性变形，形成相互吻合样的不规则假血管样或假乳头假腺样形态构象，很容易被误诊断为血管肉瘤。实际上，这些不规则"腔隙"样／"隧道"样的"壁"衬覆的是变形的鳞状上皮，内容物是少许坏死碎屑和角化物。而梭形细胞型常可由分化低的和未分化的鳞癌细胞构成或转化为梭形细胞，也可以由梭形的肌上皮癌成分形成，两者处于梭形细胞癌谱系的两端，有可能被误诊断为软组织肉瘤／恶性叶状肿瘤。梭形细胞型的癌是一种少见的亚型，有文献报告，在乳腺癌中占不到 0.5%，虽然本质上是癌，但其生物学行为与肉瘤接近，细胞异型性明显，易见核分裂象和病理性核分裂象，与非特殊型浸润性癌相比，淋巴结转移发生率较低（6% ~ 9%），但常出现远处脏器转移。具有间叶分化的化生性癌可由异源性间充质分化成分（如软骨样／骨样分化和软骨样／骨样基质、横纹肌，甚至神经胶质细胞分化）伴癌的成分，间叶成分分化可尚好，也可以很差，需要和相应的软组织肉瘤等进行鉴别。可检索出部分相关的中外文文献病例报告，列于本病例的参考文献处便于读者查阅，此处未做更多具体描述。

2. 化生性癌可以是纯的只有一种化生成分的单相性肿瘤，也可以是两个或两个以上成分的双相／多相的，可以都是化生成分，也可以化生成分和非特殊型（最常见的是浸润性导管癌）／特殊类型腺癌成分占不同比例混合存在。本病例即为多种成分／分化成分的混合，既有鳞状化生的棘层松解型成分又有梭形细胞型成分，并具有一些呈间叶分化的特性，并伴有散在少许低级别及低~较低级别的浸润性腺癌成分（其中部分细胞 ER 阳性表达）。在充分取材镜下观察的基础上，病理医生把肿瘤不同的组织学成分报告出来，一方面反映了该肿瘤出现多方向分化，提示可能属于难治性肿瘤；另一方面反映了该肿瘤中分化较差成分的瘤负荷情况，以便临床更为针对性的治疗。

3. 关于化生性癌不同亚型［也有主张用"模式（pattern）"一词］免疫组化染色的常见表达情况。棘层松解型：CK、p40 阳性，EGFR 约 85% 的病例阳性，CK5/6 约 75% 的病例阳性，p63 约 70% 的病例阳性，ki67 高增殖指数，p53 高表达，E-cadherin 表达降低；CEA、EMA、CD31、CD34、D2-40、Ⅷ因子阴性；ER、PR 常为阴性，HER2 约 93% 的病例阴性［偶有报告病例 HER2 为（3+）］；Vimentin 可阳性；梭形细胞型：CK 大部分阳性，Vimentin 常阳性，CK8/18 可阳性但减弱，CK5/6 部分阳性，EGFR 多数阳性，ki67 高增殖指数，p53 部分病例高表达；ER、PR、HER2 阴性；伴间叶分化型：CK 可阳性但减弱，Vimentin 常阳性，S-100 常阳性，CK5/6、CK14、EGFR、p63 部分阳性；ki67 高增殖指数，p53 常高表达；ER、PR、HER2 阴性；组化特染：如有软骨粘液样基质，AB-PAS 染色可显示。另外，低 / 较低级别非特殊型浸润性导管癌一般情况下 CK8/18 强阳性，CK、ER 阳性，PR 阳性 / 阴性，ki67 低增殖指数；CK5/6、p63、HER2 阴性。

4. 排除来自其他部位的转移性肿瘤最直接的证据是有原位癌成分，可省去很多工作，但是大多数情况下化生性癌的特性之一是找不到原位癌成分。此时临床提供病史对鉴别诊断有重要的提示作用，也需借助免疫组化指标检测辅助诊断。在这一方面，相关的免疫组化指标已不断补充和更新。例如，我国学者姚敏等人个案报告（2020 年）显示，在乳腺梭形细胞化生性癌和其远处转移癌中，GATA3 呈弥漫强阳性表达；在学者 Jin 等人（2021 年）的文章中，对另一组梭形细胞病变的检测显示，GATA3 在乳腺化生性梭形细胞癌中的表达明显增高为 88.9%，敏感性和特异性分别为 84.2% 和 97.3%，因此 GATA3 在当时被认为是鉴别乳腺化生性梭形细胞癌最特异、最敏感的标志物。进而，学者 Parkinson 等人（2022）的研究结果显示，TRPS1 在乳腺癌中高表达，TRPS1 在化生性癌病例中表达率可达 91%，显著高于 GATA3（55.2%）。同年，Yoon 等学者（2022 年）报道，TRPS1 和 GATA3 差异表达在间叶（软骨 / 间充质）分化亚型中最为突出，为 100%：36.4%，其次是在梭形细胞亚型中差异表达为 66.7%：44.4%。也是在 2022 年，我国学者 Du 等人研究结果显示，基质谷氨酸蛋白（matrix gla protein，MGP）为一种新发现的支持乳腺起源的敏感可靠的免疫组化标志物，在所有乳腺癌类型中具有很高的敏感性，可达 87.3% ～ 91.2%，与 TRPS1 相当，在 HER2 过表达和三阴性型中远高于 GATA3。在一组化生性三阴性乳腺癌中 TRPS1 阳性率最高为 97.9%，其次是 MGP 为 88.6%，而 GATA3 阳性率仅为 47.1%，在 GATA3 和 TRPS1 均阴性的病例中仍可检测到 MGP 表达，故 MGP、TRPS1、GATA3 联合使用相互补充，在临床上可作为确定乳腺起源的可靠诊断指标。从以上可见，由于化生性癌组织学的重叠性、形态变异模式的重叠性和免疫组化表达的重叠性，以及每个学者研究角度和样本组的不同，都可能导致具体指标数据不够相同，但各个研究结果的总体是趋于一致的。也由于一些指标在化生性癌中会降表达，或者在不同亚组模式不同形态成分中表达有变化，正说明了这类肿瘤的复杂性，所以常需要结合形态学表现选择使用证实和排除的一组组合指标，在诊断和鉴别乳腺源性肿瘤排除转移瘤中有重要作用。

5. 在化生性癌中，高级别梭形细胞癌、鳞状细胞癌、高级别腺鳞癌预后最差，其中棘层松解型相对更差，而伴间叶分化癌的预后情况文献报告各有不同，或与上述相比，预后相对稍好，或预后也很差。含有较多形态成分的混合化生性癌总是与较差的预后相关。WHO乳腺肿瘤2019版分类总结了一些学者的研究结果显示，乳腺化生性癌对常规辅助化疗有较低的应答率/易出现耐药，化疗后的临床效果比其他的三阴性乳腺癌差。虽有学者提出，HER2阳性的化生性癌可能与较好的预后相关，但本书笔者认为，因化生性癌中HER2过表达的这类病例过少，还应进一步积累病例观察总结。学者Cong等人报告（2023年）1例罕见的HER2是（3+）的棘层松解型化生性鳞癌，新辅助化疗＋靶向治疗效果达CR和pCR，但学者管枫等人（2022年）的研究结果显示，癌组织中非特殊型浸润性癌成分经新辅助化疗和靶向治疗后全部退缩了，但癌组织中棘层松解型的成分则效果不好，新辅助治疗后残留的恰好是这种癌成分。另有学者Choi等人（2020年）报道了1例针对大面积高级别（局部晚期）的梭形细胞化生性癌，采用标准肉瘤新辅助治疗方案的有效案例。因Choi等学者考虑到对于这种很少见病理类型的治疗，过去是从其他类型的乳腺癌或化生性癌推论出来的，而且标准乳腺癌化疗方案对其总体效果较差，因此决定采用一种基于肉瘤的AIM方案（即多柔比星、异环磷酰胺和美司钠）进行治疗，取得了良好疗效，达到大于99%肿瘤组织坏死、切缘阴性的效果。随访2年无复发。从以上情况提示给我们病理医生，在送检和取样相对较充分的前提下，如有不同的类型、特殊亚型形态，要尽可能分别评价其常规指标（ER、PR、HER2、ki67）表达，把形态学和免疫组化表达的异质性体现在报告中，有助于临床综合考虑，以选择适当的治疗方案。

（牛　昀）

参考文献

[1]WHO Classification of Tumours Editorial Board.WHO classification of tumours. Breast tumours.5th edn[M].Lyon：IARC Press，2019.

[2]王晓杰，何立国，林怡，等.乳腺化生性棘层松解型鳞状细胞癌一例[J].中华病理学杂志，2020，49（5）：487-489.

[3]Anne N, Sulger E, Pallapothu R.Primary squamous cell carcinoma of the breast：A case report and review of the literature[J].J Surg Case Rep, 2019, 2019（6）：rjz182.

[4]Badge SA, Gangane NM, Shivkumar VB, et al.Primary squamous cell carcinoma of the breast[J].Int J Appl Basic Med Res, 2014, 4（1）：53-55.

[5]Moten AS, Jayarajan SN, Willis AI.Spindle cell carcinoma of the breast：A comprehensive analysis[J].Am J Surg, 2016, 211（4）：716-721.

[6]Nozoe E, Nozoe T, Tanaka J, et al.Spindle cell carcinoma of the breast-A case report[J].J Med Invest, 2020, 67（3.4）：365-367.

[7]梁艳, 张丽娜, 杨艳芳, 等.20 例乳腺梭形细胞癌患者的临床病理特征及预后[J].中华肿瘤杂志, 2015, 37（1）：37-40.

[8]Salemis NS.Metaplastic carcinoma of the breast with mesenchymal differentiation（carcinosarcoma）.A unique presentation of an aggressive malignancy and literature review[J].Breast Dis, 2018, 37（3）：169-175.

[9]吴梓政, 吴楠, 赵晶, 等.乳腺伴间叶分化的化生性癌 28 例临床分析[J].肿瘤防治研究.2016, 43（8）：690-693.

[10]张颖, 周全, 王玲玲, 等.伴间叶分化的乳腺化生性癌 7 例临床病理分析[J].肿瘤学杂志, 2018, 24（11）：1122-1125.

[11]赵丽娜, 何惠华, 黄亚冰, 等.乳腺分泌基质的化生性癌的临床病理分析及文献复习[J].临床与病理杂志, 2020, 40（1）：210-214.

[12]杨家佳, 丁志燕, 刘爽, 等.乳腺产生基质的化生性癌 2 例并文献复习[J].肿瘤研究与临床, 2022, 34（3）：221-223.

[13]柯创滨, 黄恩民, 郑杰华, 等.左侧乳腺伴恶性软骨分化的化生性癌 1 例[J].汕头大学医学院学报, 2019, 32（1）：45-46.

[14]曲琳琳, 沈丹华.以骨肉瘤成分为主的化生性乳腺癌 1 例[J].中国临床案例成果数据库, 2022, 4（1）：E03.

[15]郑金锋, 刘倩.乳腺伴有异源间质分化的化生性癌 1 例[J].中国临床案例成果数据库, 2022, 4（1）：E04029-E04029.

[16]姚敏, 曹岚清, 高云鹤, 等.乳腺梭形细胞癌胃转移一例[J].中华病理学杂志, 2020, 49（9）：959-961.

[17]Jin C, Hacking S, Sajjan S, et al.GATA binding protein 3（GATA3）as a marker for metaplastic spindle cell carcinoma of the breast[J].Pathol Res Pract, 2021, 221：153413.

[18]Parkinson B, Chen W, Shen T, et al.TRPS1 expression in breast carcinomas：Focusing on metaplastic breast carcinomas[J].Am J Surg Pathol, 2022, 46（3）：415-423.

[19]Yoon EC，Wang G，Parkinson B，et al.TRPS1, GATA3, and SOX10 expression in triple-negative breast carcinoma[J].Hum Pathol，2022，125：97-107.

[20]Du T，Pan L，Zheng C，et al.Matrix Gla protein（MGP），GATA3, and TRPS1：A novel diagnostic panel to determine breast origin[J].Breast Cancer Res，2022，24（1）：70.

[21]Tanaka A，Nakayama H，Ono Y，et al.Case of spindle cell carcinoma of the breast resistant neoadjuvant chemotherapy[J].Gan To Kagaku Ryoho，2020，47（13）：2041-2043.

[22]Cong J，Jo H，Zou N，et al.Neoadjuvant therapy for HER2-positive acantholytic squamous cell breast carcinoma：A case report[J].J Int Med Res，2023，51（8）：3000605231187936.

[23]管枫，袁静萍.乳腺混合性非特殊类型浸润癌伴棘层松解型鳞状细胞癌一例［J］.中国临床案例成果数据库，2022，4（1）：E113-E113.

[24]Choi A，Carpenter PM，Chopra S，et al.Spindle cell carcinoma of the breast managed with neoadjuvant AIM：A case report[J].Rare Tumors，2020，12：2036361320977021.

病例 28　青春期的颗粒细胞瘤

一、病历摘要

患者女性，16 岁，主因半月前无意中发现右乳腺肿物，在外院就诊。B 超显示低回声结节，考虑"纤维瘤"，然后到我院就诊。临床查体右乳腺内上肿物大小 1.5 cm×0.8 cm×1.2 cm，质地实，界限可，活动尚可，与皮肤胸壁无粘连，未及区域肿大淋巴结。复查 B 超显示：低回声区 1.6 cm×0.9 cm×1.3 cm，边缘清晰，形态欠规则，后方回声增强，考虑腺纤维瘤，3 级。临床行肿物切检术＋术中冰冻病理检查。

二、病理学所见

大体：送检标本（已切开）大小为 2.0 cm×1.5 cm×1.0 cm，其内可及质地硬韧区 1.6 cm×1.2 cm×1.0 cm，切面灰白、灰黄色，实性，部分边界欠清、部分无明显边界。

镜下：肿瘤细胞排列呈条索／小条索状、巢团状、大小不等的片状以小片为主，在纤维性／胶原化间质中呈浸润性生长，在肿瘤内的少量散在正常乳腺小叶导管旁穿插；肿瘤细胞整体感觉温和，细胞团呈合体状，胞膜不明显，胞质很丰富、红染，高倍镜下见多量明显的嗜酸性颗粒，胞核多较小，呈圆形、卵圆形，也有梭形、短梭形，有的胞核较大、形状不够规则，但核仁不明显，核分裂象不易见；肿瘤边界不清，累及其旁乳腺组织和脂肪组织，高倍镜下可见散在少数肿瘤细胞小条索小团侵袭到远离主瘤灶的腺体间质中，切片上所见距离主瘤灶最远约 6.0 mm，故单张切片上的肿瘤组织累及范围总体最大径约 1.8 cm，肿瘤细胞小条索接近于切片上组织边缘；另有 1 张切片低倍镜下似无明显肿物，主要为正常腺体和脂肪，但仔细观察和略放大后可见多个散在肿瘤细胞小条索小团侵袭在正常腺体和脂肪中。

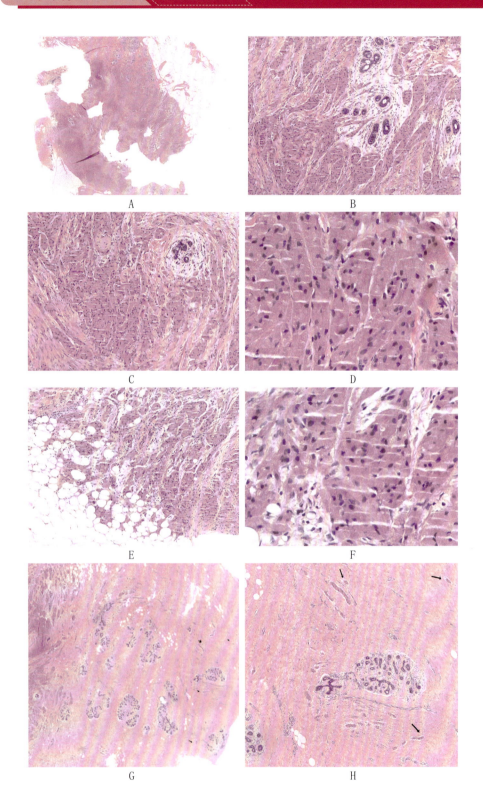

A

B

C

D

E

F

G

H

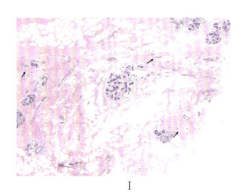

Ⅰ

病例28图1　HE染色

注：A. 显示冰冻后冰对切片上肿瘤组织全景，可见并含有正常小叶小导管，HE 染色 x1；B. 显示低中倍镜下肿瘤细胞排列形态，含有正常小叶小导管，HE 染色 ×10；C. 显示低中倍镜下另一视野肿瘤细胞排列形态，含有1个正常小叶，HE 染色 ×10；D. 显示（图C 的局灶高倍镜下病理图）细胞形态呈合体状、胞质丰富红染、见嗜酸性颗粒，核轻度大小不一、圆形或短梭，有的核略有增大，HE 染色 ×40；E. 显示条索 / 小条索状肿瘤组织，累及 / 侵袭脂肪，HE 染色 ×10；F. 显示（图E 的局灶高倍镜下病理图）近边缘侵袭脂肪处细胞生长较活跃、有少许不规则细胞，HE 染色 ×40；G. 显示肿瘤细胞小条索侵袭到远离主瘤灶腺体间质中（如图中箭头所示），HE 染色 ×2；H. 显示（图G 的局部略放大后病理图）肿瘤细胞小条索侵袭到远离主瘤灶腺体间质中（如图中箭头所示），HE 染色 ×4；I. 显示乳腺组织低倍镜下无明显肿物，但仔细观察和略放大后可见散在肿瘤细胞小团小条索侵袭在正常腺体和脂肪中（如图中箭头所示），HE 染色 ×4。

免疫组化染色和组化特染显示：S-100（+）；CD68（+）；CK（-）；CK8/18（-）；GCDFP-15（-）；HMB45（-）；ki67 约5%（+），小热点约10%；PAS（+）；PASD（+）。

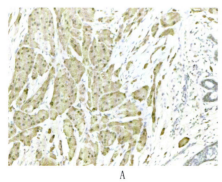
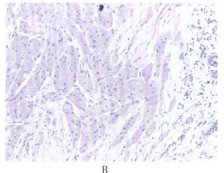

A   B

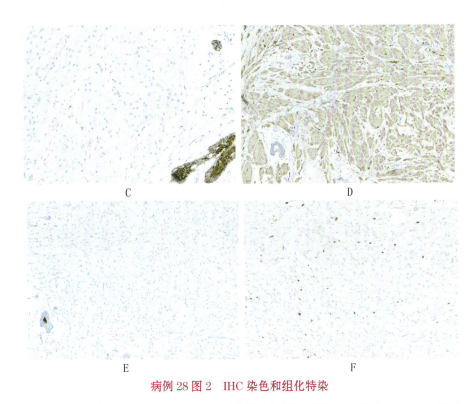

C   D

E   F

病例 28 图 2　IHC 染色和组化特染

注：A. 显示肿瘤细胞 S-100（+），旁有正常导管作阴性对照，IHC 染色 ×20；B. 显示（与图 A 中 S-100 着色相对应的位置）肿瘤细胞 PASD（+），旁有正常导管作对照，组化特染 ×20；C. 显示（与图 A 中 S-100 着色相对应的位置）肿瘤细胞 CK（-）；旁有正常导管作对照，IHC 染色 ×20；D. 显示另一视野肿瘤细胞 CD68（+），左下角有单个正常小导管作阴性对照，IHC 染色 ×10；E. 显示（与图 D CD68 着色相对应的位置）肿瘤细胞 GCDFP-15（-）；左下角有单个正常小导管作对照，IHC 染色 ×10；F. 显示肿瘤细胞 ki67 表达情况，IHC 染色 ×10。

三、诊断及鉴别诊断

1. 诊断　术中冰冻切片报告为右乳腺考虑颗粒细胞瘤。术后常规石蜡切片加做免疫组化和组化特染后报告为右乳腺颗粒细胞瘤，细胞生长较活跃、部分活跃，肿瘤组织与周围正常组织分界不清，切片上所见肿瘤细胞小条索小团侵袭腺体间质，距离主瘤灶最远约 6.0 mm，单张切片上肿瘤组织累及范围最大径约 1.8 cm，另见肿瘤小团小条索在正常腺体和脂肪中呈散在侵袭性生长。故建议根据临床情况或行局部扩切。

2. 鉴别诊断　需要与本病相鉴别的疾病包括浸润性乳腺癌 - 大汗腺癌（伴大汗腺分化的癌）、浸润性乳腺癌 - 嗜酸性细胞癌、浸润性乳腺癌 - 多形性小叶癌、浸润性乳腺癌 - 神经内分泌癌、组织细胞肿瘤、恶性黑色素瘤等。

3. 补充后续情况　我院临床行右乳腺局部扩切。术后病理：瘢痕局部未见明确颗粒细胞瘤组织，符合纤维瘢痕组织伴异物巨细胞肉芽肿及慢性炎症。免疫组化染色：S-100、CD68、CD34、Desmin（-）、Vimentin（+）、SMA（±）。术后临床持续复查 4 年余未见复发。

四、病例讨论

1. 颗粒细胞肿瘤（granular cell tumour，GCT）是一种很少见的软组织肿瘤，它被认为是起源于周围神经施万细胞或其前体（神经源性间充质干细胞）的神经外胚层肿瘤。乳房是 GCT 比较常见的部位，约占 8% 的 GCT 发生在乳房，而从乳房肿瘤的占比来看，GCT 占 1/1000。绝大多数 GCT 是良性的，起病隐匿，生长缓慢。尽管有文献说"虽然乳腺实质也可受累及，皮肤和皮下组织受累是最常见的"，但本书笔者既往遇到的病例主要是肿瘤在乳腺内被发现，在乳腺实质组织内呈侵袭性生长，可累及深面组织，累及皮下组织和皮肤的并不多见。除了在乳腺中的 GCT，也有数个个例报告发生在腋区、副乳腺的文献报告。乳腺 GCT 主要是发生在女性，也偶可检索到男性乳腺 GCT 的个例报告。已知在 GCT 中最频繁突变的驱动基因 *ATP6AP1* 和 *ATP6AP2*，定位于 X 染色体上，这有可能解释该肿瘤在女性中患病率高的原因。

2. 国外文献报告的乳腺 GCT 年龄分布范围很广（15 ～ 77 岁），例如非洲裔美国人平均年龄 41 岁，美国白人平均年龄 54 岁，青春期病例有报告但很少见，儿童发病罕见。我国学者发表的相关病例报告相对较多，但尚缺少的总体数据统计，个案和小样本组的报告可见年龄在 16 ～ 66 岁（不完全统计），如学者邓亚兰等人（2023 年）报道的 10 例女性 GCT 年龄范围在 20 ～ 66 岁，也有学者张庆玲等人（2019年）报道的 16 岁青春期 GCT 病例，与本病例的年龄相当。对于年轻的病例需要特别的加以注意，因为术前影像学可能更多考虑为腺纤维瘤，病理诊断时要避免漏诊，更因为临床想要良恶定性常常送检术中冰冻，而由于该肿瘤的侵袭性生长方式，冰冻切片中有可能误为浸润性癌，所以冰冻病理诊断时更要谨慎以避免误诊 / 过诊。

3. 虽然乳腺 GCT 绝大多数是良性的，但几乎所有的文献报告均不约而同地强调 GCT 在临床、影像和大体检查易与乳腺癌混淆，对该病的诊断具有较大的挑战性。临床查体可及不规则和坚硬的肿块，常与深筋膜、胸肌粘连，有时与皮肤粘连（回缩、酒窝征），肿块推之不动，很像癌的征象，尤其像浸润性癌；钼靶检查可见致密结节，边缘明显毛刺状，可有微钙化，超声显示低回声肿块伴声影，内部回声不均匀，可见点状血流信号，核磁共振增强成像可出现内部增强不均匀、呈快进快出模式，这些都很像浸润性癌的影像学特征，故影像科医生多给出高度疑为癌的检查报告。例如，学者 Abreu 等人总结 2012 年 1 月至 2018 年 12 月的 5 例 GCT，术前均表现出高度提示恶性肿瘤的影像学特征，均报告为 BI-RADS 5 级；也有少数学者的病例，其影像学检查给出了 4C 的评级。乳腺 GCT 肿物触诊检查和切除标本肉眼检查所见会给出先入为主的印象，依然导致误为恶性病变，因为通常是实性、坚硬、均质的肿块，切面呈白色至棕褐色，无包膜，边界不清，在乳腺实质内累及侵犯乳腺组织，并可侵袭累及肌肉组织、脂肪组织。

4. 乳腺的 GCT 已被确认为起源于乳腺小叶组织之间的周围神经施万细胞或其前体，镜下见肿瘤组织多呈上皮样细胞组成，排列成片状、簇状和小梁状，表现浸润性生长模式，边界不明确，在乳腺组织内穿插，和（或）侵及其旁乳腺组织，常可累及深面胸肌组织，甚可侧面累及背阔肌，也有时累及皮下组织和皮肤，且肿瘤细胞显得较大，故必须要与浸润性癌进行鉴别。特别是在穿刺活检、微创性手术和术中冰冻中，是危险的陷阱，也是病理医生面临最具挑战性的情况之一。要注意在镜下仔细观察细胞的形态特点，总体上，肿瘤细胞是温和的，呈圆形到多边形，细胞边界模糊、合体状，胞质丰富、嗜酸红染，有明显的颗粒状物，虽然细胞体积比较大，但胞核相对小、均匀一致，胞核缺乏多形性或异型性，核分裂通常很少见或不易见，可见核内包涵体。本书笔者的经验，无论是在穿刺活检、术中冰冻，还是会诊常规切片，诊断思路是：当看到上皮样细胞巢团、片块、条索浸润性生长，但胞质嗜酸，细胞较大，但胞核较小时，首先排除颗粒细胞瘤等有丰富胞质嗜酸颗粒的良性病变，再考虑诊断癌。此时石蜡切片加做免疫组化和冰冻切片待石蜡是明智之举。

5. 乳腺 GCT 需与乳腺大汗腺癌/伴大汗腺分化的癌、嗜酸性细胞癌、多形性小叶癌、神经内分泌癌、恶性黑色素瘤等恶性肿瘤进行鉴别。免疫组化检测对诊断和鉴别诊断很有帮助。一般情况下，只要想到了乳腺 GCT 这一肿瘤，加做免疫组化后，诊断就比较容易明确了。主要的免疫组化指标：S-100 强且弥漫阳性，广谱细胞角蛋白 CK 阴性，有这两个指标结果就基本有了诊断的方向；再接下来看 CK8/18、CK5/6、EMA、GCDFP-15 阴性，CD68、CD63、NSE 呈阳性；并可检测 TFE3 和 MITF（常见 TFE3 和 MITF 胞核强表达）；而 HMB45、Menlan-A、Desmin、GFAP 和 NFP 均为阴性；ki67 的增殖指数通常较低（＜ 2%）；组织化学特染：PAS、PASD 均胞质阳性，可以作为辅助诊断的补充。有条件的也可以检测 PGP9.5［蛋白基因产物 9.5（Protein gene product 9.5，PGP 9.5），是一种神经纤维中的特异性泛素羟基水解酶，可作为神经轴突的标志物之一］，在 ≥ 95% 的颗粒细胞瘤病例中阳性，但需要特别注意的是 PGP9.5 很不特异，可在非常多类别的肿瘤中表达，例如多形性脂肪肉瘤、神经束膜瘤等多种肿瘤中也是几乎全部阳性，故不要单独使用，一定要结合形态学和其他指标。在临床实际工作中，如果可用的切片数量十分有限，可以主要检测 CK、S-100、CD68、HMB45、ki67，结合特征性形态学所见，一般情况下可解决病理诊断问题。

6. 仅 1% ~ 2% 的 GCT 可能发生恶性转化，提示为恶性 GCT 的特征为：①肿瘤＞5 cm，生长快；②局部浸润明显；③细胞质和胞核呈现多形性；④核仁明显；⑤核分裂活性增加［核分裂象＞2 个 /10HPF（在 ×200 倍镜下）］；⑥ki67 增殖指数＞10%；⑦出现肿瘤坏死；⑧肿瘤局部复发。罕见情况下可以出现腋窝淋巴结转移和远处转移到肺、肝、骨。此时的恶性 GCT 属于高级别的转移率高、生存期短的肉瘤。因为恶性 GCT 非常少见，诊断的标准必须严格掌握，存在 3 个或更多以上特征，才可以考虑诊断。本书笔者建议，当出现一些形态异常但尚不足以诊断恶性时，应在临床病理诊断中注明 GCT 的细胞生长活跃 / 具不典型性等，给临床以提示，以便根据具体情况或加做局部扩切，或加强密切随诊等。当肿瘤边缘呈浸润性生长方式 / 标本切缘有残存病变时也是重要的信息，要在报告中写明，临床多会选择局部扩切。

7. 文献报告，当 GCT 肿瘤边缘呈阳性时，局部复发率可达约 20%。然而，即使切除标本的切缘被报告未见明确肿瘤组织，GCT 总体上的局部复发率也有 2% ~ 8%，其原因之一可能有本病例的类似情况（请见前面镜下描述和本自然段下述），故建议 GCT 的标本切缘切片加做 S-100 等免疫组化检测，以防漏掉 HE 低倍镜下不明显的肿瘤细胞小团 / 小条索。在乳腺部位明确的良性 GCT 基本还未见转移的报告，除非是 GCT 出现恶性变，在恶性变的基础上发生远处转移。本病例是年龄 16 岁处于青春期的乳腺良性颗粒细胞瘤，镜下所见细胞生长活跃，体现在肿瘤呈侵袭性生长明显，仔细观察，在远离主瘤灶（6.0 mm）处腺体间质中仍可见散在的肿瘤细胞小条索小巢团，已接近于切片上组织边缘，单张切片上的肿瘤组织累及范围总体最大径约达 1.8 cm；另外，还有 1 张切片在低倍镜下虽无明显（片状、簇状）肿瘤组织，看似为正常的腺体和脂肪，但经细致观察和略放大后的镜下可见多个散在小条索小团肿瘤细胞侵袭在正常腺体和脂肪中。而送检的切检标本体积总共只有 2.0 cm×1.5 cm×1.0 cm，显然不够安全，因此在病理报告中给了临床医生提示和建议。临床上参考了病理医生的建议，进行了局部扩切，虽然通过进一步病理检查显示扩切标本瘢痕局部没有残存病变，临床持续复查4年余无复发转移，但还是需要有一个长期的随诊观察。

（牛 昀）

参考文献

[1]WHO Classification of Tumours Editorial Board.WHO classification of tumours. Breast tumours.5th edn[M].Lyon：IARC Press，2019.

[2]Pankratjevaite L, Igbokwe MM, Benian C, et al.Granular cell tumour of the breast：A case report[J].Breast Dis, 2023, 42（1）：219-222.

[3]Abreu N, Filipe J, André S, et al.Granular cell tumor of the breast： Correlations between imaging and pathology findings[J].Radiol Bras, 2020, 53（2）： 105-111.

[4]Albasri AM, Ansari IA, Aljohani AR, et al.Granular cell tumour of the breast in a young female：A case report and literature review[J].Niger J Clin Pract, 2019, 22（5）：742-744.

[5]Heinzerling NP, Koehler SM, Szabo S, et al.Pediatric granular cell tumor of the breast：A case report and review of the literature[J].Case Rep Surg, 2015, 2015：568940.

[6]Al-Balas M, De Leo A, Serra M, et al.Granular cell tumour of the breast：A rare presentation of a breast mass in an elderly female with a subsequent breast cancer diagnosis[J].SAGE Open Med Case Rep, 2019, 7：2050313X19841154.

[7]Jung YJ, Nam KJ, Choo KS, et al.Granular cell tumor of the axillary accessory breast：A case report[J].J Korean Soc Radiol, 2023, 84（1）：275-279.

[8]Pohlodek K, Jáni P, Mečiarová I.Granular cell tumor in axillary region：A rare entity[J].Mol Clin Oncol, 2018, 8（4）：579-581.

[9]Kuo F, Lally K, Lewis M, et al.Granular cell tumour in male breast mimicking breast carcinoma[J].BMJ Case Rep, 2019, 12（3）：e227805.

[10] 邓亚兰，刘莉.乳腺颗粒细胞瘤的影像学表现及临床病理学特征分析[J].肿瘤影像学，

2023，32（5）：411-416.

[11] 张庆玲，林晓洁，钟少文．青春期乳腺颗粒细胞瘤 1 例 [J]．中国现代医学杂志，2019，29（8）：125-126.

[12] 姜英，常晓燕，陈杰．乳腺颗粒细胞瘤 7 例临床病理分析 [J]．诊断病理学杂志，2016，23（9）：647-649.

[13] 张勤,高朝卫,常万利,等.副乳腺颗粒细胞瘤 1 例报告 [J].中国微创外科杂志,2021,21(07)：664-666.

病例 29　颗粒细胞瘤和浸润性癌

一、病历摘要

患者女性，55 岁，主因无意中发现右乳腺肿物半个月，在外院就诊。超声检查显示：右乳腺 11 点低回声结节（4B），右乳腺 8 点低回声结节（3 级），考虑叶状肿瘤。为进一步诊疗到我院就诊。临床查体：右乳腺外上 11 点肿物 2 cm×2 cm，距乳头 4 cm，质地硬，边界欠清，活动可，无粘连固定。右乳腺外上肿物行穿刺活检，病理报告为浸润性癌。之后我院复查超声和加做钼靶检查显示：右乳腺多发肿物——多灶癌（5 级），右腋下多发肿大淋巴结，考虑转移；双颈部、左乳腺、左腋下未见肿大淋巴结。随后行右乳腺癌改良根治术。

二、病理学所见

大体：右乳腺保留胸大小肌的改良根治术标本大小为 23.0 cm×21.0 cm×3.5 cm，皮瓣 20.0 cm×9.5 cm，乳头未见明显异常，外上象限 11 点半距乳头 4 cm 可见肿物大小 2.3 cm×2.0 cm×1.8 cm，切面肿物中心区域多呈灰红色、质地硬，肿物外周区域多呈灰黄色、质地较硬韧，边界不清；外下象限 8 点半距乳头 1 cm 可及结节大小 0.7 cm×0.6 cm×0.5 cm，切面灰白色，界清，质韧，距外上肿物约 5.0 cm。腋淋巴结最大径 0.5～2.0 cm。

镜下：外上象限肿物部分区域可见肿瘤细胞排列成不规则条索/小条索、片块/小片块和巢团状，少数呈不规则腺样结构，在间质中浸润性生长，累及腺体和脂肪，肿瘤细胞主要呈中等大小，核质比增大，核深染，可见核分裂象，可见多个脉管癌栓；外上肿物另一部分区域低倍镜下染色明显浅于上述部分，肿瘤细胞排列成不规则小条索/长条索状、小巢团、小片状，也呈浸润性生长方式，累及腺体和脂肪，肿瘤细胞圆形、椭圆形或多边形，细胞界限不明显呈合体状，胞质丰富、浅粉色淡嗜酸，高倍镜下可见胞质内多量均匀的颗粒，胞核多较小，圆形、卵圆形，也有短梭形，有的胞核较大、形状不够规则，核仁较明显/明显，但核分裂象很不易见。这两部分肿瘤组织相连接的区域呈现几种情况：①两者相交处混合存在；②两者相接但有较明显的分界；③两者相邻，稍有距离。于一张切片中见导管内肿瘤组织。另于 2 枚淋巴结中见转移性肿瘤组织，并见累及结外软组织。

外下象限肿物呈腺纤维瘤的形态，伴间质胶原化，瘤内见不典型性（或具有一些异型性）的上皮细胞团。

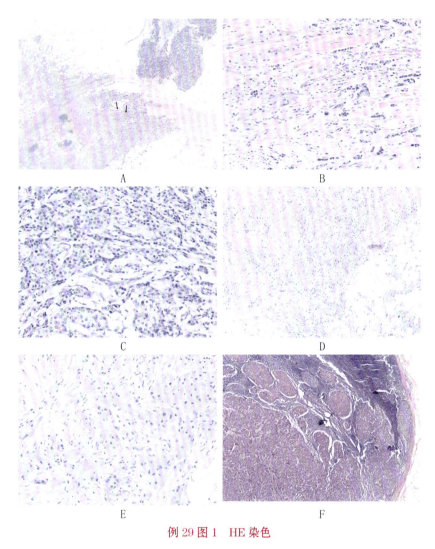

例 29 图 1　HE 染色

注：A. 显示肿瘤局部全景 - 视野左下右上 - 两种肿瘤成分相交和相邻处，中间两者混合存在（如图中箭头所示），HE 染色 ×2；B. 显示（图 A 的局灶高倍镜下病理图）两种肿瘤成分相交处，中间两者混合存在，HE 染色 ×20；C. 显示一种肿瘤成分高倍镜下细胞形态（与病例 29 图 2 C、病例 29 图 2 D、病例 29 图 2 E 的 ER、PR、HER2 表达是相应的肿瘤成分），HE 染色 ×20；D. 显示另一种肿瘤成分低中倍镜下细胞形态排列，并侵袭脂肪，HE 染色 ×10；E. 显示（图 D 的局灶高倍镜下病理图）肿瘤成分细胞形态，HE 染色 ×20；F. 显示淋巴结转移性肿瘤成分，HE 染色 ×4。

免疫组化染色显示：

肿瘤成分之一：ER 约 90% 强（+）；PR 约 80% 弱、中（+）；HER2（2+），需 FISH 检测进一步明确；ki67 约 60%（+）；p53 约 5% 弱着色；CK5/6 ＜ 1%；AR ＜

1%；CK（+）；S-100（-）。

肿瘤成分之二：S-100（+）；ki67约2%（+）；CK（-）；CK8/18（-）；CK5/6（-）；EGFR（-）；GCDFP-15（-）；AR（-）；ER＜1%；PR＜1%；HER2为（0）。

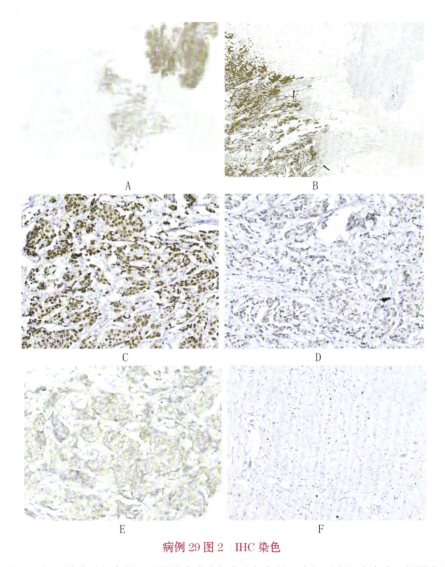

病例29图2　IHC染色

注：A. 显示肿瘤局部全景－两种肿瘤成分相交和相邻处，中间两者混合存在，视野左边CK（-）、视野右边CK（+），IHC×2；B. 显示肿瘤局部全景－两种肿瘤成分相交和相邻处，中间两者混合存在（如图中箭头所示），视野左边S-100（+）、视野右边S-100（-）；IHC×2；C. 显示一种肿瘤成分ER强（+），IHC染色×20；D. 显示一种肿瘤成分PR（+），弱、中着色，IHC染色×20；E. 显示一种肿瘤成分HER2（2+），IHC染色×20；F. 显示另一种肿瘤成分ki67低增值指数，IHC染色×20。

三、诊断及鉴别诊断

1. 诊断　右乳腺外上浸润性导管癌，组织学Ⅱ级，癌组织累及脂肪，可见较多脉管癌栓，间质浸润淋巴细胞约占10%；浸润性癌旁可见颗粒细胞瘤，颗粒细胞瘤单张切片上镜下累及范围最大径约1.5 cm；并见浸润性癌和颗粒细胞瘤两种肿瘤成分灶性混合存在；浸润性癌旁和乳头深面见导管原位癌；腋下淋巴结见转移癌2/10伴结外软组织（+）。右乳腺外下腺纤维瘤伴瘤内导管上皮重度不典型增生。

2. 鉴别诊断　需要与本病相鉴别的疾病包括仅有浸润性导管癌、浸润性癌-包含两种不同类型（非特殊型和特殊型）、浸润性癌伴有其他肿瘤（如组织细胞肿瘤、恶性黑色素瘤）等。

四、病例讨论

1. 关于颗粒细胞肿瘤（granular cell tumour，GCT）的概述，请参见本书病例28的讨论部分。已有一部分已发表的中外文GCT个案和小样本报告可供病理同道们参考。下面针对本病例从一个侧面进行讨论。本病例的特点是乳腺的非特殊型浸润性癌和乳腺的一个少见特殊类型肿瘤GCT相伴随，同步同时出现，这是一种很少见的情况。在此强调组织标本的大体检查，取材要全面，不要漏掉肉眼形态不同的区域，阅片时要细致，并要根据不同的形态加做免疫组化证实诊断。目前对于同时出现的浸润性癌和GCT有没有内在联系，还没有明确的论证，还需今后的观察和进一步探究。文献可查到有以下几个相关情况的病例。

2. 早在2002年Al-Ahmadie等学者报道了1例57岁女性患者，因右乳腺内上肿块2年就诊。查体发现1个直径1.1 cm、边界不清、坚硬的肿物结节，组织病理学显示：同一位置的肿瘤由两种形态不同的病灶组成，一些区域显示纯的分化良好的浸润性导管癌（含有实性型和筛状型导管原位癌），而另一些区域则由颗粒细胞肿瘤组成。在1个区域内两个肿瘤相互碰撞并浸润，这是当时第一个显示和证实这两种肿瘤同步同侧共定位的病例报告，与我们的本病例情况相似。在当时，Al-Ahmadie等的病例引发了关于两者间因果关系的问题讨论，或是GCT的发生与癌有关？或这种共定位仅是一种巧合？在Al-Ahmadie等学者的报告之前，还有几例相关的其他病例报告，因为文献年代比较早，这里不再列举。

3. 2014年Di Bonito等学者报道了1例乳腺GCT和乳腺浸润性导管癌双侧同步共存的病例。患者为67岁女性，左侧乳腺结节，组织学证实为中级别浸润性导管癌，ER 和 PR 均约 75% 强阳性，ki67 高增殖指数，HER2 为（1+），FISH 检测无扩增；右侧乳腺结节，组织学和免疫组化评估显示 ki67 增殖指数低，Vimentin 和 S-100 强阳性，广谱 CK 阴性，支持为 GCT。诊断时，共存的原发性肿瘤被定义为"同步"，这种情况在双侧对称器官如乳房、肾脏、卵巢等的恶性病变中很常见。然而之前很少有人报告不同乳房同步同时出现恶性病变和很少见的特殊良性病变的情况。罹患多种肿瘤的遗传易感性，目前仍然是众多研究的主题，有研究提出如果同一患者同时存在两个或多个肿瘤，无论是同步的还是异时性的，也可能与遗传综合征相关。但乳腺 GCT 的生物学进化尚不清楚，特别是它是否与同侧或对侧乳房的浸润性癌有关，还没有进一步描述这些病变之间的遗传关系的研究结果，还有待进一步观察。

4. 2021 年 Ueki 等学者报道了 1 例罕见的 GCT 与导管原位癌同步共存、同侧乳腺但不同象限的病例。患者为 38 岁女性，右乳腺上方影像学显示直径 4.1 cm 范围低回声区，可见微钙化，提示恶性肿瘤，经超声引导下真空辅助活检，病理诊断为乳腺导管原位癌。同时右乳腺下方有直径 6.0 cm 圆形肿物，边界清晰，内部回声稍不均匀，核磁共振增强成像内部增强不均匀，影像学不能排除恶性肿瘤，经超声引导下真空辅助活检，病理诊断为乳腺 GCT。影像学显示右乳腺下方肿物与上方肿物两者之间没有连续性的证据，但患者选择了乳房切除术＋前哨淋巴结活检。术后病理诊断右乳腺上方为导管原位癌，核分级 I 级，镜下累及范围 2.6 cm×0.9 cm×2.0 cm；右乳腺下方为 GCT，肿瘤范围 4.5 cm×4.0 cm×3.2 cm，免疫组化显示 S-100 强阳性和 CK 阴性；病理检查也证实了上述两者之间没有组织学相连续的证据。Ueki 等学者考虑到 GCT 的起源细胞，认为还是应将 GCT 视为与乳腺癌共存的偶然现象，对于术后辅助治疗和预后估测，依据右乳腺上方癌组织的病理结果。但本书笔者从 Ueki 等学者提供的全乳切除大体标本切面图可见，不仅在影像学显示的微钙化簇相应位置，而且几乎在整个切面包括下方 GCT 肿物周围，都可见粗糙状沙砾样大体改变，提示尚不能完全除外该病例至少有甚或 GCT 肿物周围也有中、高级别粉刺样型原位癌成分，最好充分的取材和观察，进而还要进一步排除伴随有浸润性癌成分的可能。另外，对于该作者报道的体积相对较大的 GCT，尚需观察细胞异型性、核分裂计数和检测 ki67 指数情况，以除外伴有恶性或恶变成分。借此提示病理学同道们对这样的特殊罕见个例报告，还需做具体的思考和分析。

5. 2019 年 Al-Balas 等学者报道了 1 例老年女性病例，左乳腺胸骨旁 1 cm×1 cm 肿物，经粗针穿刺活检病理证实为 GCT 并累及胸大肌后，行象限切除加胸肌切除术，术后病理显示为 GCT 病变完整切除，切缘阴性。术后一年常规复查，影像检查在同侧乳腺的外上象限和中内部位发现新的微钙化，粗针穿刺活检为导管原位癌。行全乳切除术加前哨淋巴结活检，最后诊断为具有广泛原位成分的浸润性导管癌，高级别，$T_{1a}N_0M_0$。这一病例属于同侧、异时性共存的乳腺 GCT 和乳腺癌，之前因胸骨旁部位的 GCT 进行过"象限"切除，似乎与中内部位新发现的微钙化和原位癌成分所在位置有一定关联。其两者之间的内在联系，还需要进一步的探讨。

（牛　昀）

参考文献

[1] WHO Classification of Tumours Editorial Board. WHO classification of tumours. Breast tumours. 5th edn[M]. Lyon：IARC Press，2019.

[2] Pankratjevaite L，Igbokwe MM，Benian C，et al. Granular cell tumour of the breast：A case report[J]. Breast Dis，2023，42（1）：219-222.

[3] Abreu N，Filipe J，André S，et al. Granular cell tumor of the breast：Correlations between imaging and pathology findings[J]. Radiol Bras，2020，53（2）：105-111.

[4] Castillo Lara M，Martínez Herrera A，Torrejón Cardoso R，et al. Granular cell tumor in breast：A case report[J]. Breast Cancer（Dove Med Press），2017，9：245-248.

[5] Hammas N，El Fatemi H，Jayi S，et al. Granular cell tumor of the breast：A case report[J]. J Med Case Rep，2014，8：465.

[6] Gavriilidis P，Michalopoulou I，Baliaka A，et al. Granular cell breast tumour mimicking infiltrating carcinoma[J]. BMJ Case Rep，2013，2013：bcr2012008178.

[7] Qian X，Chen Y，Wan F. Granular cell tumor of the breast during lactation：A case report and review of the literature[J]. Oncol Lett，2014，8（6）：2565-2568.

[8] 姜专基，刘鸿雁，张斌明，等. 乳腺颗粒细胞瘤一例并文献复习[J]. 中华乳腺病杂志（电子版），2016，10（3）：185-186.

[9] 宋文哲，郭萌，祝志强，等. 乳腺颗粒细胞瘤 1 例报告及合并文献分析[J]. 实用癌症杂志，2017，32（08）：1361-1363.

[10] 徐励，袁静萍，袁修学. 乳腺颗粒细胞瘤临床病理观察并文献复习[J]. 中国组织化学与细胞化学杂志，2017，26（6）：589-592.

255

[11] 刘新丽，杨聪颖，张昶，等 . 乳腺颗粒细胞瘤临床病理学特征及生物学行为 [J]. 中华内分泌外科杂志，2019，13（3）：237-240.

[12] 贾秀鹏，陈洁，余慧萍，等 . 乳腺颗粒细胞瘤 6 例临床病理分析 [J]. 现代实用医学，2019，31（10）：1371-1373、1424.

[13] 冯轲昕，杨召阳，刘嘉琦，等 . 乳腺颗粒细胞瘤 1 例并文献回顾 [J]. 癌症进展，2021，19（11）：1186-1188.

[14] Al-Ahmadie H, Hasselgren PO, Yassin R, et al. Colocalized granular cell tumor and infiltrating ductal carcinoma of the breast[J]. Arch Pathol Lab Med, 2002, 126（6）：731-733.

[15] Di Bonito M, Cantile M, Collina F, et al. Coexistence of granular cell tumor and invasive ductal breast cancer in contralateral breasts：A case report[J]. Int J Mol Sci, 2014, 15（8）：13166-13171.

[16] Ueki Y, Horimoto Y, Shiraishi A, et al. Granular cell tumor of the breast coexisting with ductal carcinoma in situ：Case report[J]. Case Rep Oncol, 2021, 14（1）：303-308.

[17] Al-Balas M, De Leo A, Serra M, et al. Granular cell tumour of the breast：A rare presentation of a breast mass in an elderly female with a subsequent breast cancer diagnosis[J]. SAGE Open Med Case Rep, 2019, 7：2050313X19841154.

病例 30　伴有腺体的小梭形细胞肿瘤

一、病历摘要

患者女性,33 岁,自述无意中发现右乳腺肿物 1 个月余,不伴疼痛、溢液等症状。否认有其他肿瘤病史。在外院就诊,查体右乳腺外上肿物 3 cm×3 cm,腋下未及肿大淋巴结,行肿物切检,考虑为良性肿瘤。为进一步诊疗,到我院做病理会诊和免疫组化检测。

二、病理学所见

大体:肿物标本大小 3.0 cm×3.0 cm×2.5 cm,未见明确包膜,部分区域边界尚清、外被覆少许灰白色乳腺组织,肿物切面暗灰色,质地较韧。

镜下:肿瘤组织大部分区域由温和的小短梭形 / 小梭形为主的细胞组成,散在分布或呈疏松的束状排列、少数呈编织状,少部分区域可见多个上皮样细胞小团或是小梭细胞小团的横截面;胞质淡染,胞核呈椭圆形或圆形,核染色质细、缺少明显的异型性,核仁小、1～2 个,核分裂象不易见,偶见较大的细胞;肿瘤间质背景部分是不很致密的纤维性的(其中灶性呈胶原化)、部分是稀疏黏液水肿样的,并可见多处小灶性和散在脂肪组织与肿瘤组织混合存在。肿瘤组织内近一侧可见灶性腺体组织(即少数正常小导管 / 稍扩张的小导管)。部分肿瘤组织旁可见正常乳腺小叶组织,肿瘤边缘与正常组织交界处部分分界清楚、部分稍向正常组织穿插 / 呈侵袭性生长,另一部分肿瘤组织边缘以外无组织,肿瘤边缘即为标本的边缘。

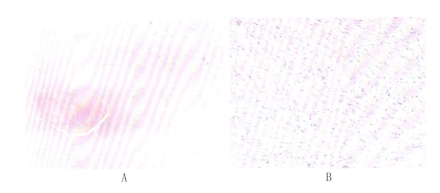

A   B

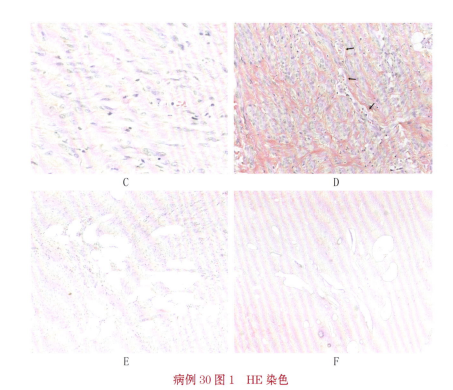

病例 30 图 1　HE 染色

注：A. 显示肿瘤局部全景（注：因时间较久，切片褪色明显），包括右上角数个正常小导管，HE 染色 ×2；B. 显示小短梭形／小梭形细胞束状编织状排列，HE 染色 ×20；C. 显示梭形细胞形态温和（红细胞作内对照），HE 染色 ×40；D. 显示上皮样细胞小团／小梭细胞小团（红细胞作内对照，如图中箭头所示），HE 染色 ×20；E. 显示脂肪组织与肿瘤组织混合存在，或为肿瘤组织内脂肪被"卷入"，HE 染色 ×10；F. 显示肿瘤组织内的腺体－小导管，HE 染色 ×4。

免疫组化染色显示：

目标细胞：Desmin（+）；SMA（+）；Vimentin（+）；CD34（+）、多数细胞较弱至中等着色；ER 约 65%（+），弱至中着色；PR 约 85%（+）、强着色为主；CK（－）；CK7（－）；S-100（－）。

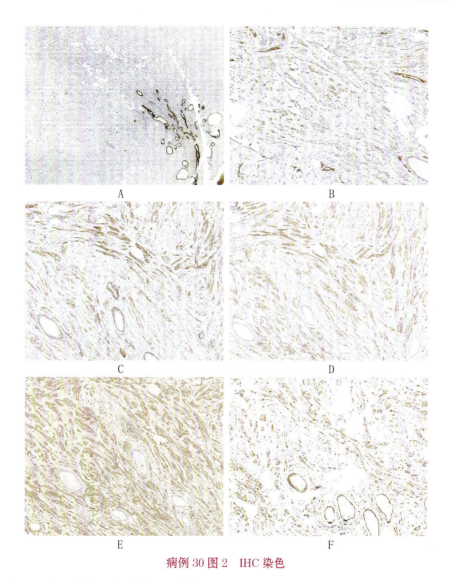

病例 30 图 2　IHC 染色

注：A. 显示肿瘤局部全景，CK 肿瘤细胞（-）、正常小导管（+），IHC 染色 ×2；B. 显示肿瘤细胞（小短梭形／小梭形细胞束和少数上皮样细胞小团）CD34（+），较弱至中等着色，IHC 染色 ×10；C. 显示肿瘤细胞 SMA（+），正常导管肌上皮 SMA（+）作为内对照，IHC 染色 ×8；D. 显示肿瘤细胞 Desmin（+），IHC 染色 ×8；E. 显示肿瘤细胞 Vimenin（+），IHC 染色 ×8；F. 显示肿瘤细胞 PR（+），以强着色为主，正常导管上皮作内对照，IHC 染色 ×8。

三、诊断及鉴别诊断

1. 诊断　右乳腺肌纤维母细胞瘤。

备注：因考虑镜下所见肿瘤边缘情况（有部分边缘稍向正常组织穿插／呈侵

袭性生长，有部分肿瘤边缘即为标本的边缘），故与临床沟通存在一定的潜在侵袭性风险，需结合临床情况。

2. 鉴别诊断　需要与本病相鉴别的疾病包括浸润性小叶癌、低级别纤维瘤病样化生性癌、平滑肌瘤、错构瘤、（低级别）梭形细胞鳞癌、神经纤维瘤、假血管瘤样间质增生等。

3. 补充后续情况　我院临床医生结合外院手术切检情况和我院上述病理会诊意见，加做了局部扩切术。术后病理检查：标本内未见明确肿瘤组织，可见灶性导管上皮不典型增生。已随访十余年预后良好。

四、病例讨论

1. 该类肿瘤的第 1 例于 1981 年被学者 Toker 等人发现，被描述为良性梭形细胞乳腺肿瘤。学者 Wargotz 等人在回顾了 16 例（包含 1981 年的 1 个病例）临床和病理资料后，在 1987 年首次报告为肌纤维母细胞瘤（又翻译为成肌纤维细胞瘤）。肌纤维母细胞瘤是起源于乳腺间质的一种前体细胞，沿着多个间充质谱系（特别是脂肪瘤或平滑肌瘤组织）分化，因此组织学形态可以有多种多样，镜下可见胶原和黏液样背景中，肿瘤组织由随机排列的温和的卵圆形至梭形细胞束组成，混杂着插入的脂肪细胞，局灶可见有席纹状或神经样生长模式。除了经典形态外，组织学变异包括上皮样型、蜕膜型、胶原型、纤维型、脂肪瘤型、细胞型、黏液型或浸润型、栅栏状 / 施万细胞样（有时也称为栅栏状 / 神经鞘瘤样型），还有肌样、孤立纤维瘤样等。一般情况下肿瘤细胞核呈圆形到椭圆形、小短梭形到梭形，核仁小，核分裂不易见或很少见，有时也可见局灶细胞密集、核多形性、多核小花样、胞质内外见透明小球。病变通常界限清楚，但可见局灶性浸润边缘。多数情况下肿瘤内看不到卷入的乳腺导管或小叶，但从本书笔者所见和从一些已发表的个例报告的图中，肿瘤内（多在肿瘤内近边缘）仍可见少许 / 少量 / 甚或部分正常乳腺小导管和（或）小叶，这可以用肌纤维母细胞瘤组织起源学来解释。WHO 乳腺肿瘤分类和多数文献报告中，发生在乳腺的肌纤维母细胞瘤多见于绝经后女性，但也可以发生在任何年龄，本病例为 33 岁女性，属于比较有特点的年轻病例。

2. 乳腺肌纤维母细胞瘤一般情况下免疫组化染色显示，Vimentin、CD10、CD99、ER、PR、Bcl-2 呈阳性；CD34、SMA、Desmin、Calponin、AR 和 H-Caldesmon 呈可变的 / 不同程度的阳性；常可见 Desmin 和 CD34，以及 ER、PR 和 AR 共表达现象。而 CD117（C-kit）、EMA、CK、STAT6、ALK、核 β - 连环蛋白、

S-100 和 HMB45 均阴性。约 90% 以上病例 Rb1 核染色为阴性。FISH 检测显示，在大多数病例中（70% ～ 80%）出现 13q14 区域缺失，这可作为一项分子病理学诊断依据。对于本病例来说，遗憾的是因为不具备 FISH 检测 13q14 区域缺失情况的条件，而未经分子检测以进一步证实，但从形态学和免疫组化结果看，都支持肌纤维母细胞瘤的诊断。

3. 因为乳腺肌纤维母细胞瘤的形态多样性，可能与很多肿瘤或瘤样病变混淆，对病理医生又是一个挑战，尤其涉及区分良性和恶性病变的粗针穿刺活检，因此要加强警惕性，最好是经过切检再做最后诊断。鉴别诊断需要考虑的病种很多，除了形态学以外，需要用一组免疫组化指标做鉴别诊断。有条件的病理科，建议做分子遗传学检测。本书结合学者 Mukkamalla 等人的文献内容，将用于鉴别诊断的免疫组化表达和分子遗传学改变列于病例 30 表 1 可供查阅。

病例 30 表 1　乳腺肌纤维母细胞瘤与部分其他肿瘤 / 瘤样病变免疫组化表达和分子遗传学改变的不同之处

肿瘤 / 瘤样病变	免疫组化表达的不同处	分子遗传学改变的不同处
肌纤维母细胞瘤	CD34、Desmin、CD10、ER、PR（+）；CK、核 Rb1（-）	13q14 区域缺失
平滑肌瘤	CD34（-）	*HMGA2-RAD51B* t（12；14）和 *FH* 突变
孤立性纤维性肿瘤	Desmin（-）；核 Rb1（+）	*NAB2-STAT6* 融合
梭形细胞脂肪瘤	SMA、Desmin（-）	-
纤维瘤病	核 β - 连环蛋白、核 Rb1（+）；ER、PR、CD34（-）	与 *APC* 或 *CTNNB1* 突变有关
假血管瘤样间质增生	核 Rb1（+）	
结节性筋膜炎	CD34（-）；核 Rb1（+）	*USP6* 重排阳性；*MYH9* 是最常见的融合伴侣基因
化生性梭形细胞癌	ER、PR（-）	*TP53* 突变等
浸润性小叶癌	CK（+）	*CDH1* 突变

值得注意的是，发生在乳区的血管肌脂肪瘤也是 13q14 区域缺失、核 Rb1 阴性的，需要考虑鉴别，可能主要还得依靠形态学和 ER、PR 的表达。另外，由于乳腺肌纤维母细胞瘤形态的多样性和变异性，除了上述表格中的肿瘤和瘤样病变之外，错构瘤、良性纤维组织细胞瘤、腺纤维瘤、叶状肿瘤、低级别肌纤维母细胞肉瘤、低级别间质肉瘤、恶性纤维组织细胞瘤，甚至淋巴瘤等也需要想到和鉴别。

4. 文献中报告的乳腺肌纤维母细胞瘤很少见的形态学改变和一些异常的免疫组化表达情况，也许恰好就是病理同道们已经或将会遇到的特殊情况，要具体问题具体分析。例如：乳腺肌纤维母细胞瘤通常体积较小（多小于 4.0 cm），而 2020 年学者 Yan 等人报道的病例中有 1 例肿瘤直径大于 10 cm、但具有良性临床过程的巨大"肌纤维母细胞瘤"。对于这样的病例，本书笔者认为应该在充分取材进一步确认诊断的基础上，延长观察的时间。2013 年学者 Shivali 等人报道了 1 例不寻常形态特征的"肌纤维母细胞瘤"，病变最大径 13 cm，大体图显示肿瘤切面有明显的分叶状，镜下见梭形细胞群呈束状，与上皮样细胞、非典型细胞和瘤巨细胞混合，免疫组化染色显示波形蛋白、纤连蛋白、CD34、SMA 标志物阳性，S-100、CD99、CK7、HMWK、ER 和 PR 阴性。对于 Shivali 等人报道的这个病例，本书笔者建议应首先排除叶状肿瘤，继而排除化生性癌。2023 学者 Kaki 等人报道了 1 例绝经前女性"肌纤维母细胞瘤"病例，其增殖的梭形细胞免疫组化 CD34、Desmin、SMA 和 Vimentin 阳性，但 ER 阴性。对于这种表达的异常，建议应该加做一些免疫组化指标辅以鉴别诊断，和进一步加做 13q14 区域缺失的分子检测（FISH）辅以证实诊断。2021 年学者 Akiya 等人报道的 1 例表现出很少见的栅栏状形态和罕见的 Desmin 和 CD34 阴性免疫表型，其 ER、PR 和 AR、Bcl-2 和 CD10 阳性，最后依据免疫组化检测 Rb1 核表达缺失和 FISH 检测 13q14 染色体区域单等位基因或双等位基因缺失（*RB1* 和 *FOXO1* 缺失），诊断为肌纤维母细胞瘤。这个病例反映了肌纤维母细胞瘤形态学谱的多样性和免疫表型的可变性，最理想的是通过组织学、免疫组化和分子检测进行综合分析。另外，还有学者 Shintaku 等（2017 年）、Magro 等（2014 和 2013 年）、D'Alfonso 等（2016 年），分别报道的软骨脂肪瘤型肌纤维母细胞瘤、脂肪瘤型肌纤维母细胞瘤、栅栏状肌纤维母细胞瘤、平滑肌变异型肌纤维母细胞瘤等。因文字篇幅的关系，详情请具体查阅相关文献。

5. 乳腺肌纤维母细胞瘤文献报告还与多种肿瘤相关或混合存在，充分说明了其复杂性。例如：学者 Yang 等人报道（2020 年）乳腺肌纤维母细胞瘤与低级别腺鳞癌碰撞的新型碰撞瘤；学者 Barbuscia 等人（2013 年）报道了 1 例乳腺内两个罕见的相邻肿瘤 - 肌纤维母细胞瘤和骨肉瘤共存的病例；学者 Ibrahim 等人（2013 年）报道了 1 例肌纤维母细胞瘤伴明显的局灶梭形细胞脂肪瘤，两种成分的免疫表型显著不同。故建议对于肿瘤的不同成分应该鉴别诊断出来，并在报告中分别描述和给出免疫组化结果。

6. 虽然文献多提到肌纤维母细胞瘤经切除可治愈，没有复发倾向，但鉴于该类肿瘤的复杂多样性，强调要完整切除。尤其对于伴局部边界不清、侵袭性生长，对于伴有不典型性细胞成分的病例，最好应获得阴性的切缘和基底，之后还应加强随诊观察。学者 Fakim 等人（2019 年）报道，对于 1 例肌纤维母细胞瘤采用了真空辅助微创旋切术治疗（据该文作者说是当时首次采用并报道的），但这也是先做穿刺活检和多项免疫组化检测，在有明确病理诊断前提下，在影像、临床等多学科 MDT 充分讨论和与患者沟通的基础上进行的。在一般情况下，还是建议尽量行肿物包括周围正常组织的完整切除。

（牛　昀）

参考文献

[1]WHO Classification of Tumours Editorial Board.WHO classification of tumours. Breast tumours.5th edn[M].Lyon：IARC Press，2019.

[2]Mukkamalla SKR，Lotfollahzadeh S.Breast myofibroblastoma[M].2023 Jun 3. In：StatPearls [Internet].Treasure Island（FL）：StatPearls Publishing，2023 Jan-. PMID：36251816.

[3]Yan M，Bomeisl P，Gilmore H，et al.Clinicopathological and radiological characterization of myofibroblastoma of breast：A single institutional case review[J].Ann Diagn Pathol，2020，48：151591.

[4]Saffar H，Motevalli D，Seirfar N，et al.Myofibroblastoma of the breast：Amorphologic and immunohistochemical study of three cases[J].Iran J Pathol，2021，6（4）：451-455.

[5]Aytaç HÖ，Bolat FA，Canpolat T，et al.Myofibroblastoma of the breast[J].J Breast Health，2015，11（4）：192-194.

[6]Shivali B，SK，Chandramouleeswari K，Anita S.Myofibroblastoma breast with unusual morphological features.Cytohistopathogical diagnostic pitfalls and role of immunohistochemistry-review of literature[J].J Clin Diagn Res，2013，7（10）：2323-2325.

[7]Kaki M，Klein S，Singh C，et al.An Immunohistochemical Anomaly：A case report and systematic review of myofibroblastoma of the breast[J].Cureus，2023，15（9）：46125.

[8]Scardina L, Franceschini G, Biondi E, et al.Myofibroblastoma of the breast：Two case reports and literature review[J].J Surg Case Rep, 2021, 2021（4）：133.

[9]Inaishi T, Sakuma T, Fukuoka T, et al.Epithelioid myofibroblastoma of the breast：A case report and review of the literature[J].Int J Surg Case Rep, 2022, 96：107382.

[10]Trépant AL, Sibille C, Frunza AM, et al.Myofibroblastoma of the breast with smooth muscle differentiation showing deletion of 13q14 region：Report of a case[J].Pathol Res Pract, 2014, 210（6）：389-391.

[11]Akiya M, Osako T, Morizono H, et al.Myofibroblastoma of the breast showing rare palisaded morphology and uncommon desmin-and CD34-negative immunophenotype：A case report[J].Pathol Int, 2021, 71（8）：548-555.

[12]Shintaku M, Yamamoto Y, Kono F, et al.Chondrolipoma of the breast as a rare variant of myofibroblastoma：An immunohistochemical study of two cases[J]. Virchows Arch, 2017, 471（4）：531-535.

[13]Magro G, Longo FR, Salvatorelli L, et al.Lipomatous myofibroblastoma of the breast：Case report with diagnostic and histogenetic considerations[J]. Pathologica, 2014, 106（2）：36-40.

[14]Magro G, Foschini MP, Eusebi V.Palisaded myofibroblastoma of the breast：A tumor closely mimicking schwannoma：Report of 2 cases[J].Hum Pathol, 2013, 44（9）：1941-1946.

[15]D'Alfonso TM, Subramaniyam S, Ginter PS, et al.Characterization of the leiomyomatous variant of myofibroblastoma：A rare subset distinct from other smooth muscle tumors of the breast[J].Hum Pathol, 2016, 58：54-61.

[16]Bharathi K, Chandrasekar VA, Hemanathan G, et al.Myofibroblastoma of female breast masquerading as schirrous malignancy——A rare case report with review of literature[J].J Clin Diagn Res, 2014, 8（6）：ND10-1.

[17]Ross JA, Reith J, Asirvatham JR.Myxoid myofibroblastoma of the breast with atypical cells[J].Int J Surg Pathol, 2019, 27（4）：446-449.

[18]Yang GZ, Liang SH, Shi XH.A novel collision tumour of myofibroblastoma and low-grade adenosquamous carcinoma in breast[J].Diagn Pathol, 2020, 15（1）：76.

[19]Barbuscia MA, Paparo D, Querci A, et al.Unilateral synchronous breast tumors. Rare association of myofibroblastoma and osteosarcoma[J].G Chir, 2013, 34（4）：101-105.

[20]Ibrahim HA, Shousha S.Myofibroblastoma of the female breast with admixed but distinct foci of spindle cell lipoma：A case report[J].Case Rep Pathol, 2013, 2013：738014.

[21]Fakim B, Abbas A, Crotch-Harvey M, et al.First vacuum-assisted excision of a breast myofibroblastoma[J].Case Rep Surg, 2019, 2019：5242191.